古今名医临证金鉴

头痛眩晕卷

单书健　陈子华　编著

中国中医药出版社
·北京·

图书在版编目(CIP)数据

古今名医临证金鉴.头痛眩晕卷/单书健等编著.
--2版.--北京:中国中医药出版社,2011.7(2019.2重印)
ISBN 978-7-5132-0491-0

Ⅰ.①古… Ⅱ.①单… Ⅲ.①头痛—中医学:临床医学—经验—中国②眩晕—中医学:临床医学—经验—中国
Ⅳ.①R24②R255.3③R277.71

中国版本图书馆 CIP 数据核字(2011)第 082421 号

中 国 中 医 药 出 版 社 出 版
北京市朝阳区北三环东路 28 号易亨大厦 16 层
邮政编码 100013
传真 010 64405750
保定市中画美凯印刷有限公司印刷
各地新华书店经销

*

开本 880×1230 1/32 印张 14.5 字数 288 千字
2011 年 7 月第 2 版 2019 年 2 月第 3 次印刷
书 号 ISBN 978-7-5132-0491-0

*

定价 59.00 元
网址 www.cptcm.com

序

十年前出版之《当代名医临证精华》丛书，由于素材搜罗之宏富，编辑剪裁之精当，一经问世，即纸贵洛阳，一版再版，为医林同仁赞为当代中医临床学最切实用、最为新颖之百科全书。一卷在手，得益匪浅，如名师之亲炙，若醍醐之灌顶，沁人心脾，开慧迪智，予人以钥，深入堂奥，提高辨治之水平，顿获解难之捷径，乃近世不可多得之巨著，振兴中医之辉煌乐章也，厥功伟矣，令人颂赞！

名老中医之实践经验，乃中医学术精华之最重要部分，系砺练卓识，心传秘诀，可谓珍贵之极。今杏林耆宿贤达，破除"传子不传女，传内不传外"之旧规，以仁者之心，和盘托出；又经书健同志广为征集，精心编选，画龙点睛，引人入胜。熟谙某一专辑，即可成为某病专家，此绝非虚夸。愚在各地讲学，曾多次向同道推荐，读者咸谓得益极大。

由于本丛书问世迨已十载，近年来各地之新经验、新创获，如雨后春笋，需加补充；而各省市名老中医珍贵之实践经验，未能整理入编者，亦复不少，更应广搜博采，而有重订《当代名医临证精华》之议，以期进一步充实提高，为振兴中医学术，继承当代临床大家之实践经验，提高中青年中医辨治之水平，促进新一代名医更多涌现，发展中医学术，作出卓越贡献。

与书健同志神交多年，常有鱼雁往还，愚对其长期埋首发掘整理老中医学术经验，采撷精华，指点迷津，详析底蕴，精心编辑，一心为振兴中医事业而勤奋笔耕，其淡泊之心志，崇高之精神，实令人钦佩。所写"继承老中医经验是中医学术发展的关键"一文，可谓切中时弊，力挽狂澜，为抢救老中医经验而呼吁，为振兴中医事业而献策，愚完全赞同，愿有识之士，共襄盛举。

　　顷接书健来函，出版社嘱加古代医家经验，颜曰：古今名医临证金鉴。愚以为熔冶古今，荟为一帙，览一编于某病即无遗蕴，学术发展之脉络了然于胸，如此巨构，实令人兴奋不已。

　　书健为人谦诚，善读书，且有悟性，编辑工作之余，能选择系之于中医学术如何发展之研究方向，足证其识见与功力，治学已臻成熟，远非浅尝浮躁者可比。欣慰之余，聊弁数语以为序。

八二叟朱良春谨识

时在一九九八年夏月

继承老中医经验是中医学术发展的关键

理论-实践脱节与文字之医

理论-实践脱节,即书本上的知识,包括教科书知识,并不能完全指导临床实践。这是中医学术发展未能解决的首要问题。形成理论-实践脱节的因素比较复杂,笔者认为欲分析解决这一问题,必须研究中医学术发展的历史,尤其是正确剖析文人治医对中医学术的影响。

迨医巫分野后,随着文人治医的不断增多,中医人员的素质不断提高,因为大量儒医的出现,极大地提高了医生的基础文化水平。文人治医,繁荣了中医学,增进了学术争鸣,促进了学术发展。

通医文人增加,对医学发展的直接作用是形成了以整理编次医学文献为主的学派。如许叔微、王肯堂、张景岳、沈金鳌、徐大椿等,他们步入医林之前均为享誉文坛的文人。由于儒家济世利天下的人生观,促使各阶层高度重视医籍的校勘整理、编撰刊行,使之广为流传。

文人治医对中医学术的消极影响约有以下诸端:

尊经崇古阻碍了中医学的创新发展。

两汉后,在儒生墨客中逐渐形成以研究经学,弘扬经书和从经探讨古代圣贤思想规范的风气,后人称之为经学风气。

　　这种学风对医学之影响自宋代始已十分显著,严重地束缚了医学的发展,近人谢利恒曾指出:"儒家所谓道统者,移之而用于医者,于是神农、黄帝犹儒家之二帝三王,仲景、元化犹儒家之有周公、孔子矣。于是言医者,必高语黄农,侈谈灵素,舍是几不足与于知医之列矣。"一语道中了儒家尊经崇古之风给中医学带来的影响。宋以来,中医基础理论方面的著作,几乎均以对《内经》《难经》《伤寒论》的注释与发挥为主要形式,于解释不通,已见有悖之处,宁可提出所谓错简、脱衍等故,也不敢自立新说。

　　医经研读、类编、校正、考据、荟萃、发微、问难解惑、钩玄构成了当时医学著作的主体。如徐灵胎所说:"言必本于圣经,治必尊于古法",经典著作乃"金科玉律,不可增减一字"。尽管这些文献的整理对文献保留作出了贡献,但成为一种时尚,则将习医者带入尊经泥古的误区。儒家"信而好古","述而不作"一直成为医学写作的指导思想,这种牢固的趋同心理,削磨、遏制了医家的进取和创新。

　　尊经泥古带给医坛的是万马齐喑,见解深邃的医家亦不敢自标新见,极大地禁锢了人们的思想,导致了医学新思想的难以产生及产生后易受抑压。也导致了人们沿用陈旧的形式来容纳与之并不相称的新内容,从而限制了新内容的进一步发展,极大地延缓了中医学的发展。

　　侈谈玄理,无谓争辩。

　　我国现代科学的前辈任鸿隽先生,在《论中国无科学之原因》中指出:"秦汉以后,人心梏于时学,其察物也,取其当然而不知其所以然,其择术也,骛于空虚而行避实际。"一些医学家受理学方法影响,以思辩为主要方法,过分强调理性作用,心外无物,盲目夸大了尽心明性在医学研究中的地位,对医学事实进行随意的演绎推理,以至于在各家学说中掺杂了大量的主观臆测、似是而非的内容(宋代以前文献尚重实效,宋代以后则多矜夸偏颇,侈谈玄理,思辩攻讦之作)。

无谓争辩中的医家,所运用的思辩玄学的方法,使某些医学概念外延无限拓宽,反而使内涵减少和贫乏,事实上思辩只是把人引入凝固的空洞理论之中。这种理论似乎能解释一切,实际上却一切都解释不清。它以自然哲学的普遍性和涵容性左右逢源,一切临床经验都可以成为它的诠注和衍化,阻碍和束缚了人们对问题继续深入的研究。理论僵化,学术惰于创新,通过思辩玄学方法构建的某些理论,不但没有激起后来医家的创新心理,反而把人们拉离临床实践的土壤。如薛立斋、赵献可的"肾命说",孙一奎的"三焦说",张景岳对朱丹溪的无谓争辩。实际上,三焦、命门之争,玄而又玄,六味、八味何以包治百病?

无病呻吟,附庸风雅的因袭之作。

"立言"的观念在文人中根深蒂固,一些稍涉医籍的文人,悠哉闲哉之余,也附庸风雅,编撰方书,有的仅是零星经验,有的只是道听途说,或率意为之、东拼西凑的因袭之作。对此,有一些医家也曾提出批评。

重文献,轻实践。

受到经学的影响,中医学的研究方法大抵停留在医书的重新修订、编次、整理、汇纂,呈现出"滚雪球"的势态。文献虽多,而少科学含量。从传统意义上看,尚有可取之处,但在时间上付出的代价是沉重的,因为这样的思想延缓了中医学的发展。

医经系统,历代数百注家,或节录或串讲,洋洋大观。

伤寒系统,有人统计注释《伤寒》不下千余家,主要是编次、注释,但大都停留在理论上的发挥和争鸣,甚或在如何恢复仲景全书原貌等问题上大作文章,进而争论诋毁不休,站在临床角度上深入研究者太少了。马继兴先生对《伤寒论》版本的研究,证明"重订错简"几百年形成的流派竟属子虚乌有。

方药系统,或简编,或扩编,历代本草方书洋洋大观。

各科杂病系统不成体系。因为在这个系统中,绝大多数医著实际上是方书。如《刘涓子鬼遗方》《妇人大全良方》是外、妇科著作,还是方书? 当然列入方书更为恰当。有少数不能列入方书系统的,也是多方少论。

整个中医研究体系中重经典文献,轻临床实践是十分明显的。

一些医家先儒而后医,或弃仕途而业医,他们系统研究中医时多已年逾不惑,还要从事著述,真正从事临床的时间并不多,即使写出有影响的医著,其实践价值仍需推敲。

苏东坡曾荐圣散子方,某年大疫,苏轼用圣散子方而获效,逾时永嘉又逢大疫,又告知民众用圣散子方,而贻误病情者甚伙。东坡序曰:

昔尝见《千金方》三建散,于病无所不治。孙思邈著论以谓此方用药节度不近人情。至于救急,其验特异,乃知神物效灵,不拘常制,至理开惑,智不能知。今余所得圣散子,殆此意也欤。自古论病,惟伤寒至危急,表里虚实,日数证候,汗下之法,差之毫厘,辄至不救。而用圣散子者,不问阴阳二感,状至危笃者,连饮数剂则汗出气通,饮食渐进,更不用诸药连服取差。其轻者,心额微汗,正尔无恙,药性小热,而阳毒发斑之类,入口即觉清凉,此不可以常理诘也。时疫流行,平旦辄煮一釜,不问老少,各饮一大盏,则时气不入其门。平居无病,空腹一服则百疾不生。真济世之宝也……(圣散子方中多为温燥之品)

陈无择《三因方》云:此药实治寒疫,因东坡作序,天下通行。辛未年,永嘉瘟疫,被害者不可胜数。盖当东坡时寒疫流行,其药偶中而便谓与三建散同类。一切不问,似太不近人情。夫寒疫亦自能发狂,盖阴能发躁,阳能发厥,物极则反,理之常然,不可不知。今录以备寒疫治疗用者,宜审究寒温二疫,无使偏奏也。

《冷庐医话》记载了苏东坡孟浪服药自误:

"士大夫不知医,遇疾每为庸工所误。又有喜谈医事,孟浪服药以自误。如苏文忠公事可慨叹焉。建中靖国元年,公自海外归,年六十六。渡江至仪真,舣舟东海亭下。登金山妙高台时,公决意归毗陵。复同米元章游西山,逭暑南窗松竹下。时方酷暑,公久在海外,觉舟中热不可堪。夜辄露坐,复饮冷过度,中夜暴下,至旦惫甚,食黄芪粥,觉稍适。会元章约明日为筵,俄瘴毒大作,暴下不止。自是胸膈作胀,不欲饮食,夜不能寐。十一日发仪真,十四日疾稍增,十五日热毒转甚。诸药尽却,以参苓瀹汤而气寖止,遂不安枕席。公与钱济明书云：某一夜发热不可言，齿间出血如蚯蚓者无数，迨晓乃止，困惫之甚。细察病状，专是热毒根源不浅。当用清凉药，已令用人参、茯苓、麦门冬三味煮浓汁，渴即少啜之，余药皆罢也。庄生闻在宥天下，未闻治天下也。三物可谓在宥矣，此而不愈在天也，非吾过也。二十一日，竟有生意，二十五日疾革，二十七日上燥下寒，气不能支，二十八日公薨。余按病暑饮冷暴下，不宜服黄芪。迨误服之，胸胀热壅，牙血泛溢，又不宜服人参、麦门冬。噫！此岂非为补药所误耶？"

林昌彝《射鹰楼诗话》亦有如上之记载。

文人治医，其写作素养，在其学问成就上起到举足轻重的作用。而不是其在临床上有多少真知灼见。在中医学发展史上占有重要地位的医学著作并非都是经验丰富的临床大家所为。

众所周知的清代医家吴鞠通所著的《温病条辨》全面总结了叶天士的卫气营血理论，成为温病学术发展的里程碑，至今仍有人奉为必读之经典著作。其实吴鞠通著《温病条辨》时，从事临床只有六年，还不能说是经验宏富的临床家。

《温病条辨》确系演绎《临证指南》之作，对其纰谬，前哲今贤之驳辨批评，多为灼见。研究吴鞠通学术思想，必须研究其晚年之作《医医病书》及其晚年医案。因《温病条辨》成书于 1798 年，吴氏 40 岁，而《医医病书》成于道光辛卯(1831)年，吴氏时已 73 岁。仔细研究即可发现风格为之大变，如倡三元气候不同医要随时变化，斥用药轻描淡写，倡治温重用石膏，从主张扶正祛邪，到主张祛除邪气，从重养阴到重扶阳……。

明代医学成就最著者，一为李时珍之《本草纲目》，一为王肯堂之《证治准绳》。《证治准绳》全书总结了明代以前中医临床成就，临床医生多奉为圭臬，至今仍有十分重要的学术价值。但是王肯堂并不是职业医生、临床家。肯堂少因母病而读岐黄家言，曾起其妹于垂死，并为邻里治病。后为其父严戒，乃不复究。万历十七年进士，选翰林院庶吉士，三年后受翰林院检讨，后引疾归。家居十四年，僻居读书。丙午补南行人司副，迁南膳部郎，壬子转福建参政……独好著书，于经传多所发明，凡阴阳五行、历象……术数，无不造其精微。著《尚书要旨》《论语义府》《律例笺释》《郁冈斋笔麈》，雅工书法，又为藏书大家。曾辑《郁冈斋帖》数十卷，手自钩拓，为一时刻石冠。

林珮琴之《类证治裁》于叶天士内科心法多有总结，实为内科之集大成者，为不可不读之书，但林氏在自序中讲得清清楚楚：本不业医。

目尽数千年，学识渊博，两次应诏入京的徐灵胎，亦非以医为业，如《洄溪医案》多次提及：非行道之人。

王三尊曾提出"文字之医"的概念（《医权初编》卷上论石室秘录第二十八）："夫《石室秘录》一书，乃从《医贯》中化出。观其专于补肾、补脾、舒肝，即《医贯》之好用地黄汤、补中益气汤、枳术丸、逍遥散之意也。彼则补脾肾而不杂，此又好脾肾兼补者也。……此乃读书多而临证少，所谓文字之医是也。惟恐世人不信，枉以神道设教。吾惧其十中必杀人之二三也。何则？病之虚者，虽十中七八，而实者岂无二三，彼只有补无泻,虚者自可取效,实者即可立毙……医贵切中病情,最忌迂远牵扯。凡病毕竟直取者多,隔治者少,彼皆用隔治而弃直取,是以伐卫致楚为奇策,而仗义执言为无谋也。何舍近而求远,尚奇而弃正哉。予业医之初,亦执补正则邪去之理,与隔治玄妙之法,每多不应。后改为直治病本,但使无虚虚实实之误,标本缓急之差,则效如桴鼓矣。……是书论理甚微,辨症辨脉则甚疏,是又不及《医贯》矣……终为纸上谈兵。"

"文字之医"实际的临床实践比较少,偶而幸中,不足为凭。某些疾病属于自限性疾病,即使不治疗也会向愈康复。偶然取效,即以偏概全,实不足为法。

文字之医为数不少,他们的著作影响左右着中医学术。

笔者认为理论与实践脱节,正是文人治医对中医学术负性影响的集中体现。

必须指出,古代医学文献临床实用价值的研究是十分艰巨的工作。笔者虽引用王三尊之论,却认为《石室秘录》《辨证录》诸书,独到之处颇多,同样对非以医为业的医家,如徐灵胎、林珮琴等之著作,亦推崇备至,以为不可不读。

老中医经验是中医学术精华的重要组成部分

中医药学历数千年而不衰,并不断发展,主要依靠历代医学家临床经验的积累、整理提高。历代名医辈出,多得自家传师授。《周礼》有"医不三世,不服其药",可见在很早人们即已重视了老中医经验。

以文献形式保留在中医典籍之中的中医学术精华仅仅

是中医学术精华的一部分。为什么这样说，这是因为中医学术精华更为宝贵的部分是以经验的形式保留在老中医手中的。这是必须予以充分肯定、高度重视的问题。临床家，尤其是临床经验丰富、疗效卓著者，每每忙于诊务，无暇著述，其临床宝贵经验，留下来甚少。叶天士是临床大家，《外感温热篇》乃于舟中口述，弟子记录整理而成。《临证指南医案》，亦弟子侍诊笔录而成，真正是叶天士自己写的东西又有什么？

老中医经验，或禀家学，或承师传，通过几代人，或十几代或数百年的长期临床实践，反复验证，不断发展补充，这种经验比一般书本中所记述的知识要宝贵得多。

老中医经验形成还有一些形式，虽然并未禀承家学师传，但也十分珍贵。一些药物、方剂、治法，通过老中医自己的领悟、验证，或通过其加减变化，或发现了最佳药量，或发现了文献中未记载的作用，或对其适应症提出了明确选择标准，疗效提高，乃至于十分确切；经过整理提高，文献中的知识，确定无疑地变成了老先生自己的经验。这种经验也经过老中医长达几十年的临床验证，弥足可珍。

书中的知识要通过自己的实践，不断摸索不断体会，有了一些感受，才能真正为自己所利用。目前中医教材中也确实存在着理论与实际脱节的情况，纸上千般妙，临证却不灵。在这种情况下，锻炼提高临床水平，并非易事。真正达到积累一些经验，不消说对某些疾病能形成一些真知灼见，就是能准确地把握一些疾病的转归，亦属相当困难，没有十年二十年的长期的摸索，是不可能的。很显然，通过看书把老中医经验学到手，等于间接地积累了经验，很快增加了几十年的临床功力，这是中青年医生提高临床能力的必由之路。全面提高中医队伍的临床水平，必将对中医学术发展产生极大的推动作用。

笔者在前面谈了文人治医对中医学术的影响，其中最重要的不利影响，就是重理论轻实践，因而在实践经验性极强的中医学文献中，反而缺少系统的真正能指导临床实践的文献，这确实是一大遗憾。

文献是人类文明、文化繁荣、科技进步、历史发展的记录和显著标志。文献是创造的"中介"，是社会科学能力的两翼。丰富的科学的不断增殖的、不断被利用的文献，是一门科学不断发展的基础。

通过我们的努力，使老中医经验发掘整理出来，形成一次文献，必将极大地丰富祖国医学中的临床医学文献。鉴于中医临床文献尚显薄弱的现状，整理老中医经验，当然具有极其重要的文献价值了。

中医理论的发展源于临床经验的整理和升华，临床经验整理之著作，又成为理论发展之阶梯，如《伤寒论》《脾胃论》《湿热病篇》等。临床医学的不断发展是中医理论发展的基础。

老中医经验中不乏个人的真知灼见，尤其是独具特色的理论见解、自成体系的治疗规律都将为中医理论体系的发展提供重要的素材。尤其是传统的临床理论并不能完全满足临床需要时，理论与临床脱节时，老中医的自成规律的独特经验理论价值更大。

抢救继承老中医经验是中医学术发展的当务之急

目前，中医学面临着严峻的考验和前所未有的挑战：

临床范围的窄化，临床阵地的不断缩小，有真才实学而又经验丰富的老中医寥若晨星，信仰人群的迁移，观念的转变，全面发展中医临床已不复可能。

科研指导思想的偏差。不断用现代医学、现代科学去证明，去廓清中医学，中医永远处于这种地位，是难以按自身规律发展的。科研成果大部分脱离了中医药学的最基本特点，以药为主，医药背离，皮之不存，毛将焉附？

中医教育亦不尽人意。由于教材中对中医学的一些基本概念的诠释，与中医理论大相径庭，或以偏概全，尤其是中西并举，使学生无法建立起中医的思维方式，不能掌握中医学的精髓，不能用中医的思维方式去认识疾病，这是中医教育亟待解决的问题。中医学术后继乏人，绝非危言耸听，而是严酷的现实。

在强大的现代医学冲击下，中医仍然能在某些领域卓然自立，是因为其临床实效，现代医学尚不能取而代之。这是中医学赖以存在的基础，中医学的发展亦系之于此。无论从中医文献理论——实践脱节的实际状况，还是从培养中医临床人才，提高临床疗效来看，抢救、发掘、继承老中医经验，都是中医学术发展的战略起点和关键所在。

单书健

凡　　例

一、《古今名医临证金鉴》，意在选取古今临床家于中医临证确有裨益之经验，以资临床借鉴。宗此标准，古代文献之选辑，以明清文献为主。

二、编排层次，每卷均先列古代文献，继以现代文献（1949 年尚在世者均列入现代医家），其下分列病种，进而胪述各家经验。古代医家一般以生卒时间为序。每病之下，系统论述者居前，医话医案居后。间有部分理论论述，或内容顺序不宜后置者，而提置于前。病下各家经验，多为一篇。间有数家因不便以一篇介绍者，未予合并。

三、编入各卷中的医家均为声名显赫的大家，故介绍从简。间或有生卒时间无考者，只得抱憾缺如。

四、文献来源及整理者，均列入文后。未列整理者，多为老先生自撰。或所寄资料未列，或转抄遗漏，间亦有之，于兹恳请见谅。

五、古代文献，以保持古籍原貌为原则。间有体例欠明晰者，则略作条理，少数文献乃原著之删节摘录，皆着眼实用，意在避免重复，把握要点。

六、古代文献中计量单位，悉遵古制，当代医家文献则改为法定计量单位。一书两制，实有所因。

七、历代医家处方书写，各有特色，药名强求统一，似觉与原来风格不谐，故多遵原貌，不予划一。

八、曾请一些老先生对文章进行修改或重新整理素材，以突出重点，使主旨鲜明，识邃意新；或理纷治乱，而重新组构，俾叶剪花明，云净月出。

九、各文章之题目多为编纂者所拟，或对仗不工，或平仄欠谐，或失雅训，或难概全貌，实为避免文题重复，勉强而为之，敬请读者鉴谅。

《古今名医临证金鉴·头痛眩晕卷》述要

单书健　陈子华

《内经》之于头痛病因，论及风、寒、湿、热之邪内侵，五脏功能失调，皆可导致头痛。《难经》则进而有厥头痛、真头痛之论。

《伤寒论》六经中，除太阴少阴外均有头痛。柴胡、吴茱萸诸方至今仍广泛应用于头痛的治疗中。《金匮》之风引、侯氏黑散亦为肝阳头痛效方。

《脉经·头痛》云："足厥阴与少阳气逆，则头目痛，耳聋不聪，颊肿。"乃指肝胆气逆，风火相煽，而引起头痛一系列症状。

把头痛分为外感头痛、内伤头痛始自东垣。《东垣十书·内伤外辨》曰："内证头痛有时而作，有时而止；外感头痛，常常有之，直须传入里实方罢，此又内外证之不同者也。"这一论点的提出，使头痛的辨证施治，从理论到实践，渐趋完备。李氏又根据症状及病因之不同，具体指出："风寒伤上，邪从外入，客于经络，令人振寒头痛，身重恶寒……汗之则愈，此伤寒头痛也；头痛耳鸣，九窍不利者，肠胃之所生，乃气虚头痛也；心烦心痛者，病在膈中，过在手巨阳少阴，乃湿热头痛也；如气上不下，头痛巅疾者，下虚上实也，过在足少阴巨阳，甚则入肾，寒湿头痛也；如头半边痛者……此偏头痛也；有真头痛者，甚则脑尽痛，手足寒至节，死不治；……太阴头痛，必有痰，体重或腹痛，为痰癖。……少阴经头痛，三阴三阳经不流行而足寒气逆为寒厥，其脉沉细，麻黄附子细辛汤为主。……血虚头痛，当归川芎为主；气虚头痛，人参黄芪为主，气血俱虚头痛，调中益气汤"。李东垣根据发病及临床表现分为伤寒头痛、湿热头痛、厥逆头痛，并补充了太阴头痛及少阴头痛，还根据头痛异同而分经遣药。如"三阳头痛，羌活、防风、荆芥、升麻、葛根、白芷、柴胡、川芎、芍药、细辛、葱白连须，分两旋加。若阴证头痛只用温中药足矣，乃理中姜附之类也"。"大病后气虚头痛，四桂散，加茶一撮煮服"。开始了头痛的分经用药，对后世影响很大，一直指导着临床。元·朱丹溪在《丹溪心法·头痛》中又补充了痰厥头痛和气滞头痛，他提出："头痛多主于痰，痛甚者火多，有可吐者，有可下者。"又提出：头风"属痰者多，有热有风有血虚。有左属风，……属血虚，……在右属痰"之说，对临床诊断有一定的参考价值。他又根据自己的临床经验加以总结，如头痛不愈，可加引经药，使药达病所，他提出："头痛需用川芎，如不愈各加引经药。太阳川芎，阳明白芷，少阳柴胡，太阴苍术，少阴细辛，厥阴吴茱萸。"引经药的加用大大提高了疗效。时至今日，尚应用于临床。

迫至明清诸医家，汲取前贤之见，结合自己的临床体验，于头痛之病因病机和辨治方法多有阐发。头风、头痛之别，首见于《医宗必读》"须知新而暴者，但名头痛，深而久者，名为头风"。明·王肯堂《证治准绳》里也提出：

"医书多分头痛头风为二门，然一病也，但有新久去留之分耳。浅而近者为头痛，其痛卒然而至，易于解散速安也。深而远者为头风，其痛作止不常，愈后遇触复发也。"如是之阐发，使混蒙概念豁然开朗。

李中梓尚首先论及"雷头风"说"雷头风，头痛而起核块，或头中如雷鸣，震为雷"，说明此种头痛发作时，头脑中鸣响如雷，轰轰作响，并且头面起核或肿痛红赤，以此和头风相别。此乃湿热酒毒挟痰上冲，治疗用清震汤合普济消毒饮，以除湿化痰，清热解毒为治。

明清医家于头痛之辨治亦趋细密入微，力求治病求本。

如王纶《明医杂著》"久头痛，略感风寒便发。寒月须重绵厚帕包裹者，此属郁热，本热而标寒。世人不识，率用辛温解散之药，暂时得救，误认为寒，殊不知其本有郁热，毛窍常疏，故风寒易入，外寒束其内热，闭逆而为痛。……惟当泻火凉血为主，而佐以辛温散表之剂，以从法治之，则病可愈而根可除也。"这就指出了久痛头痛不能概以虚论治。要分清标本虚实，虽是久病，外现寒象，亦可用泻火凉血治之，以从其本。

张景岳《景岳全书·头痛》说："凡诊头痛者，当先审久暂，次辨表里。盖暂痛者，必因邪气，久病者，必兼元气。……凡外感头痛，当察三阳厥阴……太阳在后，阳明在前，少阳在侧，此又各有所主，亦外感之所当辨也。至若内伤头痛，则不得以三阳为拘关。"明确地指出了头痛的辨证要根据部位而确定病性，是指导治疗头痛行之有效的重要方法。

温病学说崛起后，一些医家于滋水潜镇之法，又多有阐扬。

历代医家论头痛之病因病机，可谓详尽，然于瘀血，鲜少提及。独王清任之《医林改错·头痛》论及"查患头痛者无表证，无里证，无气虚、痰饮等证，忽犯忽好，百方不效，用此方（血府逐瘀汤）一剂而愈"。此实发前贤之未逮，开化瘀法治头痛之先河。于兹，头痛之治灿然大备，终成完璧矣。

《内经》于眩晕之论述，颇为丰富。如《素问·至真要大论》"诸风掉眩，皆属于肝"；《素问·六元正纪大论》则说："木郁之发……甚则耳鸣眩转，目不识人，善暴僵仆。"《灵枢·口问》"上气不足，脑为之不满，耳为之苦鸣，头为之苦倾，目为之眩。"《灵枢·海论》"髓海不足则脑转耳鸣"，病及肝肾，卫气与脑，证有虚实。《金匮要略·痰饮咳嗽病脉证并治篇》说："心下有支饮，其人苦冒眩，泽泻汤主之"，"卒呕吐，心下痞，膈间有水，眩悸者，小半夏加茯苓汤主之"。这些关于痰饮致眩的理论和治疗方法，直到现在，仍有效地指导着临床，也为后世"无痰不作眩"的论述提供了理论依据。

至宋代，严用和，首先提出七情之内伤，可以致眩；外感风寒、暑、湿皆可导致眩晕。然此时之眩晕，一些可能是非眩晕病之眩晕症状，又不可不察。如《重订严氏济生方·眩晕门》中指出："所谓眩晕者，眼花屋转，起则眩倒是也。由此观之，六淫外感，七情内伤，皆能导致。当以外证与脉别之。风则脉浮，有汗，项强不仁；寒则脉紧，无汗，筋挛挈痛；暑则脉虚，烦闷；湿则脉细，沉重，吐逆。及其七情所感，遂所脏气不平，郁而生涎，结而为饮，随气上逆，令人眩晕，眉棱骨痛，眼不可开，寸脉多沉，有此为异耳。与夫疲劳过度，下虚上实，金疮吐呕便利，及妇人崩中去血，皆令人眩晕。随其所因治之，乃活法也。"《素问玄机原病式·五运主病篇》中说："所谓风气甚，而头目眩运者，由风木旺，必是金衰不能制木，而木复生火，风火皆属阳，多为兼化，阳主乎动，两动相搏，则为之旋转。"河间论从运气之太过不及，亦资参考。子和主以痰实致眩，用瓜蒂涌吐，独具慧眼。丹溪倡导痰火之因。

明代之虞、周、张三家，论眩晕最多心得。私淑丹溪之虞抟绍续其旨并从体质辨治。"其为气虚肥白之人，湿痰滞于上，阴火起于下，是以痰挟虚火，上冲头目，正气不能胜敌，故忽然眼黑生花，若坐舟车而旋运也，甚而至于猝倒无所知者有之。丹溪所谓无痰不能作眩者，正谓此也。若夫黑瘦之人，身体薄弱，真水亏久，或劳役过度，相火上炎，亦有时而眩运，何湿痰之有哉？大抵人肥白而作眩者，治宜清痰降火为先，而兼补气之药；人黑瘦而作眩者，治宜滋阴降火为要，而带抑肝之剂"。

周慎斋于因虚致眩，论述颇为详尽："头晕有肾虚而阳无所附者，有血虚火升者，有脾虚生痰者，有寒凉伤其中气，不能升发，故上焦元气虚而晕者，有肺虚肝木无制晕者。"在治疗上，他主张脾虚者用四君子汤加半夏、天麻；肾虚者用六味汤加人参；血虚火升而晕者用芎归芍药汤；肝木无制而晕则黄芪建中汤以助气血生化之源。……（《慎

斋遗书》)

　　景岳更于下虚致眩做了淋漓尽致的论述:"头眩虽属上虚,然不能无涉于下。盖上虚者,阳中之阳虚也;下者也,阴中之阳虚也。阳中之阳虚者,宜治其气,如四君子汤、五君子煎、归脾汤、补中益气汤,如兼呕吐者,宜圣术煎加人参之类是也。阴中之阳虚者,宜补其精,如五福饮、七福饮、左归饮、右归饮、四物汤之类是也。然伐下者必枯其上,滋苗者必灌其根。所以凡治上虚者,犹当以兼补气血为最,如大补元煎、十全大补汤诸补阴补阳等剂,俱当酌宜用之。"在本病的认识上,景岳总结得非常全面,他认为:"虚者居其八九,而兼火兼痰者,不过十中一二耳。原其所由,则有劳倦过度而运者,有怵目惊心而运者,有焦思不释而运者,有被殴被辱气夺而运者,有痈脓大溃而运者,有妇女崩淋产后出血而运者,此皆伤阴中之阳也。"张氏以阴阳为纲,论述眩晕病的成因病理,又以阴阳互相依存的原理确定对本病的治疗方法,实属难能可贵。其中最有益的提示是,"伐下者必枯其上,滋苗者必灌其根"。从这个角度出发,在临证之时,不仅要着眼于病变局部,而且还要考虑到人体是一个有机整体。

　　除上述三家外,明代医家于眩晕论述,自出机杼,颇具真知灼见者,尚不乏其人:方隅强调肺金之不足,无论热盛、气盛、木旺,皆金衰不能以平之;秦景明重阳气之虚;龚廷贤集先哲之大成,亦成体系。他在《寿世保元·眩晕》中强调"不可一途而取轨也。在病因方面,外感风、寒、暑、湿,内伤七情,淫欲过度,出血产后等均可致病;

在脉象上，他认为"风浮寒紧，湿细暑虚，涩弦而滑"，如果是气血虚弱，其脉亦当为虚；在辨证治疗上，他把眩晕分为半夏白术天麻汤证（痰涎致眩）、补中益气汤证（劳役致眩）、清离滋坎汤证（虚火致眩）、十全大补汤证（气血两虚致眩）以及气虚、阳虚、痰火等证型。其分证之详细，至今仍可借鉴。

到了清代，对本病的认识已形成一套完整的理论体系。李中梓在《证治汇补》中将本病分门别类，其论述亦较精当。从病因到外候，由病理至方药，他都作了阐述。其中的"鹿茸肾气丸"治疗肾气衰弱所致的眩晕，又补充了前人之所未备。何梦瑶、沈金鳌两家着重强调"风火相煽"导致眩晕的理论。罗国纲则从虚论治，他法只为治标。林佩琴指出由风火所致眩晕的治疗与一般外感风火"大异"，此论把内生的病理的"风、火"与外感六淫之"风、火"区别开来，施以不同的治法，实为本书之精当之处。清末医家如唐容川、雷大震、怀抱奇、程曦等，对本病均有较好的论述。陈修园《医学从众录》中的一段论述，可对本病从源到流发展作一概括：

"《内经》云：'诸风掉眩，皆属于肝'，又云：'上虚则眩'，是正气虚而木邪干之也。又云：'肾虚则头重身摇'，"髓海不足则脑转耳鸣'，皆言不足为病。仲景论眩以痰饮为先。丹溪宗河间之说，亦谓无痰不眩，无火不晕，皆言有余为病，前圣后贤，何其相反如是？余少读景岳之书，专事补虚一说，遵之不效。再搜求古训，然后知景岳于虚实二字，认得死煞，即于风火二字，不能洞悉其所以然也。

盖风非外来之风，指厥阴风木而言，与少阳相火同居，厥阴气逆，则风生而火发，故河间以风火立论也。风生必挟木势而克土，土病则聚液而成痰，故仲景以痰饮立论，丹溪以痰火立论也。"

总之，关于对本病理法方药的认识，以《内经》、仲景学说为源，历代渐有发展，使其日趋完善。古医籍中记载的这些丰富的理论和实践知识，很值得我们今天学习和研究。

于头痛，王少华先生于阴虚阳亢证候，滋水降火法度，予以阐明，详尽具体可为临证之准绳；董国立先生申明伤神头痛之证治，前哲今贤，鲜有论及，是为发挥。

李克绍教授，治头痛推崇选奇汤，详述头痛诸方之源流，师法东垣，且自有灼见，令人耳目一新。

胡建华教授，首重化瘀，兼祛风痰；陈景河先生宣络开郁，理气理血；戴丽三先生开门宣畅，散寒除湿；严苍山先生，温补肾督，养血熄风。均从不同方面介绍了颇具特色之经验。

周仲瑛教授认为风火痰虚，交互为患，错综复杂，治标治本，治气治血，唯求应机而难循一法。

高血压，医家多责之于肝肾阴虚，肝阳偏亢，肤浅者，每以滋阴潜镇为不易之大法。于此，周次青教授认为，阴虚阳亢，难以概括高血压之全部病机，偏执于此，每多债事。俞长荣教授体会：高血压之治，唯遵辨证，当用辛温，即用辛温，但求潜降，实难以为功；何炎燊先生体会，培土暖中，亦可御风；李仲守教授认为其源在肝肾，治疗之要在于脾，合于病机，可径用参芪而莫迟疑。万友生教授主以阴风上逆而重温肝。曹惕寅先生认为，气血痰火，唯求一通，主以通畅气机，随证消息；诸家之见，当为偏执潜降者之棒喝。

刘献琳教授，临证每详辨阴虚与相火之偏盛；柴浩然先生，虚实为纲，每每权变，为防血压反跳，而细予斟酌，法度具体细致，每令人有间不容发之感。

于用药，王士福先生于镇肝熄风汤有深刻体会，把潜降药分为四类，剖析其间异同，运用自有法度，非洞察病机，深识药性者，难以臻此。

眩晕之病机认识，江尔逊先生力主风火痰虚相兼为患，剖析病机，切中肯綮，其治又集驱风、清热、豁痰、补中数法而治于一方；孔伯华先生则每以疏导柔肝为主，辅以化浊降逆；徐小圃则每重温肾潜镇；陈景河先生则以化瘀为大法；各具奥理，均臻化境。

刘渡舟教授阐扬泽泻汤证，详尽具体，示来者以法度，宏扬经方，嘉惠后学。

目　　录

·古代医家经验·

·现代医家经验·

头痛

古代医家经验

虞抟

头痛正传

虞抟（1438～1517），字天民，明代医家

《内经》曰：新沐中风，则为首风。又曰：首风之状，头面多汗恶风，当先风一日则病甚，头痛不可以出内，至其风日则病少愈。东垣曰：《金匮真言》论曰：东风生于春，病在肝，腧在颈项，故春气者病在头。又诸阳会于头面，如足太阳之脉病头痛，足少阳之脉病头角颔痛，夫风从上受之，风寒伤上，邪从外入，客于经络，令人振寒，头痛身重恶寒，治在风池、风府，调其阴阳，不足则补，有余则泻，泻之则愈，此伤寒头痛也。头痛耳鸣、九窍不利者，肠胃之所生，乃气虚头痛也。心烦头痛者，病在膈中，过在手巨阳、少阴，乃湿热头痛也。如气上不下，头痛癫疾者，下虚上实也，过在足少阴、巨阳，甚则入肾，寒湿头痛也。如头半寒痛者，先取手少阳、阳明，后取足少阳、阳明，此偏头痛也。有真头痛者，甚则脑尽痛，手足寒至节者，死不治。有厥逆头痛者，所犯大寒内至骨髓，髓者以脑为主，脑逆故令头痛齿亦痛也。凡头痛皆以风药治之者，总其大体而言之也。高巅之上，惟风可到，故味之薄者，阴中之阳，乃自地升天者也。然亦有三阴三阳之异。故太阳头痛，

恶风脉浮紧，川芎、羌活、独活、麻黄之类为主。少阳经头痛，脉弦细，往来寒热，柴胡为主。阳明头痛，自汗发热恶寒，脉浮缓长实者，升麻、葛根、石膏、白芷为主。太阴头痛，必有痰体重，或腹痛为痰癖，其脉沉缓，苍术、半夏、南星为主。少阴经头痛，三阴三阳经不流行，而足寒气逆为寒厥，其脉沉细，麻黄、细辛、附子为主。厥阴头顶痛，或吐涎沫厥冷，其脉浮缓，吴茱萸汤主之。血虚头痛，当归、川芎为主。气虚头痛，人参、黄芪为主。气血俱虚头痛，调中益气汤少加川芎、蔓荆子、细辛，其效如神。白术半夏天麻汤，治痰厥头痛药也。清空膏，治风湿热头痛药也。羌活附子汤，治厥逆头痛药也。如湿气在头者，以苦药吐之，不可执方而治。先师尝病头痛，发时面颊青黄，晕病，名曰风痰头痛，以局方玉壶丸治之，更灸侠溪穴即愈。是知方者体也，法者用也，徒执体而不知用者弊，体用不失，可谓上工矣。学者其可执一而不知变乎。

丹溪曰：头痛多主于痰，痛甚者火多，宜清痰降火。

劳役下虚之人，似伤寒发热汗出，两太阳穴痛甚，此相火自下冲上，宜补中益气汤加川芎、当归，甚者加知母、蔓荆子、细辛。

诸经气滞，亦作头痛，宜分经理气治之。

偏头风，在右属痰属热，痰用苍术、半夏，热用酒制片黄芩；在左属风及血虚，风用荆芥、薄荷（或云荆芥、薄荷是头痛要药，宜辨证加用），血虚用芎、归、芍药、酒黄柏。诸家不分所属，故药多不效。少阳偏头痛者，多大便秘，或可下之。

一方　治风湿热头痛神效。

片芩一两（酒制炒）　苍术　羌活　防风各五钱　苍耳子三钱　细辛二钱

上为细末，以生姜一片擂细，和药末三钱捣匀，茶清调下。一方有生甘草、酒连、川芎、炒半夏曲，无防风、细辛。

一方　治少年强壮人，气实有痰，或头晕而重痛，立效。

大黄（酒拌炒干，再拌三次）

上为细末，茶清调下三钱，立效。

一方　治眉棱骨痛，属风热与痰。

白芷　片芩（酒制炒）

上各等分，为细末，每服二钱，茶清调下。

羌活　防风各三钱　甘草一钱（夏生，冬炒）　酒片芩一钱半（冬不用，热甚者冬亦炒用）

上细切，作一服，水一盏半，煎至一盏，食后服。

又方（局方）因风寒，眉骨痛不止者。

川乌　草乌各一钱（以上二味俱用童便浸二宿炒用）细辛　羌活　片芩（酒拌炒）　甘草（炙）各五分

上为细末，分二服，茶清调下。

清空膏（东垣）　治偏正头痛，年深久不愈者。善疗风湿热头痛，上壅头目及脑痛不止者。除血虚头痛不治。

川芎五钱　柴胡七钱　黄连（酒炒）　防风（去芦）羌活各一两　甘草（炙）一两五钱　片黄芩三两（切片，酒拌湿，一半炒，一半晒干）

上为细末，每服二钱，热盏内入茶清少许，汤调如膏，临卧抹口内，少用白汤送下。如苦头痛，每服加细辛二分。如太阴脉缓有痰，名痰厥头痛，减羌活、防风、川芎、甘草，加半夏曲一两五钱。如偏正头痛服之不愈，减羌活、防风一半，加柴胡一倍。如发热恶热而渴，此阳明头痛，只服白虎汤加香白芷，立愈。

半夏白术天麻汤（东垣）治痰厥头痛，眼黑头旋，恶心烦闷，气促上喘，无力以言，心神颠倒，目不敢开，如在风云中，头苦痛如裂，身重如山，四肢厥冷，不得安卧。

黄柏一分半　干姜二分　泽泻　白茯苓　天麻　黄芪人参　苍术各三分半　神曲炒　白术各五分　麦蘖面半夏（汤泡，去皮脐）　橘红各七分半

上细切，共作一服，水二盏，加生姜三片，煎至一盏，去渣稍热服，食前，可一服而愈。此头痛苦甚，谓之足太阴痰厥头痛，非半夏不能除。眼黑头旋，风虚内作，非天麻不能疗。黄芪甘温，泻火补气，实表止汗。人参甘温泻火，补中益气。二术俱苦甘温，除湿补中。泽泻、茯苓利小便，导湿。橘皮苦温，益气调中。神曲消食，荡胃中滞气。大麦蘖，宽中助脾。干姜辛热，以涤中寒。黄柏苦寒，酒洗以疗冬天少火在泉发躁也。

安神汤（东垣）　治头痛，头旋眼黑。

防风二分半　知母（酒浸，炒）五分　黄柏（酒拌，炒）羌活各一钱　黄芪一钱五分

上细切，作一服，水二盏，煎至一盏半，加蔓荆子五分，川芎三分，再煎至一盏，去渣临卧稍热服。

彻清膏（东垣）

蔓荆子　细辛各一钱　薄荷叶　川芎各三钱　生甘草
炙甘草各五钱　藁本一两

上为细末，每服二钱，食后茶清调下。

川芎散（东垣）　治头目不清利。

川芎五钱　柴胡七钱　羌活　防风　藁本　生甘草
升麻各一两　炙甘草　生地黄各一两半　酒黄连（炒）
酒片芩各三两

上为细末，每服二钱，食后茶清调下。

白芷散（一名郁金散）（东垣）　治诸热，苦头痛。

郁金一钱　白芷　石膏各二钱，雄黄　芒硝　薄荷叶
各三钱

上为细末，口含水，鼻内搐之。

羌活清空膏（东垣）

蔓荆子一钱　黄连三钱　羌活　防风　甘草各四钱
片芩一两

上为细末，每服一钱，茶清调下，食后或临卧服。

清上泻火汤（东垣）昔有人年少时气弱，常于气海、三
里穴节次灸之，至年老成热厥头痛，虽冬天大寒，犹喜寒
风，风吹之头痛即愈，略来暖处或见烟火，其痛复作，此
灸之过也。

荆芥穗　川芎各二分　蔓荆子　当归身　苍术各三分
酒黄连　生地黄　藁本各四分　生甘草二分　升麻　防风
各三分半　酒黄柏　炙甘草　黄芪各五分　酒黄芩　酒知
母各七分，羌活八分　柴胡一钱　细辛三分　酒红花少许

上细切，作一服，水二盏，煎至一盏，去渣，食后稍热服。

细辛散（东垣）　治偏正头痛。

细辛　瓦松各二分　生黄芩　芍药各三分半　酒黄连　川芎各五分　黄芩（酒炒）　甘草（炙）各八分　柴胡（去芦）一钱

上细切，作一服，水一盏半，煎至一盏，食后服。

甘草（炙）一分半，泽泻三分　酒瓜蒌根　白茯苓　酒黄柏各四分　柴胡五分　防风　酒黄芩　酒黄连　羌活各六分

上细切，作一服，水二盏，煎至一盏，食后或临卧服。

一粒金（东垣）　治偏头风

莽芨一两半（以猪胆汁拌匀入胆内，悬挂阴干用）玄胡索　青黛　白芷　川芎各一两

上为细末，无根水为丸，每用一丸，以无根水化开，搐鼻内，外以铜钱二、三文咬口内，出涎。

羌活附子汤（东垣）　治客寒犯脑痛，及齿亦痛，名曰脑风。

麻黄（不去节）　附子（炮）　防风　白芷　殭蚕　黄柏各七分　羌活　苍术各五分　升麻二分　黄芪三分　甘草二分　佛耳草三分无嗽不用

上细切，作一服，水二盏，煎至一盏，去渣温服。

麻黄附子细辛汤（仲景方）　治三阴三阳经不流行，而足寒气逆为寒厥头痛，其脉沉细。

麻黄　细辛各六钱　附子一个（去皮脐，生用）

上细切，水三升三合，先煮麻黄令沸，减七合，掠去上沫，纳诸药，煎取一升，去渣分三服。

吴茱萸汤（活人）　治厥阴头项强痛，或吐痰沫厥冷，其脉浮缓。

吴茱萸（热水泡三、五次）　生姜各五钱　人参二钱五分

上细切，作一服，水二盏，大枣一枚，煎至一盏，去渣温服。

加味调中益气汤（东垣）　治气血俱虚头痛，其效如神。

陈皮　黄柏（酒炒）各三分　升麻（去粗皮）　柴胡（去芦）各四分　人参　甘草（炙）　苍术各六分（米泔浸）　黄芪一钱　川芎六分　蔓荆子三分（杵去皮）　细辛二分

上细切，作一服，水二盏，煎至一盏，去渣温服。一方有木香二分，无黄柏。如大便虚坐不得，或了而不了，腹中逼迫，此血虚血涩也，加当归身五分。

愚按：东垣谓此方治气血俱虚头痛，本方加当归一味，虽无以上证，亦恐不可缺也。

玉壶丸（局方）　治风湿头痛，亦治痰患。

白术二钱（去芦）

上为细末，姜汁浸，蒸饼为丸，每服二十丸，姜汤下。

川芎茶调散（局方）　治诸风上攻，头目昏痛，鼻塞声重。

薄荷四两（去梗，用叶）　荆芥穗　川芎各二两　羌

活　白芷　甘草各一两（炙）　细辛五钱　防风二钱五分

上为细末，每服二钱，食后茶清调下。

《医垒元戎》治三阳头痛方（罗太无方）

羌活　防风　荆芥穗　升麻（去黑皮及内朽）　葛根
（去粗皮）　白芷　石膏（火煅）　柴胡（去芦）　川芎
芍药（酒炒）　细辛　葱白（连须者）

上各等分，细切五钱，水二盏，煎至一盏，温服。

如圣饼子（河间）　治风寒伏留阴经，痰饮气厥头痛。

防风　天麻各五钱　南星　干姜　川芎　甘草各一两
半夏五钱　川乌（去皮脐，火炮）一两

上为细末，蒸饼糊调，捻作饼子如钱样，每用五饼，同
荆芥末细嚼，茶清送下。

川芎神功散（宝鉴）　治风热上攻头目，令人偏正头
痛。

川芎　川乌（如上同制法）　白芷　南星（炮）　麻
黄各一钱（去节）　甘草五分（炙）

上细切，作一服，加生姜三片，大枣一枚，水一盏半，
煎至一盏，去渣食后温服。

芎辛散（三因）　治伤风寒生冷，及气虚痰厥，头痛
如破，兼眩运呕吐。

附子（去皮脐，生用）　乌头（去皮，生用）　南星
干姜　甘草（炙）　川芎　细辛各一钱

上细切，作一服，加生姜五片，茶芽少许，水二盏，煎
至一盏，去渣温服。

小芎辛汤（严氏）　治风寒在脑，或感湿邪，头重而

疼，眩运呕吐。

川芎一钱　甘草五分

石膏散（宝鉴）　治阳明经头痛大效。

川芎　石膏　白芷各等分

上为细末，每服四钱，茶清调下。

三生丸（严氏）　治痰厥头痛。

半夏　白附子　南星各等分

上为细末，生姜自然汁浸，蒸饼为丸，如绿豆大，每服四五十丸，食后姜汤送下。

茯苓半夏汤　治风热痰逆，呕吐头痛。

半夏二钱　赤茯苓一钱　片黄芩　甘草　橘红各五分

上细切，作一服，加生姜三片，水一盏半，煎至一盏，温服。

祖传方

治头风热，痛不可忍者。

小川芎一两　白芷五钱　细茶芽三钱　荆芥穗四钱片黄芩二两（酒拌湿炒，再拌再炒，如此三次，不可令焦）　薄荷叶二钱五分

上为细末，每服二钱，白汤或茶清调下。

又经验敷贴头风热痛。

朴硝　大黄各等分

上为细末，用深井底泥和，捏作饼子，贴两太阳穴，神验。

丹溪活套　云：凡治头风，必以二陈汤加川芎、白芷为主。如太阳经头痛，加羌活。少阳经，加柴胡、黄芩。阳

明经，加石膏、白芷。太阴经，加苍术。少阴经，加细辛。厥阴经，加吴茱萸。如肥人头痛，必是湿痰，加半夏、苍白术。如瘦人头痛，是热上壅，多加酒洗片黄芩。如因感冒而头痛者，宜加防风、羌活、藁本、升麻、柴胡、葛根之类。如气虚而头痛者，宜加黄芪、人参，东垣安神汤之类。如风热在上而头痛者，加天麻、蔓荆子、台芎、酒片芩之类。如苦头痛者，宜用细辛。如形瘦色弊而头痛者，是血虚，宜用归、芎、芍药、酒黄柏之类。如顶巅痛者，宜藁本，酒炒升、柴。

（《医学正传》）

张景岳

头　痛　论

张景岳（1563～1640），名介宾，明代医家

论　　证

凡诊头痛者，当先审久暂，次辨表里。盖暂痛者，必因邪气；久病者，必兼元气。以暂病言之，则有表邪者，此风寒外袭于经也，治宜疏散，最忌清降；有里邪者，此三阳之火炽于内也，治宜清降，最忌升散，此治邪之法也。其有久病者，则或发或愈，或以表虚者，微感则发，或以阳胜者，微热则发，或以水亏于下而虚火乘之则发，或以阳虚于上而阴寒胜之则发。所以暂病者当重邪气，久病者当重元气，此固其大纲也。然亦有暂病而虚者，久病而实者，又当因脉因证而详辨之，不可执也。

头痛有各经之辨。凡外感头痛，当察三阳、厥阴。盖三阳之脉俱上头，厥阴之脉亦会于巅，故仲景《伤寒论》则惟三阳有头痛，厥阴亦有头痛，而太阴少阴则无之。其于辨之之法，则头脑、额颅虽三阳俱有所会，无不可痛，然太阳在后，阳明在前，少阳在侧，此又各有所主，亦外感之所当辨也。至若内伤头痛，则不得以三阳为拘矣。如本

经所言，下虚上实，过在足少阴巨阳；若《厥病篇》所论，则足六经及手少阴少阳皆有之矣。《奇病论》曰：脑者阴也，髓者骨之充也。凡痛在脑者，岂非少阴之病乎？此内证外证之异，不可不察也。《厥病篇》义详《类经》。

论　　治

外感头痛，自有表证可察，盖其身必寒热，脉必紧数，或多清涕，或兼咳嗽，或兼脊背酸痛，或兼项强不可以左右顾，是皆寒邪在经而然，散去寒邪，其痛自止，如川芎、细辛、蔓荆子、柴胡之类，皆最宜也。若寒之甚者，宜麻黄、桂枝、生姜、葱白、紫苏、白芷之类，随其虚实而加减用之。

火邪头痛者，虽各经皆有火证，而独惟阳明为最。正以阳明胃火，盛于头面而直达头维，故其痛必甚，其脉必洪，其证必多内热，其或头脑振振，痛而兼胀，而绝无表邪者，必火邪也。欲治阳明之火，无如白虎汤加泽泻、木通、生地、麦冬之类，以抑其至高之势，其效最速。至若他经之火，则芍药、天花粉、芩、连、知、柏、龙胆、栀子之类，无不可择而用之。但治火之法，不宜佐以升散，盖外邪之火，可散而去，内郁之火，得升而愈炽矣，此为忌也。

阴虚头痛，即血虚之属也，凡久病者多有之。其证多因水亏，所以虚火易动，火动则痛，必兼烦热、内热等证。治宜壮水为主，当用滋阴八味煎、加减一阴煎、玉女煎之类主之。火微者，宜六味地黄丸、四物汤、三阴煎、左归饮之类主之。

阳虚头痛，即气虚之属也，亦久病者有之。其证必戚戚悠悠，或羞明，或畏寒，或倦怠，或食饮不甘，脉必微细，头必沉沉，遇阴则痛，逢寒亦痛，是皆阳虚阴胜而然。治宜扶阳为主，如理阳煎、理中汤、十全大补汤、补中益气汤之类，皆可择用，或以五福饮、五君子煎加川芎、细辛、蔓荆子之类，以升达阳气，则最善之治也。

痰厥头痛，诸古方书皆有此名目，然以余论之，则必别有所因，但以头痛而兼痰者有之，未必因痰头痛也。故兼痰者必见呕恶、胸满、胁胀，或咳嗽气粗多痰，此则不得不兼痰治之，宜二陈汤、六安煎、和胃饮、平胃散加川芎、细辛、蔓荆子之类主之。如多痰兼火者，宜用清膈煎，或二陈汤、六安煎加黄芩、天花粉之类主之，火甚者加石膏亦可。如多痰兼虚而头痛者，宜金水六君煎，或六君子汤加芎、辛之类，酌而用之。东垣治痰厥头痛，恶心烦闷，头旋眼黑，气短促，上喘无力，懒言，心神颠倒，目不能开，如在风云中，头苦痛如裂，身重如山，四肢厥冷，不得安卧，如范天骒之妻，因两次下之而致头痛者，用半夏白术天麻汤。

东风生于春，病在肝，俞在颈项，故春气者，病在头。又诸阳会于头面，如足太阳膀胱之脉，起于目内眦，上额交巅，上入络脑，还出别下项，病冲头痛。又足少阳胆之脉，起于目锐眦，上抵头角，病则头角额痛。

夫风从上受之，风寒伤上，邪从外入，客于经络，令人振寒头痛，身重恶寒，治在风池、风府，调其阴阳，有余则泻，不足则补，汗之则愈，此伤寒头痛也。头痛耳鸣，九窍不利者，肠胃之所生，乃气虚头痛也。心烦头痛者，病在耳中，过在手巨阳少阴，乃湿热头痛也。如气上不下，头痛巅疾者，下虚上实也，过在足少阴、巨阳，甚则入肾，寒湿头痛也。如头半寒痛者，先取手少阳阳明，后取足少阳阳明，此偏头痛也。有真头痛者，甚则脑尽痛，手足寒至节，死不治。有厥逆头痛者，所犯大寒，内至骨髓，髓者，以脑为主，脑逆故令头痛，齿亦痛。凡头痛每以风药治之者，总其大体而言之也。

高巅之上，惟风可到，故味之薄者，阴中之阳，乃自地升天者也。然亦有三阴三阳之异。故太阳头痛，恶风，脉浮紧，川芎、羌活、独活、麻黄之类为主；阳明头痛，自汗，发热恶寒，脉浮缓长实者，升麻、葛根、白芷为主；少阳经头痛，脉弦细，往来寒热，柴胡为主；太阴头痛，必有痰疾，体重或腹痛，为痰癖，其脉沉缓，苍术、半夏、南星为主；少阴头痛，三阴三阳经不流行而足寒气逆，为寒厥，其脉沉细，麻黄、附子、细辛为主；厥阴头项痛，或吐痰沫，厥冷，其脉浮缓，吴茱萸汤主之；血虚头痛，当归、川芎为主；气虚头痛，人参、黄芪为主；气血俱虚头痛，调中益气汤少加川芎、蔓荆子、细辛，其效如神。半夏白术天麻汤，治痰厥头痛药也；清空膏，乃风湿热头痛药也；羌活附子，治厥阴头痛药也；如湿气在头者，以苦吐之，不可执方而治。先师尝病头痛，发时两颊青黄，眩运，目不欲闭，懒言，身体沉重，兀兀欲吐。洁古曰：此厥阴太阴合病，名曰风痰，以《局方》玉壶丸治之，更灸侠溪穴即愈。是知方者体也，法者用也，徒执体而不知用者弊，体用不失，可谓上工矣。

（《景岳全书》）

叶天士

头 痛 案 绎

叶天士（1667～1746），名桂，号香岩，清代医家

头痛一证，颇为复杂。

邹时乘曰：头为诸阳之会，与厥阴肝脉会于巅，诸阴寒邪不能上逆，为阳气窒塞，浊邪得以上踞，厥阴风火，乃能逆上作痛。故头痛一证，皆由清阳不升，火风乘虚上入所致。观先生于头痛治法，亦不外此。如阳虚浊邪阻塞，气血瘀痹而为头痛者，用虫蚁搜逐血络，宣通阳气为主；如火风变动，与暑风邪气上郁而为头痛者，用鲜荷叶、苦丁茶、蔓荆、山栀 等，辛散轻清为主；如阴虚阳越而为头痛者，用仲景复脉汤、甘麦大枣汤，加胶、芍、牡蛎，镇摄益虚，和阳熄风为主；如厥阳风木上触，兼内风而为头痛者，用首乌、柏仁、稽豆、甘菊、生芍、杞子辈，熄肝风、滋肾液为主。一证而条分缕析，如此详明，可谓手法兼到者矣。

叶氏在前人基础上，归结为肝之为病，随症变通用方。他在治疗上有如下几个特点：对肝胆风火上冒，治用荷叶、菊花、苦丁茶、蔓荆子、山栀、桑叶、丹皮等，辛散轻清络热，实比柴胡剂更为轻灵有效。

对阴虚风动，治用枸杞、生地、白芍、柏子仁、牡蛎等，为后人所重视。如邵新甫说："肝阴久耗，内风日旋，厥阳无一息之宁，痛掣之势已极，此时岂区区汤散可解，计惟与复脉之纯甘壮水，胶、黄之柔婉以熄风和阳，俾刚亢之威，一时顿熄，邵用之屡效如神，决不以虚谀为助。"

对久痛入络，他指出："外邪头风，已留数月，其邪混处，精华气血，咸为蒙闭，岂是发散清寒可解……投药仍以通法，苟非气血周行，焉望却除宿病"；"其卫阳清气，久而损伤，非徒清散可愈，从治风先治血意"；"经年累月，邪正混处其间，草木不能驱逐，凭理而论，当以虫蚁，向阳分疏通逐邪"，因而他倡制"采毒药以攻病，藉虫蚁血中搜逐，以攻通邪结"，如全蝎、蜂房、蜣螂、川芎、当归等。这种用虫蚁搜逐血络，宣通阳气为主的治法，后人效法取效者甚多。

但是，叶氏治头痛，认为柴胡对阴虚火浮者可造成厥脱之萌；甚至他治头痛都禁用柴胡，这不能说不是一种偏见。

辨 治 规 律

一、实证

1. 风寒外袭：风寒之邪，乘袭清窍，在上焦气分，久羔气锢，湿痰必生，症见头痛、胃寒、遇风则甚等，治宜疏风散寒，用川芎茶调散加减（薄荷、川芎、荆芥、羌活、白芷、防风、细辛、炙草、茶调匀服）。如头痛胁痛，用小柴胡汤去人参。如风袭脑门，症见巅痛溢涕，用蔓荆僵蚕方（蔓荆、川芎、僵蚕、白蒺藜、辛夷、茯苓）。

2. 暑风上蒙：暑风湿热，混于上窍，津液无以运行而凝滞，症见寒热、头痛或偏头痛、鼻窍流涕不通爽、咽喉疳腐、舌强干涸等，治宜清散暑风。重者用连翘石膏方（连翘、石膏、生甘草、滑石、蔓荆子、羚羊角、荷梗、桑叶）；轻者用荷叶连翘方（鲜荷叶边、连翘、苦丁茶、夏枯草、山栀、蔓荆子、厚朴、木通），或桑叶玉竹方（桑叶、玉竹、南沙参、川贝、花粉、生甘草）。如外邪已留数月，其邪混处，非发散清寒可解，治宜通法，使气血周行，则可却除宿邪，用西瓜衣芦根方（西瓜衣、鲜芦根、苡仁、通草）煎送蜡矾丸（黄蜡、白矾）。

3. 风火上郁：肝胆木火上升，犯及少阳阳明，症见偏头痛（连颧骨耳后牙龈）、头胀耳鸣、脉弦数，治宜清肝凉泄。轻者用生地夏枯草方（生地、夏枯草、石决明、川斛、茯神、桑叶），或生地蔓荆方（生地、蔓荆、黄菊、茯苓、枸杞、桑叶、丹皮、川斛）；重者用连翘羚角方（连翘、羚角、牛蒡、葛根、赤芍、白芷、鲜菊叶），或羚角犀角方（羚角、犀角、山栀、连翘、瓜蒌皮、荷叶梗、青菊叶），或连翘薄荷方（连翘、薄荷、羚羊角、夏枯草花、黑栀皮、鲜菊叶、苦丁茶、干荷叶边）。如偏头痛、牙关紧闭、咽喉如有物阻、大便闭结，用当归龙荟丸（当归、龙胆、山栀、黄连、黄柏、黄芩、大黄、青黛、芦荟、木香、麝香）泻肝清火。

4. 痰引肝风：阳明胃虚生痰，肝阳化风上逆，症见头痛、呕吐等，治宜和胃熄风，用半夏茯苓方（半夏、茯苓、苦丁茶、菊花炭、炒枸杞、柏子霜）。痰厥头痛，用半夏、吴萸、干姜、茯苓。痰郁阳失宣达，症见头痛眩晕，用半夏白术天麻方（于术、半夏、茯苓、橘红、天麻、竹沥、白蒺藜、老姜汁）。如兼热升舌麻、痰气阻咽，瞳神发胀，用八珍汤去生地、川芎，加枸杞、天麻、钩藤、菊花炭，桂圆汁丸，虎潜丸。如果头痛经年不愈，早则人事明了，午后神气昏愦不宁，脉沉滑，为痰厥头痛，治宜涤痰健中，先用礞石滚痰丸（青礞石、沉香、大黄、黄芩、焰硝）、导痰汤（半夏、陈皮、茯苓、甘草、胆星、枳实）荡涤其痰，再用六君子汤（人参、白术、茯苓、甘草、陈皮、半夏）加秦艽、全蝎，健中熄风调理。

5. 气血郁痹：头为阳中之阳，阳气先虚，客邪上入，蒙蔽清阳，造成气血瘀痹，使病流连不息，症见头痛经久不愈、痛有高突之状、呕逆等，治宜采毒药以攻病，藉虫蚁血中搜逐，以攻通邪结，用川芎全蝎方（川芎、当归、半夏、姜汁、炙全蝎、蜂房），或蜣螂灵脾方（蜣螂、仙灵脾、蜂房、川芎）。

二、虚证

1. 血虚风动：血虚不能荣肝，肝阳化风内动，症见头痛目痛、昏晕等，治宜养血和血熄风，用川芎归身方（川芎、归身、白芍、白蒺藜、桑枝），或杞子归身方（枸杞、归身、白芍、沙苑、菊花、钩藤），或杞子首乌方（枸杞、首乌、柏子仁、茯神、菊花、料豆衣）。如内风，头风伤目，屡投发散清凉无效，治宜甘缓熄风，用枸杞桂圆方（枸杞、桂圆、半夏、茯苓）。

2. 肝肾阴虚：肝肾阴虚，肝阳上亢，化风扰阳，症见头痛，忽冷忽热，心烦如焚，惕惕肉瞤，漐漐汗出，早晨小安，入暮偏剧，就凉则安，遇暖必头痛筋掣，脉弦数等，治宜柔肝缓风。用人参固本膏（人参、天冬、麦冬、生地、熟地），或加龟板、阿胶、五味子、茯神，或复脉汤去姜、桂加鸡子黄、白芍（炙草、人参、麻仁、生地、阿胶、麦冬、大枣、鸡子黄、白芍），或生地阿胶方（生地、阿胶、牡蛎、茯神、麦冬、白芍），或甘麦大枣汤加减（阿胶、小麦、麦冬、白芍、北沙参、南枣）。如真精走泄，脑髓不满，症见巅顶近脑久痛骨陷、痛软不能起床，治宜填精益脑，用大补阴丸加减（龟板、黄柏、虎胫骨、熟地、锁阳、盐水炒牛膝，蜜丸）。

3. 肝肾阳虚：阴中之阳已虚，内风扰动，症见偏头痛、冷泪出，治宜补肾通阳，用还少丹（熟地、山药、牛膝、枸杞、山萸肉、茯苓、杜仲、远志、五味子、楮实、小茴、巴戟、苁蓉、石菖蒲）。如头风数年不时举发，已入脑俞，脉左弦细，病在少阴，治宜补肾祛风，用鹿茸细辛方（磁石、淡附、牛膝、鹿茸、细辛、当归、蔓荆、远志、茯苓、青盐、巴戟、菊瓣、枸杞、川斛）。

4. 心肝两虚：肝胆内风自动，风阳扰于心神，症见头中鸣、心悸荡漾等，治宜镇静之品，佐以辛泄之味，用孔圣枕中丹（龙骨、龟板、远志、菖蒲）。

5. 络虚风乘：阳明络虚，风邪乘之，症见头痛、颧颊偏右皆木，有损目之虞，治宜益气祛风，有玉屏风散加味（黄芪、白术、茯苓、防风、天麻、炙草）。

6. 肾厥头痛：症见肾厥气逆至头，由背脊而升，发时手足逆冷，口吐涎沫，喉如刀割，治宜通阳泄浊，用椒附汤加减（炮附子、淡干姜、川椒、胡芦巴、半夏、茯苓、姜汁泛丸）；或治宜温下元清上热，用玉真丸（硫黄、石膏、半夏、硝石，生姜汁糊丸）。近贤程门雪补充说，对偏头痛每发于子夜，头痛足冷，其脉浮弦，重按无力，舌淡，用玉真丸恒有效果。

方 案 选 析

一、荷叶连翘方

孙，暑伏，寒热头痛。

鲜荷叶边，连翘，苦丁茶，夏枯草，山栀，蔓荆子，厚朴，木通。（《临证指南医案·头痛》）

主治暑热或肝火上犯清空，头痛或偏头痛，寒热、口苦、尿赤等。

方中以夏枯草、山栀、连翘、苦丁茶清肝泄热，蔓荆子祛风止痛，荷叶边清暑舒肝解郁，厚朴、木通利湿泄浊。全方有清暑热、泄肝火之功。

加减：外邪甚，加薄荷、桑叶、菊花、白芷、杏仁；肝火甚，加羚羊角、丹皮、黄芩；暑热甚，加石膏、滑石、元参心、甘草。

二、连翘羚角方

张，太阳痛，连颧骨耳后牙龈，夏令至霜降不痊，伏邪未解，治阳明少阳。

连翘，羚羊角，牛蒡子，葛根，赤芍，白芷，鲜菊叶。

（《临证指南医案·头痛》）

主治肝胆火盛犯胃，偏头痛，连颧骨耳后牙龈。

方中以羚羊角、连翘、菊叶清泄肝胆风火，牛蒡、葛根、白芷入阳明经以祛风止痛，赤芍凉血通络。全方有清肝和胃止痛之效。

加减：清肝胆，加夏枯草花、苦丁茶、山栀皮。

三、川芎全蝎方

沐阳，住居临海，风瘴疠气，不似平原人众稠密处，瘴疠侵入脑髓骨骱，气血不和，渐次壅遏，上蒸头面，清阳痹阻，经年累月，邪正混处其间，草木不能驱逐，凭理而论，当以虫蚁，向阳分疏通逐邪。

蜣螂一两，仙灵脾五钱，蜂房五钱，川芎一钱，火酒飞面泛丸。（《叶案存真类编·头痛》）

主治客邪蒙闭阻滞清阳，使气血瘀痹不宣，头痛经久不息，痛时有高突之状，时有呕逆。

方中以川芎、当归活血通络，全蝎、蜂房搜剔通痹止痛，半夏、姜汁温化痰凝。本方特点是采用全蝎、蜂房等虫蚁之品，搜逐血中之邪，以攻通血络邪结。本方最宜为散、为丸，以缓攻取效。

加减：有寒凝者，加细辛、川乌；正虚者，加仙灵脾；瘀阻者，加蜣螂。

四、川芎归身方

王，始用茶调散得效，今宜养血和血。

川芎，归身，白芍（酒炒），白蒺藜（炒），桑枝。（《临证指南医案·头风》）

主治血虚生风，头痛眩晕，肢麻。

方中以川芎、归身、白芍养血柔肝，白蒺藜、桑枝祛风平肝。全方有养血平肝、熄风和络之功。

加减：肝肾阴虚，加沙苑、枸杞。眩晕甚，加菊花、钩藤以平肝。

五、鹿茸细辛方

头风数载，不时举发，邪已入脑俞矣。且左脉沉细，岂三阳为患，隶在少阴也，弗至厥阴为妙。

灵磁石一两，淡附一两，牛膝一两，鹿茸一两，细辛钱半，当归头五钱，蔓荆三钱，远志五钱，茯苓两半，青盐一两，紫巴戟一两，菊瓣五钱，枸杞子二两，川斛四两。（《未刻本叶氏医案》）

主治少阴头风，邪入脑俞，头痛数载，不时举发，脉左沉细。

方中以鹿茸、细辛、附片温肾散寒，枸杞、当归、巴戟、川斛滋养阴血，磁石、牛膝、青盐镇纳肾气，蔓荆、菊花平肝熄风，远志、茯苓化痰安神。全方温补少阴与散寒熄风并施，对头风入肾入脑者以丸剂缓图。此方与虫类药方虽均治头风，但有虚实之异。

头痛经年不愈，早则人事明了，自午至亥，神气昏愦不宁，风火之剂杂治无功，两脉俱沉且滑，此太阴、阳明痰厥头痛也，当用礞石滚痰丸，间服导痰汤，以荡涤其痰；次以六君子汤，少加秦艽、全蝎调理而安。（《叶案存真类编·头痛》）

此案为痰厥头痛。叶氏先用礞石滚痰丸峻泻其痰，间用导痰汤缓化其痰。痰实去后，再用六君子汤健中化痰，妙在方中加入秦艽、全蝎搜络和血祛风。叶氏先攻后补，补中又予攻剔，可谓胆大手巧，实堪回味。

史，头形象天，义不受浊，今久痛有高突之状，似属客邪蒙闭清华气血，然常饵桂、附、河车，亦未见其害。思身半以上属阳，而元首更为阳中之阳。大凡阳气先虚，清邪上入，气血瘀痹，其痛流连不息，法当宣通清阳，勿事表散，以艾炳按法灸治，是一理也。

熟半夏、北细辛、炮川乌、炙全蝎、姜汁。

又，阳气为邪阻，清空机窍不宣。考《周礼》采毒药以攻病，藉虫蚁血中搜逐，以攻通邪结，乃古法，而医人忽略者。今痛滋脑后，心下呕逆，厥阴见症，久病延虚，攻邪须兼养正。

川芎、当归、半夏、姜汁、炙全蝎、蜂房。

（据陈克正主编的《叶天士诊治大全》改写）

何梦瑶

头痛辨治大要

何梦瑶（1693～1764），字报之，号西池，清代医家

头为清阳之分，外而六淫之邪气相侵，内而六腑经脉之邪气上逆，皆能乱其清气，相搏击致痛，须分内外虚实。实者其人血气本不虚，为外邪所犯，或蔽覆其清明，或壅塞其经络，或内之实火上炎，因而血瘀涩滞，不得通行而痛，其痛必甚，此为实。虚者其人气血本虚，为外邪所犯，或内之浊阴上干，虽亦血瘀涩滞，不能通行，而搏击无力，其痛不甚，此为虚。《准绳》谓真气虚寒，遇外之寒湿所侵，血涩脉寒，卷缩紧急，引其小络而痛，得暖则痛止。实者，邪气实而正气不虚，可任攻。虚者正气自虚，而邪气自实，补正仍须治邪。若邪亦不实，但补正则邪自退。六淫外邪，惟风寒湿三者最能郁遏阳气。火暑燥三者皆属热，受其热则汗泄，非有风寒湿袭之，不为患也。然热甚亦气壅脉满，而为痛矣。内邪不一，皆统于风，风即气之飘飏上升者。以高巅之上，惟风可到也。故不论内外邪，汤剂中必加风药，以上引之。风药味之薄者，阴中之阳，自地升天者也，升麻、薄荷之类。痛如破不能忍，蔓荆子。风在太阳巅顶，连颈强痛，脉浮紧，君羌活加姜、葱。葱白宜连须用。风在

少阳头角痛，口苦，脉弦细，君柴胡加姜、葱。风在阳明额痛连目，脉浮长，君白芷加姜、葱。少阴、太阴脉至胸颈而还，故无头痛。惟厥阴脉会巅顶，故巅痛，君藁本。如脉沉足冷，干呕吐沫，加吴茱萸、附子。用风药者，由风木虚，不能升散，土寡于疏，得以壅塞而痛，犹言少阳升气不清，脾湿上壅不降耳。故用风药以散之，若疏散太过，风药反甚，发散太过，清阳之气而愈虚，浊阴终不得降，且表虚易招外侮。宜补气实表，顺气和中汤。凡外感头痛，详《伤寒论》。头痛久不愈者，名头风。头风，头面多汗恶风，时止时发，先风一日则痛甚，至风日则少愈。清阳之气被郁，故喜通而恶塞。风者，天气之通者也。先郁后通，先风一日正郁极欲通之候也，欲通不通，故扰动而痛甚。至风日则天气通而人气应之亦通，故少愈也。由内而郁热或痰火，毛窍常疏，风易入，外寒束内热，闭逆为痛，医用辛温之药散其标寒，虽暂效，以热济热病益深，宜泻火凉血，佐以辛散，南星、苍耳子、石菖蒲、天麻最当。头风久不愈，恐损目，邪害空窍，清空膏主之。有痰加半夏，诸般头痛并治。惟血虚头痛不宜，正巅顶痛者亦勿用。内伤头痛，气虚者耳鸣目眩，清气不升，阴火上冲。九窍不利，气不能达于九窍也。自觉空虚，恶劳动，动则痛更甚，脉虚大，必包裹其头乃少宁，四君子汤加风药。血虚头痛，鱼尾眉梢后近发际处终日星星如细筋抽引，痛不甚，脉芤或数，善惊惕，当归、川芎、连翘、熟地各二钱，水煎，泡薄荷末二钱，鼻吸其气，候温服，安卧效。或四物汤见血加风药。气血俱虚者，调中益气汤见劳倦加川芎、蔓荆子、细辛神效。阴虚发热，两太阳穴作痛，此相火自下冲上，六味丸。见虚损产后血瘀头痛，膈热上干也。热厥头痛，虽严寒犹喜风寒，在暖处或见烟火尤甚，宜清上泻火汤，后用补气汤。头目赤肿，胸膈烦闷，大便微秘，身半以下寒，足跗尤甚，此条详《伤寒论》寒热篇上热下寒条，既济解毒汤。见寒热痰厥头痛，晕眩烦乱，恶心欲吐，半夏白术天麻汤。见眩晕虚风内作，非天麻不治，痰非半夏不除，黄芪实表止自汗，人参补气，二术、泽泻、茯苓除湿，橘皮调中升阳，炒曲、麦芽消食荡胃，干姜除寒，黄柏酒炒。治伏火发躁。湿热作痛，必昏重欲吐，兼眉棱骨痛，二陈见痰加风药。伤食头痛，胸膈痞塞，咽酸，噫败卵臭，恶食，治中汤加砂仁一钱。或红丸子或平胃散并见伤饮食加枳实。伤酒头痛，恶心，昏冒眩晕，葛花解酲汤。见伤饮食头痛巅疾，下虚上实也，寒湿上干。过在足少阴太阳，甚则入肾，寒湿自经而入藏也。肾主骨髓，髓通脑，寒入骨髓，逆上至脑，阻碍清阳，故脑痛连齿，齿亦骨之余也。此几乎真头痛矣。湿热上干者，必以苦吐之，轻者透顶散，搐鼻取涎。头重如裹，由湿气在头。头者，轻清象天，清故轻也；湿者，地之浊气，浊故重也。外湿蒙蔽故如裹，宜微汗勿大汗，恐汗去湿留，红豆搐鼻散。外有嗅毒头痛，吃炒香附一味愈。

真头痛。手足寒至节，全脑连齿皆痛，旦发夕死，不治。与黑锡丹，见呃逆灸百会，猛进参术乌附或可生，然天柱折者必死。真头痛与真心痛，皆寒证，阴灭阳也。

偏头痛。旧分右属热与痰。热用黄芩，痰用半夏、苍术。以阳明胃府居右，多热多痰也。分左属风属血虚，以肝木主风居左，又左属血也。风用荆芥、薄荷，血虚用川芎、当归、菊花。然不必泥定。生萝卜汁，仰卧注鼻中，左痛注右，左痛则左壅塞，虽注之亦不通，右逦故可注，从右透左，则并通矣。右痛注左。荜茇散热，猪胆清热，搐鼻。川芎散、细辛散，川芎、柴胡为主，佐以蔓荆子、苍耳叶、升麻、甘草、葱、姜。大便秘，大黄下之，外用蓖麻子五钱，大枣十五枚，捣成泥，涂棉纸上，箸卷成筒，去箸纳鼻中，良久下涕痛止。又上膏二钱，牛蒡子二钱为末，酒下，饮大醉立愈。

雷头风。头痛而起核块，或头中如雷鸣，风动作声，如籁之发，清震汤。或不省人事，地肤子、生姜捣烂，热酒冲服，取汗愈。子和用茶调散见伤饮食吐之，用神芎丸；见肿胀下之，再服乌荆丸及愈风饼子之类。弱者用凉膈散，见发热消风散热。痰热生风作响，半夏一两，牙皂、姜汁煮过。大黄二两，酒浸透，湿纸包煨，如是者三次。白僵蚕、连翘、橘红、桔梗、天麻各五钱，片芩七钱，酒炒。薄荷叶三钱，白芷、青礞石、粉草各一钱，为末，水浸蒸饼丸，绿豆大，临卧茶吞二钱，以痰利为度，后服清痰降火之药。气挟肝火作响，加味逍遥见郁最当。亦有如虫响者，名天白蚁，茶子为细末，吹鼻。

大头痛。头肿如斗，俗云大头瘟，天行疫气所发。头面赤肿，或发疙瘩，先发鼻额属阳明，先发耳前后属少阳，先发脑后及顶属太阳。若三阳俱受邪，则各处并发，治戒急下，恐遗高分之邪。当先缓后急，退热，芩、连等。消毒，连翘、鼠粘子、板蓝根之类。缓缓治之。细口呷，或食后服，酒炒使上升不速，皆缓之义。候大便热结，上焦之邪热皆降聚于中州，乃下之，三承气见大便不通选用。此毒若结块不散，必成脓，外用柏叶和蚯蚓粪泥捣敷，或井底泥调大黄、芒硝末亦可。赤肿结核，排针出血愈。头眩掉，眩属风热，风火主动也，羌活、川芎、白芷、藁本、苍术、细辛、甘草、天麻。若因肝肾二经血亏，致火炎生风，须养血。又凡人内有痛则头摇，心绝则头摇，状如烟煤，直视者死。痉病亦头摇。

头风屑。罗谦甫谓肝风盛，金来克之，使头有雪皮，难解。大抵风热上蒸，其液干，则化为白屑耳。大便实泻清丸，见中风虚者人参消风散。

眉棱骨痛。或外邪郁成风热，上攻于脑，从目系过眉骨，下注于目。目系上属于脑，过眉骨也。或内之风热湿痰上攻，选奇汤主之。风热者清上散痰，二陈加酒芩、白芷，风寒羌乌散。肝虚者，大见光明，眼眶骨痛，生熟地黄丸。肝血虚，火旺也。肝经停饮，发则眉骨痛，眼不可开，昼静夜剧，湿为阴邪，故夜病甚，导痰汤，见痰或小芎辛汤加半夏、橘红、南星、茯苓。

（《医碥》）

林珮琴

新感名头痛　病久为头风

林珮琴（1772～1839），号羲桐，清代医家

头 痛 论 治

　　头为天象，诸阳经会焉。若六气外侵，精华内痹，郁于空窍，清阳不运，其痛乃作。经曰：风气循风府而上，为脑风。新沐中风，为首风。犯大寒，内至骨髓，为脑逆头痛。以上风寒痛。下虚上实，为肾厥头痛。头痛耳鸣，九窍不利，为肠胃所生，头痛甚，脑尽痛，手足青至节，不治。阳气败绝，以上虚痛。条而列之，有因风、因寒、因湿、因痰、因火、因郁热、因伏暑，因伤食、伤酒、伤怒，与气虚、血虚、及真头痛、偏头痛、内风扰巅、肾虚水泛、肾虚气逆诸症。因风者恶风，川芎茶调散。因寒者恶寒，桂枝羌活汤。因湿者头重，羌活胜湿汤。因痰者呕眩肢冷，为太阴痰厥头痛，半夏天麻白术汤。因火者齿痛，连翘、丹皮、桑叶、羚羊角、山栀、薄荷、菊叶、苦丁茶。因郁热者心烦，清空膏加麦冬、丹参，或菊花散。因伏暑者口干，荷叶、石膏、山栀、羚羊角、麦冬。因伤食者胸满，香砂枳术丸。因伤酒者气逆，葛花解醒汤。因伤怒者血逆，沉

香降气汤。气虚者脉大，补中汤加川芎、细辛。血虚者脉芤，或鱼尾上攻，眉尖后近发际为鱼尾，四物汤加薄荷。真头痛，客邪犯脑，手足青至节，黑锡丹，灸百会穴。偏头痛屡发日久不痊，菊花茶调散、芎犀丸、透顶散。内风扰巅者，筋惕，肝阳上冒，震动髓海，三才汤加牡蛎、阿胶、白芍、茯神、炒甘菊花。肾虚水泛者，头痛如破，昏重不安，六味汤去丹皮，加沉香，更以七味丸、人参汤下。因肾虚气逆，为肾厥，玉真丸、来复丹。外如雷头风，头痛起块，或鸣如雷震，清震汤。大头痛，头面尽肿，由天行时疫，甚则溃脓，普济消毒饮。轻者发颐，肿耳前后，甘桔汤加薄荷、荆芥、鼠粘子、连翘、黄芩。眉棱骨痛，由风热外干，痰湿内郁，选奇汤。眼眶痛，俱属肝经，肝虚见光则痛，生熟地黄丸。肝经停饮，痛不可开，昼静夜剧，导痰汤。

东垣曰：头痛每以风药治者，高巅之上，惟风可到，味之薄者，阴中之阳，自地升天者也。太阳头痛，恶风寒，脉浮紧，川芎、羌活、独活、麻黄之类为主。少阳头痛，脉弦细，往来寒热，柴胡、黄芩为主。阳明头痛，自汗寒热，脉浮缓长实，升麻、葛根、白芷、石膏为主。太阴头痛必有痰，体重腹痛，脉沉缓，苍术、半夏、南星为主。少阴头痛，足寒气逆，为寒厥，脉沉细，麻黄附子细辛汤主之。厥阴头项痛，或吐涎沫厥冷，脉浮缓，吴茱萸汤主之。太阴少阴二经，虽不上头，然痰与气逆壅于膈，头上气不得畅而为痛也。此六经头痛之治也。

头 风 论 治

风邪上干，新感为头痛，深久则为头风。其症头巅重晕，或头皮麻痹，或耳鸣目眩，眉棱紧掣。旧素有痰火，复因当风取凉，邪从风府入脑，郁而为热为痛，甚则目病昏眩。头风不治必害眼。当分偏正、左右、寒热、气血治之。痛在正顶，多太阳经风郁，宜川芎、羌活、蔓荆、苏叶等散之。太阳经从额至颠，络脑后也。痛在左右，多少阳经火郁，宜甘菊花、丹皮、山栀、桑叶、钩藤等发之。少阳经从头角下耳，及耳之前后也。痛偏左为风虚，宜川芎、当归、防风、薄荷。痛偏右为痰热，宜苍术、半夏、黄芩、石膏。气虚者为劳，补中益气汤加川芎、天麻。血虚者善惊，四物汤加薄荷、白芷。热痛者恶热，消风散。冷痹者畏寒，追风散。寒热久郁，发时闷痛，欲棉裹者多痰，二陈汤加酒芩、荆芥、川芎、薄荷、石膏、细辛。风兼热者，茶调散、菊花散。寒挟湿者，导痰汤加苍术、白芷。痛连齿龈者，钩藤散加荆芥、薄荷。痛掣眉棱者，选奇汤。鼻流臭涕者，芎犀散，或透顶散搐鼻出涎。脑后筋掣者，钩藤、荷叶边、连翘、苦丁茶、甘菊。气上攻痛者，全蝎散。年久不愈者，乌头、南星末，葱汁调涂太阳穴。妇女血分受风者，养血祛风汤。其有因胆火上逆为晕痛，治宜泄热者，用羚羊角、生地、丹皮、甘菊、苦丁茶、嫩桑叶。因肝阳乘胃，为呕吐，治宜熄风者，用茯神、甘菊炭、钩藤、半夏曲、薄荷、山栀。因肝阴虚，内风动，治宜滋液者，用复脉汤去参、姜、桂，加鸡子黄、白芍。因暑热上蒙清窍、治宜清渗者，用石膏、荷梗、薄荷、羚羊角、通草、苡米。因阴伤阳浮，齿痛筋惕，治宜镇摄者，用阿胶、牡蛎、生地、人参、白芍、钩藤。因内风头痛，泪冷目昏，治宜润养者，用杞子、首乌、茯神、白芍、柏子仁、甘菊炭。头脑鸣响，状如虫蛀，名天白蚁者，茶子末吹鼻效。头多白屑作痒者，零陵香、白芷煎汁，入鸡子白搅匀敷。雷头风肿痛起块，憎寒壮热，脑震如雷鸣者，清震汤、解雷汤。雷头风病在三阳，不可过用寒凉重剂，诛伐无过。河间立清震汤。脑风项背怯寒，脑户穴冷者，神圣散。首风因于新沐，汗多恶风者，川芎丸、白芷丸。

（《类证治裁》）

汪文琦

头痛会心录

汪文琦，字蕴谷，清代医家

头痛一症，病家视其微疾而轻忽之，医家尽认伤寒而妄治之，药投而病渐增，病增而药愈乱，束手无策，待毙莫救，此辨之不可不早也。夫经言外感有头痛，内伤亦有头痛，岂容混治，而无所区别。

第外感头痛，有痛在阳经，有痛在阴经。如太阳、阳明、少阳，头痛属阳经。厥阴头痛属阴经。然其初发，必寒热，其背必酸痛，其项必强痛，其目珠额前痛，其耳聋两胁痛，其脉必紧数。其厥阴无身热呕而吐沫，若素无头痛之患。而忽然暴发痛，兼表症，痛亦隐隐，及按之摩之，束缚之，而痛不定者，乃外感之头痛，治在风池、风府，调其阴阳，汗在表而散，在巅，清在阳而温在阴也。

内伤头痛，有痛在阴虚，有痛在阳虚。如火升巅顶作痛者，必烦躁内热，面赤口渴，大便秘结，其脉必大致而空，或细数而弦，属阴虚。如寒冲髓海作痛者，必羞明畏寒，手足厥冷，面多青惨，大便溏泄，其脉必细迟而微，或虚大无力属阳虚。然其初发无寒热，无急痛，不可忍，其精神必倦怠，其饮食必不甘，若素有头痛之患，忽然暴发痛，无表症，阴分痛甚，及按之摩之，缚束之而痛稍缓者，乃内伤之头痛，治在水火二脏，调其营卫，补真阴而益元阳，病在上而治在下也。

夫六府清阳之气，五脏精华之血，皆会于头，为至清至高之处，故为天象，谓之元首至尊，而不可犯者也。凡手之三阳，从手走头，足之三阳，从头走足，以为常度，则无头痛之患。苟外因风寒雾露之触，内因痰火湿热之熏，及偏正头风之症，虽痛不见杀人于数日之间，而杀人于数日之间者，则为内伤之真头痛也。

盖脑为神脏，谓之泥丸宫，而精髓藏焉。人生精气，实于下则髓海满于上，精神内守，病安从来。无如以酒为浆，以妄为常，醉以入房，以欲竭其精，以耗散其真，致肾气不充，而髓海空虚。

肾阴不足，而阴火冲逆。肾阳不壮而寒气通脑。医者不达其故，复投羌防辛芷之属，温之散之，夫既亏在阴矣，又从而温之，不益亏其真阴乎。既亏在阳矣，我从而散之，不愈亏其真阳乎。无怪乎变症蜂起，痛极而厥，吾见神为之昏，目为之定，牙为之噤，舌为之黑，面为之戴阳，手足为之抽掣，语言为之谵妄，斯时真知其亏在阴也。则用六味归芍汤，加人参、童便之属，壮水之主，以镇阳光。真知其亏在阳也，则用八味养血汤，加人参鹿茸之属，益火之源，以消阴翳。此症尤惟妇人血海空虚者，多有此患，安可不法《内经》精则养神，柔则养筋之旨，而以补元为汲汲耶。奈何庸碌之辈，不明肝肾为髓海之原，精气为神藏之根。一见头痛，概以伤寒目之，湿热疑之，食滞谓之。人事清则曰病在伤寒三阳经,人事昏则曰病在伤寒厥阴经,及至病势危笃,险症迭见,医者尚引伤寒书需待用药,不知病者竟以头痛剧而顷刻亡,医术不精,误人性命,有令人不寒而慄者矣。

夫痛在经者,轻而易治,痛在脏者,重而难疗。

若头风而害目者,肝阴亏则内风动摇。邪害空窍,痛在经也。头痛而昏愦者,脑脏伤则神志失守,心火不宁,痛在脏也。

头痛而痰厥者,阳虚则气寒而饮聚,阴虚则火炽而液凝,经脉不行,阴阳之气不相顺接也。

头痛而积热在阳明,实火实痰为患,脉洪数大而有力者,则又利于清凉攻下也,头痛而红肿壮热,口渴脉浮数而有力者,此大头天行时热之邪,宜从疫法治也。头痛而手足寒,且青至节,脉悬悬欲绝者,此危脱之症,旦发夕死,夕发旦亡,不及药治,药亦不能治也。予因阅历头痛之害,病家之愚,医药之误,伤人之速,故作是篇,敢谓后学之准绳,亦令其触目惊心,不敢以人命为儿戏耳。

贞元饮

熟地五钱,当归三钱,炙甘草一钱

水二盅,煎服。

定痛明目饮治头痛目生翳膜,红肿如破。

生地五钱,龟板三钱,当归三钱,白芍一钱五分,炒石斛一钱,丹皮一钱,菊花一钱,夏枯草一钱,羚羊角水磨冲入。

加桑叶五片煎,好童便一杯冲入。

救元补髓汤治头痛昏愦，心主不明，则十二官危，此方救之。

熟地五钱，人参三钱，当归三钱，紫河车一钱，茯苓一钱，麦冬一钱五分，枣仁一钱五分炒研，熟附五分，鹿茸一钱，五味子七粒，加桂圆肉五枚，水二盅，煎服。

醒迷汤治头痛厥逆，痰聚胞络，目定口噤，手足冷过肘膝，阳气虚寒者宜之。

人参三钱，白术二钱，土炒当归三钱，茯苓一钱，白芍一钱，炒半夏一钱，杜仲二钱，炒陈皮八分，枣仁一钱，炒研炙甘草八分，川附子五分，加大枣三枚，煨姜三片，水二盅，煎服。

普济消毒饮治大头天行，红肿壮热，口渴脉有力等症，此方主之。

黄芩五分，酒炒黄连一钱，酒炒人参一钱，橘红五分，元参五分，生甘草一钱，桔梗一钱，鼠粘子八分，炒柴胡五分，薄荷叶六分，连翘八分，板蓝根五分，马勃五分，升麻七分，白僵蚕七分（炒）。右为细末，半用汤调，时时服之；半用蜜丸噙化，服尽良愈。或加防风、川芎、当归、薄荷、细辛，水二盅，煎一盅，食远稍温服。

如大便硬加酒蒸大黄一二钱以利之。或热肿甚者，以砭针刺出其血。《心悟》云：体虚加人参五分，又云此症须用贝母、人中黄、荷叶为妙，发颐症倍柴胡、丹皮。喉咙肿痛，倍桔梗、甘草。

既济豁痰汤治头痛厥逆，痰聚胞络，目定口噤，手足冷不过肘膝，阴虚有火者宜之。

生地三钱，白芍一钱，炒茯神三钱，钩藤三钱，丹皮一钱五分，当归二钱，柏子仁二钱，枣仁二钱，炒研龟板四钱，竹沥十匙，水二盅，煎服。

（《杂症会心录》）

郑钦安

辨治头痛　法遵六经

郑钦安（1824～1911），名寿全，晚清医家

按头痛一证，有从外而入者，亦有从内而出者。从外而入者，风、寒、暑、湿、燥、火六客之邪干之也。干于三阳，俱以表称；干于三阴，俱以里论（此指六客，由外入内之谓，非指七情损伤，由内出外之谓）。三阳者何？一曰太阳头痛，脉浮、项强、发热、恶寒、恶风是也。自汗恶风，主以桂枝汤；恶寒无汗，主以麻黄汤，是顺其本经之气机也。二曰阳明头痛，额前、眉棱、眼眶胀甚，脉长恶热，主以葛根汤，是顺其本经之气机也。三曰少阳头痛，而两侧独甚，寒热往来，目眩口苦，主以小柴胡汤，是顺其本经之气机也。三阳之气机顺，邪不至入于内，而三阴即不病矣。若三阳之外邪不解，则必传于三阴，三阴者何？四曰太阴，外邪传至太阴，太阴主湿，邪从湿化，湿气上蒸，头痛而重，四肢酸疼而觉冷，腹满呕吐不食，主以理中汤，是温中除湿之意也。五曰少阴（少阴乃水火交会之区），邪入少阴，若协火而化为热邪，热气上蒸头痛，而咽干便赤，少气懒言，肌肤燥熯，法宜养阴，主以鸡子黄连汤，是润燥救阴之意也。邪若协水而化为阴邪，头痛而脉

微欲绝，身重而欲寐懒言，咽干而口不渴，主以麻黄附子细辛汤，是温经散寒，扶阳抑阴之意也。六曰厥阴，邪入厥阴，厥阴主风木，邪从风化为病，风主轻清，头痛而巅顶更甚（诸阴之脉至颈而还，惟厥阴脉会顶巅），厥阴又属阴之所，邪入此从阴化者亦多，顶痛多兼干呕吐涎，爪甲、唇口青色，肢冷腹痛，主以吴萸四逆汤，是回阳降逆祛阴之意也，邪在三阳，法宜升解，不使入内为要，邪在三阴，法宜温固，由内而释，不使伤表为先。若内伤日久，七情过度，阳虚阴虚，亦能作头痛，但病形无外感可征，头眩昏晕，十居其八，头痛十仅二三。因阳虚日久，不能镇纳浊阴，阴气上腾，有头痛如裂、如劈，如泰山压顶，有欲绳索紧捆者，其人定见气喘，唇色青黑，渴饮滚汤，此属阳脱于上，乃系危候，法宜回阳收纳为要，如大剂白通、四逆之类，缓则不救，若误用发散，旦夕即亡。因阴虚而头痛者，乃火邪上冲，其人虽无外感可征，多心烦，咽干，便赤，饮冷。有觉火从脚底而上，火从两腰而上，火从脐下而上，上即头痛，无有定时。非若外感之终日无已时也，法宜扶阴，如六味、八味之类。此条尚有区分，病人自觉火自下而上时，其人安静，不喜冷饮，咽不干，便不赤，心不烦，唇色若青，则又是阴气上腾，法宜大辛大甘以守之复之，切不可妄用滋阴降火，一滋阴降火，则阴愈胜而阳愈消，脱证立作矣。内外两法，各有攸归，前贤虽称头为诸阳之首，清气所居，高巅惟风可到，治之专以祛风为主，此语近是。余谓凡病头痛之人，每由内之正气不足，不能充周，外之一切风邪（六客即是六风，风字宜活看），内之一切阳虚、阴虚，俱能上逆而为病，外邪则按定六经提纲病情为准，内伤则以喜、怒、悲、哀、忧、思、恐惧、阳虚、阴虚为要。他如诸书所载，有名雷头风者、头响者、头摇者、头重者、偏左偏右者、大头毒者、宿食头痛者，种种名目，亦不可不知。雷头与响者，气挟肝火而聚于上也（火即是风，言其盛也），雷头主以清震汤，头响者主以小柴胡，加丹、栀，头摇者，风淫于内也，主以养血汤，头重者，湿气蒸于上也，主以消风散湿汤。偏于左者，血虚风动也，主以四物加风药；偏于右者，气虚而风袭之也，主以四君加风药（左右二证，余常以封髓丹加吴萸、安桂，屡治屡效）。大头毒者，外感时行疠气，壅于三阳也，主以普济消毒饮。宿食痛者，饥则安而饱则甚，由胃中浊气上蒸也，主以平胃散加消导药。以上等法，皆前贤所制，亦可择取，姑存之，以便参考。查近市习，一见头痛，不按阴阳，专主祛风，所用无非川芎、白芷、荆芥、防风、蔓荆、藁本、羌活、天麻、辛夷、苍耳。夫此等药品，皆轻清之品，用以祛三阳表分之风，则效如桴鼓，用以治三阴上逆外越之证，则为害最烈，不可不知也。

（《医法圆通》）

李文荣

戴阳头痛案

李文荣，字冠仙，清代医家

田展初五兄，予至好也。嘉庆十四年，伊远馆吴门，其内染时邪之症。医者皆用伤寒药，发散升提太过，其热不减。又皆竟用寒凉，如黄芩、黄连、山栀、石膏之类，连进多剂，热仍不减，面转通红，头皮作痛，手不能近，近则痛甚。病势沉重，医皆曰已传里，无法可治。又换某时医，于前药中加犀角、羚羊角，谓只此一剂，再不应，即不治。适其内兄李进之亦予至好，知予素解岐黄，邀余一诊，以决生死。予诊其脉，上部浮大而空。两尺沉细欲绝，虽气微弱不欲言语，而心尚明了，并不昏迷。询其欲饮否？曰："不欲。"询其二便，大便少而稀溏，小便清白，少腹有痛意。予急曰："此戴阳症也！此素本阴亏，不能潜阳，今时邪误作伤寒论治，温散太过，虚阳上浮，治宜引火归源。医者见其烦躁，不知其为龙雷上升，侵犯清虚之府所致，反以为热邪传里，肆用寒凉，即用回归，路已阻，再用寒药，不独腹痛自利，症必加重，而无根之阳将一汗而亡，奈何！"于是竟用真武汤，劝其速进。病者知用附子，断不肯服。以为："我烦热如此，如何还服此热药？"伊兄劝以："汝服凉药已多，而转火炎于上，兹方称引火归源，或当有效。今已危急，何不试之？"劝之再三，勉进半剂。本已十日不寐，进药后不觉安睡。两时许始寤，头皮不痛，面赤全退，腹痛亦止，心中不烦。乃复索药，尽剂。次日延予复诊，其病若失。细询平日本有上红之恙。生育亦多，其阴本亏，故阴中之阳易动也。改用附子理阴煎，服一剂，又专用理阴煎，服三剂。后以八珍加减调理痊愈。半月后，展初自吴门归，向予申谢，且言幸伊不在家，其妻得生，否则必死。予问何故？展初曰："如此热象，群医皆用寒凉，而子独用大热，且子不悬壶，我岂能相信哉！"予曰："然则足下亦不必谢予也，是有命焉，不可强而致也！"

（《仿寓意草》）

王旭高

阴亏阳亢，胃虚浊泛头痛案

王旭高（1798～1862），名泰林，清代医家

苏。肝风上升于巅顶，原属阴亏；痰浊弥满于中宫，多因脾弱。目痛头疼，心嘈便结，阴亏阳亢之征；舌苔浊厚，纳少恶心，胃虚浊泛之象。高年久病，图治实难，勉拟一方备参。

人参　半夏　天麻　橘皮　元明粉　茯神　沙苑盐水炒　磁石　黄柏　元精石　干姜

又：头痛减而得寐，苔薄白而带灰。火降则神安，湿化则燥显。前方加减，再望转机。

前方去干姜、黄柏，加知母、北沙参、姜竹茹。

又：头痛虽减，风阳犹未全平。舌苔灰白，痰浊仍未全化。心跳若饥，营阴亏而有火。闻喧欲晕，阳上亢而下虚。拟养营阴以降火，和胃气而化痰，参以镇逆，佐以宁神。

制洋参　牡蛎　茯神　沙苑　石决明　大生地　半夏陈皮　杏仁　元精石　竹茹

（《王旭高临证医案》）

马培之

脾肾不足，心气亦虚，内风萌动案

马培之（1820～1903），名文植，晚清医家

福建，黄左。脾肾不足，心气亦虚，内风萌动，上扰清空，头额肩臂走窜作痛，精神疲困，欠寐，魂梦不安。拟育阴柔肝，兼养心肾。

北沙参二钱　当归一钱五分　生地三钱　丹参一钱五分　柏子仁二钱　炒白芍一钱五分　黑料豆三钱　煅牡蛎三钱　乌芝麻三钱　夜交藤三钱　杭菊花八分　干荷叶二钱　红枣三枚　蚕砂二钱

复诊：肝为风木之脏，需肾水以济之，血液以濡之。血少肝虚，内风萌动，上扰阳明，头额昏痛，下午尤甚，肩臂筋脉不得自如，动则作痛，络脉不荣，精神疲困。拟滋水柔肝。

生地三钱　当归一钱　黑料豆三钱　炒白芍一钱五分　天麻三钱　柏子仁二钱　阿胶一钱五分　甘菊八分　白蒺藜鸡子黄炒二钱　煅龙齿二钱　丹皮一钱五分　干荷叶二钱　乌芝麻三钱　煅磁石二钱

（《马培之医案》）

贺季衡

头 风 案

贺季衡（1856～1933），名钧，晚清民国医家

洪女。水头风十余年，每月必发一二次，呕吐酸苦黄水痰涎，印堂空痛尤甚，便结不通，饮食不化精微而化痰水，脉弦滑，舌苔黄腻。水亏木旺是其本，铲根最难。

左金丸八分　姜半夏一钱五分　刺蒺藜四钱　旋覆花一钱五分（包）　炒枳实一钱五分　炒僵蚕一钱五分　陈橘皮一钱　大川芎一钱五分　杭菊炭二钱　云苓三钱　黄郁金二钱　姜竹茹一钱五分　苦丁茶二钱

二诊：从水头风立法，以丸代煎，为治本计。

南沙参二两　炒僵蚕一两五钱　苦丁茶二两　姜半夏一两五钱　新会皮一两　白蒺藜二两　大白芍二两，吴萸二钱拌炒　甘杞子二两盐水炒　杭菊炭二两　云苓二两大川芎一两　料豆衣二两　灵磁石二两　黄郁金二两

共为末，姜竹茹二两，旋覆花一两五钱，煎汤，加蜜水泛丸。

另：吴萸二钱　黄柏一钱　生明矾一钱　东丹三钱白芷二钱

共为末，鸡子清调成饼，贴于印堂处。

姜女。雷头风已久，头痛左半尤甚，发际额上高突磊磊，两目赤肿，口碎舌红，脉细弦。外风引动内风，法当清降疏泄。

生石决三钱（先煎）　冬桑叶一钱五分　乌玄参四钱　蔓荆子三钱　白蒺藜四钱　羌活一钱　杭菊花二钱　香白芷一钱　大白芍二钱　薄荷炭一钱　苦丁茶二钱　荷蒂四个

二诊：雷头风减而复剧，发际及额上高突磊磊，两目赤肿，口碎舌红，月事后期，脉弦细。血虚肝旺，风阳上升所致。速效难求。

生石决一两（先煎）　冬桑叶一钱五分　杭菊炭一钱五分　白蒺藜四钱　大川芎一钱　赤芍二钱　香白芷一钱　薄荷炭一钱　粉丹皮一钱五分　大生地五钱　乌玄参四钱　荷蒂四个　苦丁茶二钱

另：八味逍遥丸一两，四物丸一两，和匀，每服三钱，开水下。

三诊：雷头风举发已止，月事未调，白带多，腰痛，口碎。冲带已亏，拟膏方图之。

大生地五两　白归身三两　大白芍二两　大川芎一两　潼白蒺藜各三两　女贞子四两　肥玉竹四两　大丹参二两　川断肉三两　杭菊炭二两　甘杞子二两，盐水炒　煅牡蛎五两　云神四两　乌贼骨三两，炙　金香附二两

上味煎汁熬糊，入清阿胶一两五钱烊化，再入白蜜十两收膏。

王女。雷头风一月，头痛如故，发际作痒，疙瘩磊磊，

呕恶胸痞，曾经寒热，脉沉迟不起，舌红边黄。贼风挟湿，久羁清窍所致。

冬桑叶一钱五分　藁本一钱五分　蔓荆子三钱　刺蒺藜四钱　大川芎一钱　西羌活一钱　炙甘草五分　白桔梗一钱五分　当归二钱　青防风一钱五分　苦丁茶二钱　荷蒂四个

二诊：雷头风，痛势大减，发际疙瘩亦就平，蒂丁尚坠胀，脘痞呕恶，脉沉迟。风湿初退，气火未平耳。

当归二钱　大川芎一钱五分　刺蒺藜四钱　西羌活一钱　杭菊花二钱　白桔梗一钱五分　炙甘草五分　藁本一钱五分　乌玄参四钱　冬桑叶一钱五分　荷蒂四个　苦丁茶二钱

（《贺季衡医案》）

张锡纯

肝火上逆头痛案

张锡纯（1860～1933），字寿甫，晚清民国医家

天津李姓，得头疼证，日久不愈。

病因：其人素羸弱，因商务操劳遇事又多不顺，心肝之火常常妄动，遂致头疼。

证候：头疼不起床者已逾两月，每日头午犹轻，过午则渐加重，夜间疼不能寐，鸡鸣后疼又渐轻可以少睡，心中时或觉热，饮食懒进。脉搏五至，左部弦长，关脉犹弦而兼硬，右脉则稍和平。

诊断：即此脉象论之，显系肝胆之热上冲脑部作疼也。宜用药清肝火、养肝阴、镇肝逆，且兼用升清降浊之药理其脑部。处方：

生杭芍八钱　柏子仁六钱　玄参六钱　生龟板六钱，轧细　龙胆草三钱　川芎钱半　甘菊花一钱　甘草三钱

共煎汤一大盅温服。

服药一剂，病愈十之七八，脉象亦较前和平，遂将龙胆草减去一钱，又服两剂痊愈。

或问：川芎为升提气分之品，今其头疼既因肝胆之热冲，复用川芎以升提之，其热不益上冲乎？何以服之有效

也？答曰：川芎升清气也，清气即轻气也。按化学之理，无论何种气，若以轻气之中必然下降，人之脏腑原有轻气，川芎能升轻气上至脑中，则脑中热浊之气自然下降，是以其疼可愈也。

天津李某某，年过三旬，得脑充血头疼证。

病因：禀性偏急，家务劳心，常起暗火，因得斯证。

证候：其头疼或左或右，或左右皆疼，剧时至作呻吟。心中常常发热，时或烦躁，间有眩晕之时，其大便燥结非服通下药不行。其脉左右皆弦硬而长，重诊甚实，经中西医诊治二年，毫无功效。

诊断：其左脉弦硬而长者，肝胆之火上升也；其右脉弦硬而长者，胃气不降而逆行，又兼冲气上冲也。究之，左右脉皆弦硬，实亦阴分有亏损也。因其脏腑之气化有升无降，则血随气升者过多，遂至充塞于脑部，排挤其脑中之血管而作疼，此《内经》所谓血之与气，并走于上之厥证也，此《内经》所谓脑充血之证也。其大便燥结不行者，因胃气不降，失其传送之职也。其心中发烦躁者，因肝胃之火上升也。其头部间或眩晕者，因脑部充血过甚，有碍于神经也。此宜清其脏腑之热，滋其脏腑之阴，更降其脏腑之气，以引脑部所充之血下行，方能治愈。处方：

生赭石半两，轧细　怀牛膝一两　生怀山药六钱　生怀地黄六钱　天冬六钱　玄参五钱　生杭芍五钱　生龙齿五钱（捣碎）　生石决明五钱（捣碎）　茵陈钱半　甘草钱半　共煎汤一大盅，温服。

方解：赭石能降胃平肝镇安冲气。其下行之力，又善通大便燥结而毫无开破之弊。方中重用两半者，因此证大便燥结过甚，非服药不能通下也。盖大便不通，是以胃气不下降，而肝火之上升冲气之上冲，又多因胃气不降而增剧。是治此证者，当以通其大便为要务，迨服药至大便自然通顺时，则病愈过半矣。牛膝为治腿疾要药，以其能引气血下行也。而《名医别录》及《千金翼方》，皆谓其除脑中痛，盖以其能引气血下行，即可轻减脑中之充血也。愚生平治此等证必此二药并用，而又皆重用之。用玄参、天冬、芍药者，取其既善退热兼能滋阴者。用龙齿、石决明者，以其皆为肝家之药，其性皆能敛戢肝火，镇熄肝风，以缓其上升之势也。用山药、甘草者，以二药皆善和胃，能调和金石之药与胃相宜，犹白虎汤用甘草粳米之义，而山药且善滋阴，甘草亦善缓肝也。用茵陈者，因肝为将军之官，其性刚果，且中寄相火，若但用药平之镇之，恒至起反动之力，茵陈最能顺肝木之性，且又善泻肝热，李氏《本草纲目》谓善治头痛，是不但将顺肝木之性使不至反动，且又为清凉脑部之要药也。诸药汇集为方，久服之自有殊效。

复诊：将药连服二十余剂，其中随时略有加减，头已不疼，惟夜失眠时则仍疼，心中发热、烦躁皆无，亦不复作眩晕，大便届时自行，无须再服通药，脉象较前和平而仍有弦硬之意，此宜注意滋其真阴以除病根。处方：

生赭石一两，轧细　怀牛膝八钱　生怀山药八钱　生怀地黄八钱　玄参六钱　大甘枸杞六钱　净萸肉五钱　生杭芍四钱　柏子仁四钱　生麦芽三钱　甘草二钱

共煎汤一大盅，温服。方中用麦芽者，借以宣通诸药

之滞腻也。且麦芽生用原善调和肝气，亦犹前方用茵陈之义也。

　　效果：将药又连服二十余剂，亦随时略有加减，病遂痊愈，脉象亦和平如常矣。

（《医学衷中参西录》）

王仲奇

头 痛 两 案

王仲奇（1881～1945），民国医家

徐右，张家花园。望六年岁，天癸未止，奇恒失藏，始由足肢疼痛，既而痛在手臂，继及肩髃，从耳后上至头脑巅顶，头项回顾则觉牵强，臂膊作酸，卧着则肢指作麻，脉弦滑。姑以柔肝、清脑、荣络。

明天麻　藁本　白蒺藜　蔓荆子　双钩藤　金钗斛
仙鹤草　鹿衔草　海桐皮　白茄根　鸡血藤　十大功劳
路路通去刺

二诊：头脑巅顶作痛、脑后头项酸胀均已见减，回顾牵强略舒，臂膊、肢指作酸略瘥，但仍作麻，脉濡滑而弦。守原意为之。

明天麻　蔓荆子　白蒺藜　藁本　仙鹤草　十大功劳
鹿衔草　鸡血藤　鬼箭羽　海桐皮　晚蚕砂　白茄根
桑枝

三诊：头脑巅顶掣痛、脑后肩项酸胀、臂膊肢指酸麻均愈，回顾牵强亦舒，脉弦滑而濡。仍守原意出入之。

左秦艽　白蒺藜　威灵仙　鬼箭羽　蔓荆子　藁本
全当归　鸡血藤　仙鹤草　鹿衔草　桑枝　白茄根　路路

通去刺

詹，汇山路，4月19日诊。肝胆火风上郁，两目赤而畏光羞明，瞑而难开，头胀痛，畏寒，便秘，脉弦，舌光绛无苔。速以清泄。

龙胆草（炒）四分　条芩（炒）钱半　粉丹皮（炒）钱半　山栀（炒焦）钱半　霜桑叶二钱　甘菊花钱半　夏枯草三钱　蝉退衣八分　蕤仁三钱　密蒙花二钱　白蒺藜三钱

二诊：4月24日。火风上郁，腑气闭塞，清空之血难于下输，脑筋宗脉未能宁静，头脑胀痛昏蒙，目赤多眵，羞明畏光，瞑而难开，大便秘结，卧辄惊惕，脉弦，舌中光剥。防神瞀，速以清泄。

生地黄五钱　桃仁（去皮尖杵）二钱　红花八分　白蒺藜三钱　夏枯草三钱　蝉退衣一钱　粉丹皮（炒）钱半　条芩（炒）钱半　山栀（炒焦）钱半　蕤仁三钱　玄明粉三钱　番泻叶（后下）一钱

　　　　　　　　　　　　　　　　（《王仲奇医案》）

虞　抟

眩晕正传

虞抟（1438～1517），字天民，明代医家

《内经》曰：诸风掉眩，皆属肝木。又曰：岁木太过，风气流行，脾土受邪，民病飧泄食减，甚则忽忽善怒，眩冒巅疾。虽为气化之所使然，未必不由气体之虚衰耳！其为气虚肥白之人，湿痰滞于上，阴火起于下，是以痰挟虚火，上冲头目，正气不能胜敌，故忽然眼黑生花，若坐舟车而旋运也，甚而至于卒倒无所知者有之，丹溪所谓无痰不能作眩者，正谓此也。若夫黑瘦之人，躯体薄弱，真水亏欠，或劳役过度，相火上炎，亦有时时眩运，何湿痰之有哉？大抵人肥白而作眩者，治宜清痰降火为先，而兼补气之药；人黑瘦而作眩者，治宜滋阴降火为要，而带抑肝之剂。抑考《内经》有曰：风胜则地动。风木太过之岁，亦有因其气化而为外感风邪而眩者，治法宜祛风顺气，伐肝降火，为良策焉。外有因呕血而眩冒者，胸中有死血迷闭心窍而然，是宜行血清心自安。医者宜各类推而治之，无有不痊者也。

（《医学正传》）

张景岳

眩　运　论

张景岳（1563～1640），名介宾，明代医家

　　眩运一证，虚者居其八九，而兼火兼痰者，不过十中一二耳。原其所由，则有劳倦过度而运者，有饥饱失时而运者，有呕吐伤上而运者，有泻泄伤下而运者，有大汗亡阳而运者，有触目惊心而运者，有焦思不释而运者，有被殴被辱气夺而运者，有悲哀痛楚大叫大呼而运者，此皆伤其阳中之阳也。又有吐血、衄血、便血而运者，有痈脓大溃而运者，有金石破伤失血痛极而运者，有男子纵欲气随精去而运者，有妇女崩淋产后去血而运者，此皆伤其阴中之阳也。再若大醉之后湿热相乘而运者，伤其阴也。有大怒之后木肆其强而运者，伤其气也。有痰饮留中治节不行而运者，脾之弱也，此亦有余中之不足也。至若年老精衰，劳倦日积，而忽患不眠，忽苦眩运者，此营卫两虚之致然也。由此察之，虚实可辨矣。即如《内经》之言，亦无非言虚，而何后世诸家，每多各逞臆说，其于病情经义，果相合否？指南若此，后学能无误乎？因摘其尤者，悉之如下。

　　河间之论眩运，独取《至真要大论》一句，曰诸风掉

眩，皆属肝木。风主动故也。所谓风气甚而头目眩运者，由风木旺，必是金衰不能制木，而木复生火，风火皆属阳，阳主乎动，两动相搏，则为之旋转。故火本动也，焰得风则自然旋转也。此释风木之义，固然似矣，然不知《至真要论》之言，乃言运气脏气所属之理，非所以悉眩运之病情也。必若《口问篇》、《卫气篇》、《决气篇》、《经脉篇》、《海论》等议，方为最切最近之论。何河间一无引证，而独言风火二字，以该眩运一证，岂无失乎？又若丹溪之论眩运，曰痰在上，火在下，火炎上而动其痰也。此证属痰者多，盖无痰不能作眩，虽因风者亦必有痰，挟气虚者亦宜治痰为主，兼用补气降火之药。若据此论，则凡属眩运，无非痰证也，何轩岐之言绝然不及痰饮，而但曰上气不足，头为之苦倾，目为之眩，曰上虚则眩，曰督脉虚则头重高摇之，曰髓海不足则脑转耳鸣而眩冒。凡此者岂皆痰证耶？又若余前章所列诸证，无非眩运之由，亦岂皆痰证耶？故在丹溪则曰无痰不能作眩，当以治痰为主，而兼用他药。余则曰无虚不能作眩，当以治虚为主，而兼酌其标，孰是孰非，余不能必，姑引经义以表其大意如此，尚俟明者正之。

　　头痛之病，上实证也；头眩之病，上虚证也。故《内经》分别甚明，曰头痛巅疾，上实下虚，又曰：上实下虚，为厥巅疾，此以邪气在上，所以为痛，故曰上实也。至若眩运之病，则曰上气不足，又曰上虚则眩，未闻言上之实也。而后世诸家，如严用和、杨仁斋辈，有曰结而为饮，随气上逆者；有曰疲劳过度，下虚上实者；有曰肾家不能纳气，使诸气逆奔而上者；即如朱丹溪亦曰痰在上，火在下。

凡此皆言上实也，何与《内经》相反若此？噫！此实后人
之不明耳。夫眩运之证，或为头重，或为眼黑，或为脑髓
旋转，不可以动，求其言实之由，不过谓头重者为上实，而
不知头本不重于往日，而惟不胜其重者，乃甚于往日耳。上
力不胜，阳之虚也，岂上实乎？又何气不归原，及诸气逆
奔之有？盖上实者宜降宜抑，上虚者最不宜再伐生气，此
上实上虚之旨，有不可不辨，而误则害矣。

　　头眩有大小之异，总头眩也，于此察之，可得虚实之
情矣。何以言之？如今人之气禀薄弱者，无论少壮，或于
劳倦，或于酒色之后，每忽有耳鸣如磬，或头眩眼黑，倏
顷而止者，乃人所常有之事；至于中年之外，多见眩仆卒
倒等证，亦人所常有之事。但忽运而忽止者，人皆谓之头
运眼花，卒倒而不醒者，人必谓之中风中痰。不知忽止者，
以气血未败，故旋见而旋止，即小中风也；卒倒而甚者，以
根本既亏，故遽病而难复，即大头眩也。且必见于中年之
外，而较之少壮，益又可知。于此察之，则其是风非风，是
痰非痰，而虚实从可悟矣。何今人不识病机，但见眩仆不
语等证，无不谓之风痰，而非消即散，吾恐几微之气，有
不堪再加铲削矣，深可悲也。头眩虽属上虚，然不能无涉
于下。盖上虚者，阳中之阳虚也；下虚者，阴中之阳虚也。
阳中之阳虚者，宜治其气，如四君子汤、五君子煎、归脾
汤、补中益气汤，如兼呕吐者，宜圣术煎加人参之类是也。
阴中之阳虚者，宜补其精，如五福饮、七福饮、左归饮、右
归饮、四物汤之类是也。然伐下者必枯其上，滋苗者必灌
其根，所以凡治上虚者，犹当以兼补气血为最，如大补元

煎、十全大补汤，及诸补阴补阳等剂，俱当酌宜用之。眩运证，凡有如前论首条所载病源者，当各因其证求而治之。其或有火者，宜兼清火；有痰者，宜兼清痰；有气者，宜兼顺气，亦在乎因机应变，然无不当以治虚为先，而兼治为佐也。

古法之治，眩运亦有当察者。丹溪曰：湿痰者多宜二陈汤，火者加酒芩；挟气虚者相火也，治痰为先，挟气药降火，如东垣半夏白术天麻汤之类；眩运不可当者，以大黄酒炒为末，茶汤调下，火动其痰，用二陈加黄芩、苍术、羌活，散风行湿。附录曰：有早起眩运，须臾自定，日以为常者，正元散下黑锡丹；伤湿头运，肾著汤加川芎，名除湿汤；有痰者，青州白丸子。愚谓古法之治眩运，如半夏白术天麻汤，治脾痰也；二陈汤加黄芩，治热痰也；青州白丸子，治风痰寒痰也；肾著汤，治湿痰也。此外如大黄末之治眩运不可当，惟痰火上壅者宜之；黑锡丹之重坠，惟气实于上者宜之。第恐眩运一证，实痰实火者无几，而亦非上盛之病，此古方之有宜否用者，不可不审。

（《景岳全书》）

眩者，头晕也，眼有黑花，如立舟车之上，而旋转者是也。刘河间专主于火，谓肝木自病。经云：诸风掉眩，皆属于肝。肝风动而火上炎也。故丹溪尝言无火不生痰，痰随火上，故曰无痰不作眩。夫眩，痰也，非病也。痰非人身素有之物。痰者，身之津液也。气滞、血凝，则津液化而为痰，是痰因病而生者也。若云无痰不作眩，似以痰为眩病之本矣。岂知眩晕之来也，有气虚而眩，有血虚而眩，有肾虚而眩。气虚者，阳气衰乏，则清阳不上升。经云：上气不足，头为之苦倾是也。血虚者，吐衄、崩漏、产后血脱，则虚火上炎，眼生黑花。经云：肝虚则目䀮䀮无所见是也。肾虚者，房欲过度，则肾气不归原而逆奔于上。经云：徇蒙招尤目瞑，上实下虚，过在足少阴、巨阳。又云：髓海不足，目为之眩是也。风火之眩晕属外感，正虚之眩晕本内伤。其云痰而作眩者，必内外合邪而后痰聚而为害，非竟主乎痰而可以为眩也。若一纯攻痰，而不大补气血，壮水滋阴，以救其本，病未有不毙者也。

（《质疑录》）

叶天士

眩晕案绎

叶天士（1667～1746），名桂，号香岩，清代医家

　　眩晕一证，叶氏主要归属肝风，以"阳化内风"立论，由肝胆之风阳上冒所致，并反复指出慎防瘛疭痉厥、跌仆风痹之类。内风乃身中阳气之动变，"非发散可解，非沉寒可清，与六气火风迥异，用辛甘化风方法，乃是补肝用意。"肝为刚脏，非柔润则不能调和。其本质由于精液有亏，肝阴不足，血燥生热，热则风阳上升，窍络阻塞，故头目不清、眩晕跌仆。但是造成风阳上亢的原因，不止一端，有肝、肾、心、肺、脾胃之分。肝为风木之脏，内寄相火，故肝阴易虚，阴虚不能育阳，故肝阳、内风、相火易于动扰上窜，治宜滋补、育养、涵濡扶其阴之不足，宜镇潜、清泄、平熄，抑其阳之有余。肾属水而藏精，肝木赖肾水之涵濡而得以生发条达；若精髓劳损，肾气虚耗，肝失濡养，也使肝阳亢扰，虚风内动，致呈阴液下亏，不能上承，阳夹内风，侮蒙清窍，即所谓"下虚上实"证，治宜"重培其下，冀得风熄"，"缓肝之急以熄风，滋肾之液以驱热"，"以介类沉潜真阳，咸酸之味为宜"，"大凡肾宜温，肝宜凉，温纳佐凉，乃复方之剂"。心血耗亏，营液内损，既可使肝

之阴血因而不足，致虚阳上亢，肝风内动，治宜"养心气以通肝络"；又可使阴不涵阳，心君之火夹厥阴相火炎亢于上，治"先拟清血分中热，继当养血熄其内风"。中土脾胃虚惫，肝失培养，既可造成土衰木旺，肝邪乘脾，"土被木克，脾胃俱伤，先当镇肝阳"，"木横土衰，培中可效，若穷治风痰，便是劫烁，则谬"；又可造成脾为湿困，湿痰夹肝风上干清阳，"治痰须健中，熄风可缓晕。"

　　叶氏养肝阴常用生地、阿胶、白芍、萸肉、桑椹子、芝麻、杞子、当归、川石斛，养肝血常用当归、首乌、枸杞、桂圆肉、阿胶、女贞、旱莲草，清肝热常用羚角、丹皮、菊花、连翘、山栀、桑叶，熄肝风常用天麻、钩藤、菊花、白蒺藜，潜肝阳常用牡蛎、龟板、石决明、磁石，补真阴常用二地、首乌、黑豆、元参、二冬、阿胶、五味、萸肉、牛膝、补骨脂、菟丝子、鳇鱼胶、淡菜胶、龟板胶，清心火常用犀角、元参、竹叶心、连翘、石菖蒲、鲜生地，安心神常用枣仁、远志、柏子仁、丹参、茯神、小麦、南枣、炙甘草、莲肉，化痰饮常用半夏、橘红、茯苓、苡仁、竹沥、姜汁、陈皮、川贝、花粉、郁金、枳实、桂枝、附子，健脾胃常用人参、白术、茯苓，通络瘀常用茺蔚子、川芎等。

　　叶案中，对阴虚阳亢的治法比较完备，而且对后世有一定影响，如《医醇剩义》的羚羊角汤，《杂病证治新义》的天麻钩藤饮，都取法于叶氏。

辨 治 规 律

一、实证

1. 风火上郁：外风夹火上升，头中清窍痹塞，症见眩晕且痛，治宜火郁发之，用川芎茶调散加味（藁本、辛夷、苍耳子、蔓荆子、川芎、菊花、苦丁茶）。

2. 阳升血热：操持积劳，阳升风动，烁筋损液，络脉中热，热化内风在上，上实下虚，症见目眩头晕耳鸣、肢节麻木、口舌糜碎、肤腠瘙痒、肩背掣痛、形体日瘦、脉弦小数等，宜先清血分中热，用羚角犀角方（生地、元参、天冬、丹参、犀角、羚羊角、连翘、竹叶心），如不用犀角，可用清泄络热方（羚角、元参心、鲜生地、连翘心、郁金、菖蒲）。待阳升血热受挫后，继予养血熄风善后，用首乌白芍方（首乌、白芍、芝麻、桑叶、天冬、女贞子、茯神、青盐）。如木火上炎，症见头旋不耐烦劳，治宜清热平肝，用生地石决方（生地、丹皮、胡连、石决、半夏曲、黑山栀、牛膝炭）。如外感后热退头晕，宜调肝胃，用青蒿丹皮方（青蒿、丹皮、知母、半夏曲、橘红、茯苓）。

3. 痰火上扰：嗜酒或烦恼，致痰火风在上，症见头眩、烦则火升眩晕、静坐神识稍安、舌干、痰多、脘中不爽、脉左浮弦数等，宜少阳阳明同治，清肝安胃化痰。重者用羚角连翘方（羚羊角、连翘、豆豉、广皮白、半夏曲、黑山栀，或连翘、黑栀皮、羚角、菊叶、紫菀、郁金、杏仁、瓜蒌皮、鲜菖蒲），兼服局方龙荟丸。轻者用天麻钩藤方（天麻、钩藤、菊花、橘红、半夏曲、茯苓、山栀、花粉），或温胆汤加减（陈皮、茯苓、丹皮、栀皮、半夏、枳实、桑叶、竹茹）。

4. 胃虚痰滞：嗜酒伤中，或心神过劳，胃虚生痰，肝风内震，症见头痛眩晕、呕痰咳逆、或吐清水，胸痹窒塞、汗出寒热、肢麻等，宜和胃化痰为主，佐以平肝，用二陈汤加白术、白蒺藜、钩藤、天麻（半夏、陈皮、白术、茯苓、白蒺藜、钩藤、天麻、甘草），或天麻半夏方（天麻、白蒺藜、桂枝、半夏、橘红、茯苓、苡仁、炙草），或大半夏汤合左金丸加减（人参、枳实、茯苓、橘红、半夏、川连、吴萸、石决明、竹沥、姜汁泛丸）。中虚，则兼用人参，如外台茯苓饮加羚角、桂枝、竹沥、姜汁（茯苓、人参、白术、枳实、橘皮、生姜、羚角、桂枝、竹沥、姜汁），如阳微阴聚，致浊气蒙蔽清神，用苓、桂等不应，宜用大半夏汤合附子粳米汤（半夏、人参、白蜜、附子、白粳米），或小半夏汤加味（熟半夏、枳实、茯苓、高粱米、姜汁）。

5. 血瘀络阻：血络瘀阻，肝风上巅，症见头旋耳鸣、麻痹、足寒、微呕、便涩、月经闭阻等，治从血络，宜祛瘀平肝，用血络方（茺蔚子、柏子仁、枸杞、料豆衣、制首乌、甘菊）。

二、虚证

1. 营虚风动：操持烦劳，营血虚亏，五志阳气，夹内风上扰清空，症见头眩耳鸣、目珠痛、心悸、腰膝酸软等，非发散可解，非沉寒可清，用辛甘化风，养血熄风法，用养血熄风方（首乌、枸杞、归身、桑叶、胡麻、柏子仁、茯神、天冬、料豆衣），或枸杞桂圆方（枸杞、桂圆肉、归身、炙草、甘菊炭、女贞）。如营虚心热，症见心悸、眩晕、少痹、肌肤如虫行、脉右虚左数等，用养营宁心方（生地、阿胶、麦冬、白芍、小麦、茯神、炙草）。

2. 阴虚阳升：水亏不能涵木，厥阳化风鼓动，烦劳阳升，症见晕厥、烦劳即发、耳鸣不寐等，治宜缓肝之急以熄风，滋肾之液以驱热，佐介类以潜镇，用熟地龟板方（熟地、龟板、牡蛎、天冬、萸肉、五味、茯神、牛膝、远志、灵磁石），或首乌甘菊方（首乌、甘菊、枸杞、桑椹子、黑芝麻、巨胜子、牛膝、茯神、青果汁泛丸）。如肝阳亢盛，症见眩晕、气撑至咽、心中愦愦、左脉弦等，用石决明钩藤方（石决明、钩藤、橘红、茯神、鲜生地、羚羊角、桑叶、黄菊）。如肾衰不纳，肝风逆动，清窍渐蒙，症见头晕耳鸣、跗肿、尻骨跟痛、不能健步、但能纳谷安寝，宜温肾凉肝复方治疗，用都气丸加车前子、天冬、建莲为丸（熟地、萸肉、山药、茯苓、丹皮、泽泻、五味、车前、天冬、建莲肉），或首乌补骨脂方（首乌、补骨脂、黄菊、菟丝子、鳢鱼胶、蒺藜、枸杞、胶汁捣丸）。如肾阴亏损，肝风内沸，劫烁津液，症见头晕、喉舌干涸等，宜填阴熄风法，用甘酸方（生地、天冬、麦冬、萸肉、阿胶、白芍）。

3. 阴阳两虚：火虚阴邪上干，症见神志冒昧、头旋形寒，治宜补肾中之阴阳，用八味丸。如症见腿软头眩脉细，用八味丸加减（熟地、附子、苁蓉、巴戟、枸杞、茯苓、牛膝、川石斛）。

4. 气营两虚：阴弱气怯，症见头晕肢冷、食下少运，治宜甘温益之，用二陈汤加菟丝子、当归（菟丝子、茯苓、甘草、谷芽、半夏曲、当归、广皮、煨姜）。气弱，症见右目昏花眶垂，治补益其虚，用补中益气汤加减（参须、黄芪、柴胡、归身、蕤仁、白芍、升麻、炙草）。如便血后，头晕耳鸣，肉瞤肢麻，治用三才汤加味（熟地、五味、人参、茯神、龙骨、牡蛎、天冬、湘莲）。

方案选析

一、天麻钩藤方

某，痰火风在上，舌干头眩。

天麻，钩藤，菊花，橘红，半夏曲，茯苓，山栀，花粉。（《临证指南医案·眩晕》）

主治痰火风在上，症见头眩、舌干、痰多、脘中不爽等。

本方为少阳、阳明同治法，有平肝化痰和胃之功。方中以天麻、钩藤、菊花、山栀清热平肝，从胆治；以橘红、半夏、茯苓、花粉清痰和胃，从胃治。其中花粉一味，有养阴清热和胃之功，作为佐使，颇有意趣。

加减：肝火较甚，加羚角、连翘。脘中不爽，加香豉配山栀，以开发宽中，合栀豉汤法。

二、清泄络热方

王，辛甘寒，眩晕已缓，此络脉中热，阳气变现，内风上冒，是根本虚在下，热化内风在上，上实下虚，先清标恙。

羚羊角，元参心，鲜生地，连翘心，郁金，石菖蒲。（《临证指南医案·眩晕》）

主治根本虚在上，热化内风在上，络脉中热，阳气变现，上实下虚，眩晕耳鸣，口舌糜碎，肌肤麻木。

上实下虚，络脉中热，先予治标，以清热安神。方中以羚角、连翘心清肝心之火，鲜生地、玄参养阴清热，郁金、石菖蒲开窍安神。此方不但可治内伤肝风卒中，也可治温热动风神迷。

加减：心络热甚，加犀角、竹叶心、丹参。痰滞者，去菖蒲、郁金，加川贝、花粉。

三、天麻半夏方

江，脉弦劲，眩晕痰多，胸痹窒塞，此清阳少旋，内风日沸，当春地气上升，最虑风痱。

明天麻，白蒺藜，桂枝木，半夏，橘红，茯苓，苡仁，炙草。（《临证指南医案·眩晕》）

主治痰浊中阻，清阳少旋，内风日沸，眩晕痰多泛恶，胸痹窒寒。

方中以桂枝、半夏、橘红、茯苓、苡仁、炙草祛痰化饮为主，以天麻、白蒺藜平肝熄风为佐。此方与后世半夏白术天麻汤意相近，有化痰熄风之功。

加减：健脾，加白术、人参。平肝，加钩藤、白蒺藜，甚至羚角。痰多，加竹沥、姜汁。

四、泄木安胃方

主治肝阳升腾，胃逆不降，木火犯胃，头晕目眩，心悸，知饥少纳，漾漾欲呕。

方中以桑叶、钩藤泄木清肝，半夏、陈皮、茯苓降逆和胃，远志、菖蒲化痰理郁，金石斛清热养肝阴。全方有泄木安胃之功。

加减：肝火盛，加石决明、羚羊角、黄甘菊。

五、养营宁心丸

主治营液内耗，肝阳内风震动，心悸少寐，眩晕耳鸣，脘中气逆暖噫，少腹气冲至心，四肢麻痹，肌肤如刺如虫行，或睾丸肿硬，脉右虚左数。

本方养血甘缓熄风，以生地、阿胶、麦冬、白芍滋养阴血，南枣、小麦、甘草、茯神甘养心气，正合《素问·脏气法时论》所说："肝苦急，急食甘以缓之。"

六、熟地龟板方

某，晕厥，烦劳即发，此水亏不能涵木，厥阳化风鼓动，烦劳阳升，病斯发矣。据述幼年即然，药饵恐难杜绝。

熟地四两　龟板三两　牡蛎三两　天冬两半　萸肉二两　五味一两　茯神二两　牛膝两半　远志七钱　灵磁石一两。（《临证指南医案·眩晕》）

主治水亏不能涵木，厥阳化风鼓动，晕厥，烦劳即发，目昏耳鸣不寐。

方中以熟地、龟板、天冬、萸肉、五味、牛膝补肾填阴，以牡蛎、磁石镇潜肝阳，以茯神、远志安神平厥。方中有龟板、萸肉滋填，又有牡蛎、磁石介石潜镇，以滋肾镇肝为法。

加减：肾精不足，加旱莲草、女贞子（即二至丸），也可加用血肉有情之物，如阿胶、龟板胶、淡菜胶，并可用青盐引入下焦。心脾不足，可加川斛、建莲、山药以佐心脾。

（《据陈克正主编的《叶天士诊治大全》改写）

何梦瑶

眩晕辨治大要

何梦瑶（1693～1764），字报之，号西池，清代医家

眩，惑乱也，从目从玄。玄，黑暗也，谓眼见黑暗也。虚人久蹲陡起，眼多黑暗是也。晕与运同，旋转也，所见之物皆旋转如飞，世谓之头旋是也，此风火上冲使然。经以掉眩属风木，风即火气之飘忽者，风从火生，火借风煽，观焰得风而旋转可见矣。外风内风，热风冷风，皆能煽火。《经》言五脏六腑之精气，皆上注于目，然则目之能视者，乃脏腑之精气灵明为之也。此上注之精气，必安静不摇，而后烛物有定。若为风火所煽而旋转，则所见之物亦旋转矣。此乃目之精气为病，非目睛之转动也。然经谓目系属于脑，出项中，邪指风邪言。中项入深，随目系入脑则脑转，脑转则引目系急，目系急则目转眩。赵以德谓顺静宁谧者水之化，动扰挠乱者火之用，头以脑为主，脑者髓之海，目之瞳子亦肾之精，二者皆属肾。水喜宁静而恶动扰，宁静则清明内持，动扰则散乱昏惑，故目眩脑转云云。则风火煽动，故有脑转系急，而目转眩者乎。六淫七情，饮食痰水诸邪，皆能动火生风，风火盛极即然，虽壮实人亦有之，不必虚弱也，但虚者多耳。昧者定归之虚，试观醉人眼花，

与虚何涉哉？刘宗厚以为上实，经以为上虚，非相悖也。盖虚者血与气也，实者风火与痰涎也，正自虚而邪自实也。痰涎随风火上壅，浊阴干于清阳也，故头风眩晕者多痰涎。丹溪谓无痰不作眩，必搐去而后愈。

治法：

气虚者补中益气汤。见气血虚者补肝养荣汤，或四物汤加味。肾阳虚八味丸，见虚损或黑锡丹。见呃逆肾阴虚六味地黄丸。中脘伏痰呕逆，旋覆花汤。痰闭不出者吐之，独圣散吐之。吐讫可用清上辛凉之药，防风通圣散见中风加半夏等。青黛散搐鼻取涎神效。痰涎盛而小便结，利下之，但见有吐涎者，知其有痰，半夏、橘红、旋覆等，风痰南星、僵蚕。因停水眩晕者，详水肿门。因湿者头重不起，虚人更甚，五苓散，见伤湿除湿汤。见中湿因热者，烦渴栀子、黄连、甘菊，实者大黄酒炒三次，为末茶调，每一二钱。因气郁者则志气不舒，逍遥散见郁加薄荷、菊花。虚寒者宜三五七散或芎附汤，见血生料正元饮加鹿茸一钱下灵砂丹，见呕吐正元饮加炒川椒十五粒下茸珠丸，不效则独用鹿茸一味，每服五钱，无灰酒煎，入麝香少许服。缘鹿茸生于头，故治头眩也。泻多脱阴，虚阳上浮，时时眩晕，或视物不见者危。眩晕非天麻不治，不可缺。

（《医碥》）

华岫云

肝　风

华岫云，清代医家

经云:东方生风,风生木,木生酸,酸生肝。故肝为风木之藏,因有相火内寄,体阴用阳,其性刚,主动主升。全赖肾水以涵之,血液以濡之,肺金清肃下降之令以平之,中宫敦阜之土气以培之,则刚劲之质得为柔和之体,遂其条达畅茂之性,何病之有。倘精液有亏,肝阴不足,血燥生热,热则风阳上升,窍络闭塞,头目不清,眩晕跌仆,甚则痿痳痉厥矣。先生治法,所谓缓肝之急以熄风,滋肾之液以驱热,如虎潜、侯氏黑散、地黄饮子、滋肾丸、复脉等方加减,是介以潜之,酸以收之,厚味以填之,或用清上实下之法。若思虑烦劳,身心过动,风阳内扰,则营热心悸,惊怖不寐,胁中动悸,治以酸枣仁汤、补心丹、枕中丹加减,清营中之热,佐以敛摄神志。若因动怒郁勃、痰火风交炽,则有二陈、龙荟;风木过动,必犯中宫,则呕吐不食,法用泄肝安胃,或填补阳明。其他如辛甘化风、甘酸化阴、清金平木,种种治法,未能备叙。然肝风一症,患者甚多,因古人从未以此为病名,故医家每每忽略,余不辞杜撰之咎,特为拈出,另立一门,以便后学考核云。

（《临证指南医案·肝风按》）

林珮琴

眩晕治裁

林珮琴（1772～1839），号羲桐，清代医家

　　头为诸阳之会，烦劳伤阳，阳升风动，上扰巅顶。耳目乃清空之窍，风阳旋沸，斯眩晕作焉。良由肝胆乃风木之脏，相火内寄，其性主动主升。或由身心过动，或由情志郁勃。或由地气上腾，或由冬藏不密。或由高年肾液已衰，水不涵木。或由病后精神未复，阴不吸阳，以至目昏耳鸣，震眩不定，甚则心悸舌辣，肢麻筋惕，寤不成寐，动则自汗，起则呕痰。无痰不作眩。此经所谓诸风掉眩，皆属于肝也。顾内风肆横，虚阳上升，非发散可解，非沉寒可清，与治六气风火大异。法宜辛甘化风，或甘酸化阴。叶氏所谓缓肝之急以熄风，滋肾之液以驱热，肝风既平，眩晕斯止。条其治法，如上焦窍络火郁，用羚羊角、山栀、连翘、天花粉、丹皮、生地、桑叶、钩藤、天麻以泄热，从胆治也。如中虚风阳扰胃，用人参、山药、黄芪、小麦、炙草、龙眼肉以填补，从胃治也。肝风内扰，阳明正当其冲，故须补中。如下元水涸火升，用阿胶、熟地、石斛、何首乌、杞子、天冬、黑芝麻、磁石、五味子以摄纳，从肝肾治也。其阳冒不潜，用牡蛎、淡茶、龟甲。痰多作眩，用

茯苓、川贝、橘红、竹沥、姜汁。心悸不寐，用枣仁、麦冬、茯神、龙骨。厥阳不敛，用萸肉、白芍、牛膝炭。土被木克，呕吐不食，宜泄肝安胃，用橘白、木瓜、半夏曲、茯苓。动怒郁勃，痰火风交炽，用二陈汤下龙荟丸。至于熄风之品，如甘菊炭、煨天麻、钩藤之属，皆可随症加入者也。

褚氏　高年头晕，冬初因怒猝发，先怔忡而眩仆，汗多如洗，夜不能寐，左寸关脉浮大无伦。此胆气郁勃，煽动君火，虚阳化风，上冒巅顶所致。用丹皮、山栀各钱半，甘菊、白芍俱炒各三钱，钩藤、茯神各三钱，柏子仁、枣仁生研各八分，桑叶二钱，浮小麦二两，南枣四枚，二服悸眩平，汗止熟寐矣。随后用熟地、潞参、五味、茯神、麦冬、莲子、白芍，数服痊愈。凡营液虚，胆火上升蒙窍，须丹、栀、钩藤、桑叶以泄热，炒菊、芍以熄风和阳，再加茯神、枣仁、柏子仁、小麦以安神凉心，风静汗止，必收敛营液为宜。

丰氏　眩晕痞呕，多酸苦浊沫，肝木乘土，胃虚食减，瘀浊不降，得虚风翔，则倾溢而出，厥阳上冒，清窍为蒙，故眩晕时作。诊脉涩小数，两寸尤甚。先用降浊熄风。瓜蒌霜、苏子、半夏、茯苓、杏仁、天麻、甘菊炭、钩藤、橘皮，诸症平，思纳食矣。又照原方去苏子、杏仁、钩藤，加茯神、莲子、钗石斛、荷叶煎汤，十数服而安。

耳鸣，头晕欲呕，伏枕稍定，虚阳上巅，风动痰升，眩呕乃作。宜潜阳熄风。牡蛎煅研、白芍、五味、甘菊炭、天麻煨、半夏青盐炒、生地炒、茯神、枣仁、桑叶，二服随愈。

肖　劳力先曾失血数次，近日头眩耳鸣目昏，心悸脘闷，两尺浮大弦劲。相火易炎，龙雷失制，痰随火乘，上干清窍，所谓无痰不作眩悸也。养阴潜阳。淡菜、牡蛎、熟地炭、石斛、甘菊、白芍、贝母、茯神，数服得效后，宜服六味丸。

许氏　中年经行太多，目眩头晕。用摄阴和阳。熟地、白芍、甘菊俱炒各二钱，当归醋炒八分，丹皮、牡蛎粉各钱半，甘草炙黑一钱，嫩桑叶三钱，红枣三枚，二服愈。

王　伏暑病后失调，脉虚疾，头晕热渴而烦，虚风上巅，议苦辛泄热，佐以甘润。山栀、甘菊、丹皮、麦冬、钗斛、天麻煨、党参、花粉、甘草、嫩桑叶，二服而愈。

堂兄　寤后舌辣，津不上朝，头眩肢麻，阳升风动。主和阳熄风，佐酸味以生津。鲜生地、玉竹、石斛、白芍、五味、花粉、乌梅、甘菊炭、牡蛎粉、桑枝、黑芝麻，常服效。

姜　弱冠劳力伤阳，神疲头眩，发热口苦，食减呕浊，两寸脉数，厥气上冒，有风翔浪涌之势，治以镇阳泄浊。牡蛎、白芍、茯神、橘红、制半夏、吴茱萸、甘菊炭，金器同煎，二服浊降呕止，脉仍小数，头目不清，缘春温胆火上升。仿叶氏泄胆热法。丹皮、嫩桑叶、荷叶边、钩藤、白芍、山栀、生地炭，数服眩除热减，去桑叶、生地炭，加玉竹、茯神、杞子焙，山药、熟地俱炒，潞参、莲、枣，脉平。

肖　冒雨后湿郁成热，蒸而为黄，宿恙又经操劳，屡次失血，当春虚阳升动，咳而头眩，口干目黄，怔忡失寐。治先清泄火风。生地、石斛、山栀心、茯神、丹皮、羚羊角、杏仁、钩藤、甘菊炒。四服头目清，怔忡息，食进寐稳矣。但神疲力倦。去生地，加参、芍、莲、枣以扶脾元，数服更适。后去羚羊角、杏仁、钩藤、甘菊，加茵陈、松罗茶叶，黄渐退。

（《类证治裁》）

汪文琦

眩晕会心录

汪文琦，字蕴谷，清代医家

眩运一症，有虚运、火运、痰运之不同，治失其要，鲜不误人。医家能审脉辨症，细心体会，斯病无遁情，而药投有验矣。曷言乎虚运也？如纵欲无节而伤阴，脱血过多而伤阴。痈脓大溃而伤阴，崩淋产后而伤阴，金石破伤失血痛极而伤阴，老年精衰劳倦日积而伤阴，大醉之后湿热相乘而伤阴。其症面赤耳热，口干不渴，烦躁不寐，寒热往来，大便秘而小便赤。其脉或弦细而数，或弦大而数，或细涩而数，无非精血受亏，阴虚为病，盖蒂固则真水闭藏，摇则上虚眩仆，此阴虚之运也。如劳倦费神而伤阳，呕吐过甚而伤阳，泄泻无度而伤阳，大汗如雨而伤阳，悲哀痛楚大呼大叫而伤阳。其症面色青惨，神倦气乏，畏寒厥冷，身面浮气，大便泄而小便清。其脉或沉细而微，或弦细而迟，或浮大而空，无非元阳被耗，气虚为病，盖禀厚则真火归脏，脏亏则气逆上奔，此阳虚之运也。治阴虚者，用六味归芍汤，加人参之类，壮水之主，以生精血；治阳亏者，用八味养血汤，加人参之类，益火之源，以生元气。所谓滋苗者，必灌其根也。

曷言乎火运也？如房劳则火起于肾，暴怒则火起于肝，思虑则火起于脾，两耳磬鸣，两目昏黑，上重下轻，眩仆卒倒，脉象细弱，无非动乱劳扰，虚火为用，盖火藏则清明内持，动扰则掉摇散乱，此虚火之运也。若实火眩运者，其人必强健，其症必暴发，其渴必引饮，其脉必洪数，其呕酸苦水之味运稍定，其饮食寒冷之物运稍缓，其大便燥结解后运稍止，无非风火相搏，实热为害，盖有余则上盛而火炎，壅塞则火炽而旋转，此实火之运也。治虚火者，宜六味汤、逍遥散之属，滋阴以制火，舒肝以养脾；治实火者，宜三黄汤、竹叶石膏汤之属，清降以抑火，辛凉以泻热。所谓虚火可补，实火可泻也。

曷言乎痰运也？如水沸之泛则痰起于肾，风火生涎则痰起于肝，湿饮不行则痰起于脾，头重眼花，脑转眩冒，倦怠嗜卧，食饮不甘，脉象缓滑，无非疲劳过度，虚痰为患，盖清升则浊阴下走，气滞则津液不行，此虚痰之运也。若实痰眩运者，其症实而脉实，其积热在阳明，其阻塞在经络，其郁遏在肠间，无非风火结聚，积痰生灾，盖液凝则浊阴泛上，饮停则火逆上升，此实痰之运也。治虚痰者，宜六味、八味、归脾之属，补脾肾之原，治痰之本；治实痰者，宜二陈汤加芩、连、滚痰丸之属，逐肠胃之热，治痰之标，所谓实实虚虚，补不足而损有余也。

大抵虚运者，十之六七，兼痰、火者，十之二三。即伤寒眩运，虽有表散之法，亦多因汗、吐、下后，虚其上焦元气所致。且今人气禀薄弱，酒色不谨，肝肾亏而内伤剧，致眩运大作。望其容，则精神昏倦也；闻其声，则语言低微也；察其症，则自汗喘促也；切其脉，则悬悬如丝也。当上之时，须执一定之见，毋惑多歧之臆说，惟投参、芪、术、附重剂，多进庶可转危为安。倘病家畏骤补而生疑，医家见骤补而妄驳，旁人因骤补而物议，以虚症为实火，以参、芪为砒毒，点滴不尝，卒中之变，至危脱之象现，虽有智者，亦无如之何矣，岂不惜哉！

（《杂症会心录》）

陈修园

证辨风火痰虚　治求肝脾肾元

陈修园（1753～1823），名念祖，清代医家

《内经》云：诸风掉眩，皆属于肝。掉，摇也；眩，昏乱旋转也。皆由金衰不能制木，木旺生风，风动火炽，风火皆属阳而主动，相搏则为旋转。《内经》又云上虚则眩，是正气虚而木邪干之也。又云肾虚则头重高摇，髓海不足则脑转耳鸣，皆言不足为病，仲景论眩以痰饮为先，丹溪宗河间之说，亦谓无痰不眩，无火不晕，皆言有余为病。前圣后贤，何其相反如是？余少读景岳之书，专主补虚一说，遵之不效，再搜求古训，然后知景岳于虚实二字，认得死煞，即于风火二字，不能洞悉其所以然也。盖风非外来之风，指厥阴风木而言，与少阳相火同居。厥阴风逆，则风生而火发，故河间以风火立论也。风生必挟木势而克土，土病则聚液而成痰，故仲景以痰饮立论。丹溪以痰火立论也。究之肾为肝母，肾主藏精，精虚则脑海空而头重，故《内经》以肾虚及髓海不足论也。其言虚者，言其病根；其言实者，言其病象，理本一贯。但河间诸公，一于清水、驱风、豁痰，犹未知风、火、痰之所由作也。余惟于寸口脉滑，按之益坚者为上实，遵丹溪以酒大黄治之；如寸口脉

大，按之即散者为上虚，以一味鹿茸酒治之；寸口及脉微者，以补中益气汤，或黄芪、白术煎膏入半夏末治之。然欲荣其上，必灌其根，如正元散及六味丸、八味丸，皆峻补肾中水火之妙剂，乙癸同源，治肾即所以治肝，治肝即所以熄风，熄风即所以降火，降火即所以治痰。神而明之，存乎其人，难以笔传也。如钩藤、玉竹、菊花、天麻柔润熄风之品，无不可于各方中出入加减，以收捷效也。

（《医学从众录》）

谢映庐

眩晕一得

谢映庐，名星焕，字斗文，清代医家

金衙桑观察，过于劳顿，虚阳上冒，更挟痰火，上阻清空，下流足膝，年逾古稀，体质偏阳，头晕脚弱，患此数年，退归静养，医治罔效，召余治之，脉浮滑数大，溢上鱼际，正脉法所云高年之脉也。余曰：高年亢阳为患甚多，徐洄溪云凡年高福厚之人，必有独盛之处，症似不足，其实有余也。

夫头面诸窍，乃清空之地，六阳经脉之所会聚，上窍皆奇，尤为阳中之阳。厥阴风火内旋，蒸腾津液，如云雾之上升，清阳不利，则为眩晕；且痰之为物，随气升降，无处不到，气有余即是火。其冲于上也，则为眩晕；流于下也，则成痿痹；入于肢节，则如瘫痪；藏于包络，则为痫厥。阴不足而阳有余，所谓上实下虚是也。

治以清痰火为先，次熄肝风，终以养血潜阳，徐图奏效。

方用鲜橄榄数斤，敲碎煮汁，人乳蒸西洋参、川贝母、钗石斛、桑椹子、白蒺藜、麦冬、山栀皮、竹沥，少佐姜汁，同熬膏，入生矾末，每清晨用开水冲服三四钱，服之

颇安。再诊改用茯神、人乳蒸西洋参、石斛、山栀皮、桑
椹子、蒺藜、生牡蛎、甜杏仁、川贝母、麦冬、石菖蒲、竹
沥、姜汁等，调理两月，渐能步履，而头晕终不能瘥，总
须慎阴为是。

（《得心集》）

俞　震

眩晕医案按

俞震，字东扶，清代医家

　　喻嘉言治吴添官生母，时多暴怒，以致经行复止，秋间渐觉气逆上厥，如畏舟船之状，动辄晕去，久久卧于床中，时若天翻地覆，不能强起，百般医治不效。因而人参三五分，略宁片刻。最后日服五钱，家产费尽。病转凶险，大热引饮，脑间有如刀劈，食少泻多，已治木，无他望矣。姑延喻诊，喻曰：可治。凡人怒甚，则血菀于上，而气不返于下，名曰厥巅疾。厥者，逆也。气与血俱逆于高巅，故动辄眩晕也。又以上盛下虚者，过在少阳。少阳者，足少阳胆也。胆之穴皆络于脑，郁怒之火上攻于脑，得补而炽，其痛如劈，同为厥巅之疾也。风火相煽，故振摇而热蒸。木土相凌，故艰食而多泻也。于是会《内经》铁落镇坠之意，以代赭石、龙胆草、芦荟、黄连之属，降其上逆之气；以蜀漆、丹皮、赤芍之属，行其上菀之血；以牡蛎、龙骨、五味之属，敛其浮游之神。最要在每剂药中，生入猪胆汁二枚。盖以少阳热炽，胆汁必干，亟以同类之物济之，资其持危扶颠之用。病者药一入口，便若神返其舍，忘其苦日。连进十数剂，服猪胆二十余枚，热退身凉．饮食有加，便泻自止，始能起床行动数步。然尚觉身轻如叶，不能久支。喻恐药味太苦，不宜多服，减去猪胆及芦、龙等药，加入当归一钱，人参三分，姜、枣为引，平调数日而痊愈。

喻嘉言诊金道宾之脉，左尺和平，右尽如控弦，如贯索，上冲甚锐。喻曰：是病枝叶未有害，本实已先拨。必得之醉而使内也。曰诚有之，但已绝欲二年，服人参斤许。迄今诸无所苦，惟闭目转眩，则身非己有，恍若离魂者然，不识可治与否？喻曰：夫人生之阴阳，相抱而不脱。故阳欲上脱，阴下吸之则不脱；阴欲下脱，阳上吸之则不脱。惟大醉后大犯房劳，五脏翻覆，百脉动摇，二气乘之脱离，有顷刻殒于女身者。病之得有今日，犹幸也。但真阳不能潜藏，常欲飞腾泄越耳。治之之法有三：以涩固脱，以重镇怯，以补里虚，更佐以介类沉重下伏之物，引之潜降，使真阳复返其宅，凝然与真阴相恋。再用大封大固之法，可以收功。《经》云：阳者，亲上者也；阴者，亲下者也。故凡上脱者，妄见妄闻，有如神灵；下脱者，不见不闻，有如聋瞶。上脱者，身轻快而汗多淋漓；下脱者，身重着而肉多青紫。昔有新贵人，马上洋洋得意，未及加寓，一笑而逝者，此上脱也。又有人寝而遭魇，身如被杖，九窍出血者，此下脱也。是病始于溺情，继以纵欲，必须大夺其情，永积其精，再加千日之把恃，乃不为倏然之上脱矣。

附：一人忽觉自形作两，并卧，不别真假，不语，问亦无对，乃离魂也。用朱砂、人参、茯苓，浓煎服。真者气爽，假者即化。

松陵贡士吴友良，年愈古稀，头目眩晕，服补中益气汤。始用人参一钱，加至三钱，遂痞满不食，坐不得卧，三昼夜喃喃不休。石顽往候，见其面赤，进退不常，左颊聂聂瞤动，诊其六脉皆促，或七八至一歇，或三四至一歇。询其平昔起居，云是知命之年，便绝欲自保，饮啖自强。此壮火烁阴，而兼肝风上扰之兆。与生料六味，除去茱萸，易入钩藤，大剂煎服，是夜即得酣寝。其后或加鳖甲，或加龙齿，或加枣仁。有时妄动怒火，达旦不宁，连宵不已，则以秋石汤送灵砂丹，应如桴鼓。盛夏酷暑，则以小剂生脉散代茶。后与六味全料，调理至秋而安。

震按：眩晕有实有虚。如壮盛人，实痰实火，脉滑大有力者，二陈、苓、栀；不恶心者，用酒制大黄二三钱，或加入，或为末，茶调下。如肥白人，痰多气虚，脉濡大或细软者，六君加芪、附。又《内经》谓诸风掉眩，皆属肝木，故因于外风者，二陈加荆、防、钩藤、天麻；因于内风者，即类中之渐，宜虎、膝、牡蛎、枸杞、首乌、桑叶、菊花、生地、人参。戴复庵曰：头脑挟风，眩晕之甚，抬头则屋转，眼常黑花，如见有物飞动，或见物为两，宜大追风散，或秘旨正元散，加鹿茸，不效。一味鹿茸，每服五钱，酒煎去渣，入麝少许。盖鹿之阳气钟于头，故以类相从也。此即就风之一端而有虚实之分也。若在夏月，有冒暑而眩晕者，又不得概从风治。夫肝为风木之脏，故《内经》以眩晕专责之肝。若肾水亏少，肝枯木动，复挟相火，上踞高巅而眩晕者，近时最多。董载臣曰：妇人患此更多，宜逍遥散为主，轻则合四物，重则合六味加黄连，极有效验。他如晨晕属阳虚，昏晕属阴虚，亦辨证之大旨，未可据以为准。今所选三案，原不越乎诸法，而议论卓荦，方药巧妙，实能驾乎诸法，原本《类案》所载者不及也。

（《古今医案按》）

范文甫

眩晕多虚 六味通用

范文甫（1870～1936），名赓治，
又字文虎，晚清民国医家

眩晕病因病机，前人论述颇不一致，有主虚、主风、主火、主痰诸说，可谓是仁者见仁，智者见智。先生博采众议之长，结合自己亲身实践体会，概括其病机，则为气血虚弱、脾弱肾虚和肝阳上亢。赞同张氏景岳"眩晕一症，虚者居其八九，而兼火、兼痰者不过十中一、二耳"及"无虚不作眩"的认识。尽管病发期间难有绝然界域，其病因虽往往是互相影响、互为转化，但总以体质为本。如肝阳上亢作眩，常与肝肾不足互为因果；痰浊上蒙作晕则与脾虚运迟不无关系。临床审证求因，着重辨其虚实；立法用药，则当以补虚为本。

《灵枢》曰："上气不足，脑为之不满，耳为之苦鸣，头为之苦倾，目为之眩"。先生遵循经旨，临床治疗眩晕多采用补法，其常用法，或补气血之虚，或补肝肾之阴，或补脾肾之阳，手法多变，不一而足。即使对虚中挟实之患，应用泻实之药也绝不过量，并于邪去之后即改用调补之法以善其后。临床具体治法，如头晕动则加剧，遇劳则甚，面色苍白，唇甲无华，心悸失眠，神疲懒言，舌淡、脉细之气血虚弱者，方选归脾汤补气益血。若遇肝肾不足，头目眩晕，视物昏花，腰腿酸软，五心烦热，舌瘦苔少者，多选用杞菊地黄汤滋水涵木；兼有肝阳上亢，头目眩晕，甚则昏痛，伴烦躁恼怒，舌红、苔薄黄，脉来弦细者，则于六味地黄汤中加入白菊花、钩藤、天麻、石决明等平肝潜阳，标本兼顾。如见眩晕，伴倦怠无力，不思饮食，记忆力差，腰酸肢软，便溏尿数，四末不温，舌淡脉弱之脾胃阳虚，浊阴上泛之证，方用《金匮》近效术附汤加味温阳益气。

此外，先生根据本病以虚为多，又虚实互间的特点，针对临床眩晕病者，基症虽剧，但肝、脾、肾之虚、风、火、痰之实，皆不甚明显，而又是诸因相间为病，则选用《普济本事方》头痛头晕门"治风眩头晕"之川芎散，改散为汤，并易名为"头晕六味方"。方以党参为主药，取其补脾胃而益肺气，既适宜于脾胃虚弱及气血两虚之眩晕，也适用于虚实相杂之证以扶正祛邪。山茱萸、怀山药为辅，养肝补脾固精，藉以复气血不足之源。配川芎活血化瘀，祛风止痛，藉其善于走窜，能行血中之气，通上行脑海之径，输精、气、血以养脑元，又佐茯苓淡渗健脾，菊花平肝明目，既除内湿之留聚，防肝阳之妄亢，又能预制川芎之温窜，泻有余之实。六药相伍，配合默契，补中有泻，寓泻于补，成通补开合之剂。用治肝肾不足，气虚脾弱，或挟风、挟痰所致之眩晕。

（《范文甫专辑》）

张聿青

营亏肝旺，中气痞阻眩晕案

张聿青（1844～1905），名乃修，晚清医家

陈右。营血不足，肝气有余。中气痞阻，眩晕耳鸣，心悸少寐，宜养血熄肝。

制香附　金铃子　白归身　杭白芍　清阿胶　炒枣仁
朱茯神　煅决明　白蒺藜　煨天麻　甘菊花

二诊：向有肝厥，肝气化火，劫烁阴津，致营液不能营养，遍身筋骨作痛，眩晕心悸耳鸣，颧红火升，热熏胸中，胸次窒闷，肾水不能上潮于心，时常倦睡，脉细弦，尺涩。宜滋肾之液，以熄风木。

阿胶珠　生地　天冬　黑豆衣　元参　白芍　女贞子
朱茯神　生牡蛎　白归身　淮小麦

三诊：《素问·生气通天论》曰：阳气者精则养神，柔则养筋。又曰：阳气者，烦劳则张，精绝，辟积于夏，使人煎厥。《内经》极言阳火内燃，气血煎熬，阴不含抱，阳火独炎，一时阴阳几离，遂为煎厥，经义如此，原属大概。今诊脉象细弦。左尺小涩，右尺不藏。病起于数年前，屡屡发厥，旋即经事迟行，甚至一年之中仅来两次，其阳气之吸灼，阴液之消耗，略见一斑。兹则肩背腰膂股端皆痛，火时上升，心悸耳鸣头晕。

据述操持烦劳，甚于平人。显由烦劳激动阳气，壮火食气，遂致阳明络空，风阳乘虚入络，营血不能荣养筋络，是失其柔则养筋之常也。心为阳，心之神为阳中之阳，然神机转运，则神气灵明，神机不运，则神气蒙昧，所以离中必虚，其足以转运阳神者，阴津而已矣。今风阳亢盛，阴津日亏，虽有阳神，而机枢不运，所以迷沉善寐，是失其精则养神之常也。舌苔或黄或白，或厚腻异常，有似阴虚之中，复夹湿邪为患。殊不知人必有胃，胃必有浊，浊随虚火升浮，舌苔自然变异，从可知浊乃假浊，虚乃真虚也。治之之法，惟有甘以益胃，滋肾祛热，以熄风木，然必安静勿劳，方能奏功，不可不知。

　　大生地六两　　白归身酒炒二两　　木瓜皮炒一两五钱
杭白芍酒炒二两　　大熟地四两　　黑元参三两　　朱茯神三两
黑豆衣三两　　肥玉竹三两　　大天冬三两　　金石斛劈开四两
潼沙苑秋石水炒二两

　　女贞子酒蒸三两　　大麦冬三两　　西洋参三两　　野于术
人乳拌蒸一两　　甘杞子秋石水炒三两　　柏子仁去油三两
厚杜仲秋石水炒三两　　小兼条参秋石水煎冲入八钱　　生熟
甘草各七钱　　粉丹皮二两　　生牡蛎八两　　陈阿胶溶化冲四
两　　龟板胶溶化冲四两。

　　右药煎三次，去渣，再煎极浓，以溶化二胶兼条参汤冲入收膏，每晨服七八钱，渐加至一两余，开水冲化。

（《张聿青医案》）

现代医家经验

王少华

阐发阴虚阳亢证候
详明滋水降火法度

王少华（1929～ ），江苏兴化市中医院主任医师

临床见症

一、主症

阴虚阳亢头痛的一般规律为：起于辰，甚于午，止于酉；或巳时作，申时罢。痛的部位，以前额及额角为多见，其他后脑、巅顶、眉间、半侧或满头者可见到。痛的程度，有悠悠然隐隐而痛，有胀痛，有剧痛如锥刺、针戳、鸡啄者。此外，其痛的特点，还有春夏剧，秋冬瘥；白昼剧，暮夜瘥；天晴剧，阴雨瘥；烦劳剧，安静瘥等四剧瘥可作辨证关键。

二、常见伴发症状

眩晕，口干。其中有兼口苦者，有兼五心烦热者，有兼夜寐欠安者，有兼多梦者。脉虚数或弦数，舌多赤或绛，苔净或苔薄。

三、偶见伴发症状

脑中烘热，面赤颧红，目涩干，目胀如脱，耳鸣，健

忘，心悸，胸痞少纳，胁痛，泛泛欲呕，咯痰，便秘等。个别患者，尚可出现下肢寒冷，早泄，小便短频等阳虚见症。

治 疗 法 则

一、滋阴潜阳

方用加减建瓴汤：

生地黄　杭白芍　甘枸杞　石决明　生牡蛎　青龙齿柏子仁　杭菊花　嫩钩藤

本方用于头痛昼剧暮安，眩晕，口干，目涩或目胀如脱，少寐，多梦，舌赤或绛，脉象虚数者。

如有耳鸣加煅灵磁石，打碎先煎；心悸、健忘者，加炙龟板、远志肉；咯痰、泛泛欲吐者，去龙齿，加陈皮、白僵蚕、明天麻；兼阳虚见症者，加龟鹿二仙胶、菟丝子；胸痞少纳者，去枸杞、地黄用砂仁拌打，加陈皮、绿萼梅。兼见外感形寒者，视痛之部位酌加表散引经药：如前额痛加白芷，额角痛加水炒柴胡，后脑痛加川羌活，巅顶痛加藁本。

二、滋阴降火

方用自拟柔肝抑火汤：

桑叶　菊花　钩藤

本方用于头痛如锥刺，昼重暮安，中午痛甚难忍，眩晕，脑中烘热，面赤颧红，五心烦热，口干而苦，夜寐欠安，易怒，舌赤，苔黄，脉弦数者。

如胁痛加青皮、川楝子，头痛用上方而症状改善缓慢或火象特甚，或兼便秘者，去黄芩，加生甘草、龙胆泻肝丸。

例1：王某，男，30岁。门诊号8993。

头痛起自3载前仲春，迭经治疗，效果不显。刻下痛甚于前额额角，春三月则胀痛眩晕，夏三月痛势转甚。刻下痛起于辰巳之交，剧于午前，止于酉中。夜寐欠安，多梦，口干能饮，目涩，耳鸣，胃纳不香，脉虚而数，舌赤苔无。审得先天不亏，惜乎早婚溺于房室，以致阴虚于下而阳亢于上。法当滋阴潜阳，方宗建瓴汤意。药用：

生地黄12g　左牡蛎20g　石决明20g　青龙齿9g　杭白芍9g　甘枸杞9g　穞豆衣9g　杭菊花9g　柏子仁9g　嫩钩藤9g　生甘草2g

二诊：前议阴虚阳亢，用上病下取法，取药2剂果然未治痛而痛势已缓。2日来痛起于巳后，止于申前，药既应手，未便更章。前方加煅磁石20g，打碎先煎。

三诊：服药3剂，头痛已减十之八九，作于午时，过午即止。眩晕已定，夜寐已安，胃纳迭增，口不渴，目不涩，耳鸣大减，舌赤转淡，苔薄，惟脉仍虚数，阴未复。续用：

生地黄9g　熟地黄9g　杭白芍9g　甘枸杞9g　穞豆衣9g　山药9g　龙齿9g　嫩钩藤9g　左牡蛎20g　石决明20g　灵磁石20g（打碎先煎）

四诊：上方服3剂，头痛2日未作，余恙已瘥，自觉无不适感。前方去灵磁石，加云茯苓9g。

本例先后服药11剂，服至第六剂后，头痛即止。至6月下旬完全恢复，按以前发病日程提前3个月告愈，后未发作。

例2：赵某，男，45岁。门诊号10968。

2载前于清明节后头痛，至霜降方止。去年病情相仿，今年甫届春分，头痛已起。目前白昼痛不可忍，入夜渐安。满头疼痛，前额、巅顶尤甚。作于辰前，剧于巳中，痛如锥刺；脑中烘热，必得湿巾裹首而略安；迨至酉时之分，痛势始衰。白昼畏见日光，每喜阴雨，烦躁易怒，面色潮红，目胀如脱，口干而苦，渴喜冷饮，饮水无多，晨暮能食，中午谷不沾唇。小溲黄，大便秘。脉象弦数，舌绛，苔前半光，近根黄厚。证属阴液不足，邪火有余。不滋阴无以潜其亢阳，不泻实无以折其火威，拟方兼顾为是。方用：

杭白芍 12g   生地黄 12g   碧玉散 12g   女贞子 9g
稽豆衣 9g   生山栀 9g   冬桑叶 9g   杭菊花 9g   嫩钩藤 9g   粉丹皮 9g

另龙胆泻肝丸 18g，早晚各服 4.5g。

二诊：前议虚实挟杂，法宗补泻兼施，2剂药后如鼓应桴，头痛已退过半。面赤消，口渴止，阴气来复之兆；苔黄退，大便行，邪火衰减之征。然炉烟虽熄，灰火未泯，况炎暑当令，护阴为要。尤应禁食辛辣，更宜远烦静养。前方去龙胆泻肝丸，加夏枯草 9g，3剂。

三诊：两投柔肝抑火之剂，头痛若失，它恙亦瘥。脉但弦而不数，舌转红，黄苔悉退。再以丸药巩固疗效。方用：

杭白芍 90g   生地黄 90g   石决明 90g   稽豆衣 60g
女贞子 60g   甘枸杞 60g   制首乌 60g   冬桑叶 60g   杭菊

花 60g　生山栀 60g　嫩钩藤 60g　粉丹皮 45g　青黛 12g
生甘草 20g

共研极细末，水泛为丸，如梧桐子大，每早晚各服 9g。

头痛之机理颇多，本篇所讨论的，大体上可分为阴虚、阳亢两种。

阴虚：包括肝肾阴亏及肝阴暗耗。前者多主虚，可见于斫伤太过及产育过多者；后者常虚中挟实，可见于性情急躁，感情易于冲动者。

阳亢：肝肾阴亏者，可导致为虚阳上扰，其痛较缓；肝阴暗耗者，可演变成气火冲激，其痛则剧。

据临床所得，阴虚头痛除具一定见症外，尚有四剧、四瘥的特点。即春夏剧，秋冬瘥；白昼剧，暮夜瘥；天晴剧，阴雨瘥；烦劳剧，安静瘥。这些特点，有助于本病的诊断。证诸理论，则春夏属阳，秋冬属阴；昼为阳，夜为阴；晴日阳旺，雨天阴盛；烦劳阳动，安静阴生。病阴虚阳亢者，理应遇阴则安，逢阳则甚。所以《景岳全书·传忠录》云："考之中藏经曰：阳病则旦静，阴病则夜宁。阳虚则暮乱，阴虚则朝争……阴虚喜阴助，所以朝重而暮轻……"此言甚是。

阴虚阳亢头痛，下虚上实，属《素问·五常政大论》指出的"气及"范畴，因而治法应宗"病在上，取之下"的原则。阳亢头痛患者以滋阴之法立方。此即《静香楼医案》所说的"欲阳之降，必滋其阴"的意思。如火邪盛者，又应寓降火于滋阴之中，以苦寒直折其火逆之盛，此标本兼治之法。

临证治阴虚头痛的基本处方有二：

加减建瓴汤，此方由张锡纯建瓴汤化裁而来，适用于阴虚阳亢之头痛，痛势较缓，久久不愈者。方中除用滋阴及介类潜阳之品外，复入菊花、钩藤之属以入肝熄风，风平浪自静。

柔肝抑火汤，适用于阴虚阳亢，火象显著之头痛，痛势剧烈，难以耐受者。此方含顾本治标之意，正因重以治标，故症状改善或消失后，尚须继续治本，方克有济。若邪火极盛或用柔肝抑火汤而获效缓慢时，再入龙胆泻肝丸、夏枯草后，往往迅速奏效。由于苦寒之品，用之不当，每有化火伤阴有苦寒伤胃之弊，阴虚患者用之尤应审慎。临证用龙胆泻肝丸时，一般掌握两个方面，即舌虽绛而有津，及胃纳尚佳者，否则不用。此外，在使用过程中，应该衰其大半即止，不可久服。

古人有"静则阴生，动则阳旺"之说，《素问·生气通天论》有"阳气者，烦劳则张"之论。头痛既由阴虚阳旺而起，故发作时必须摒除烦劳，安心静养。而且本病病变，首当责之于肝。肝为刚脏，其体阴而用阳，须得肾水源源濡养，方能柔和。设或肾水有亏，不能涵木，则风阳未动者必动，已动者必剧。医者理应谆诫，嘱严禁房事，以养真水而涵肝木。至于辛辣食物，易于化燥伤阴，患者宜注意及此。

董国立

痛辨肝郁与神伤　选方择药求周详

董国立（1928～　），天津中医学院第二附院主任医师

　　头痛是临床最常见的症状，在外感和内伤杂病中均能出现。有二种病因引起的头痛需要深刻认识。一是中年人（妇女居多）缘于内伤七情所致的头痛，称"肝郁头痛"，常因某种纠纷之后或其家庭中出现意外灾难性事故后，精神受到严重创伤而长期失眠所致；一是青年人缘于学习紧张，用脑过度，或天赋智力较差，家长或老师又强责苛求，思维超负荷伤神过度引起，称"伤神头痛"。

　　肝郁头痛，因有头痛而眩，心烦易怒，睡眠不宁，恶心欲吐，口苦舌红，脉弦有力，血压偏高等，医者常当成"肝阳头痛"来治疗，而用天麻钩藤饮加减平肝熄风，对肝肾阴虚的加滋补肝肾等药。

　　伤神头痛，因有头痛头晕，用功学习则更甚，恶心食欲不振，神疲乏力，精神不集中，记忆力减退，失眠多梦，脉来细弱等症，医者常按气血亏虚头痛来治疗，用八珍汤或用杞菊地黄丸以治肝肾。

　　据多年观察，前述两种治法在临床上均不能收效或收效甚微。因中医治病"必伏其所主，而先其所因"。前者内

伤七情，原本属郁，可称"肝郁头痛"。情志所伤，不仅能
造成"肝气郁结"、"肝气犯胃"而现胸胁胀痛，脘闷嗳气，
恶心呕吐等症；亦可引起肝气上逆或肝郁不畅，致巅顶经
络受阻，而现头痛头晕，耳鸣，口干口苦，急躁易怒，情
绪不宁，长期失眠，舌红苔黄，脉数，血压偏高等症。后
者应属思维过度，内伤其神，痰阻经络蒙蔽上窍，可谓
"伤神头痛"。此症虽无头部外伤史，亦可造成血瘀内停，痰
浊阻塞上窍，灵机发生障碍，故表现为头痛头晕，遇劳则
剧，恶心、食欲不振、神疲乏力、精神不集力、记忆减退、
失眠多梦等一派神经衰弱症状。

二者虽发病原因不尽一致，但均属精神刺激，灵机受
阻，发生障碍，造成头部经络不通，不通则痛。如不治病
求因，则病程可以延长几年或十几年而不愈。

有鉴于此，在治疗上"肝郁头痛"不能完全当作"肝
阳头痛"来处理，不能单用天麻钩藤饮平肝熄风，因为天
麻钩藤饮中大部分药味不能达到巅顶部位，其中黄芩只能
清上焦热，栀子治热病心烦，川牛膝治下焦血瘀脚痿筋挛，
益母草活血调经治小腹痛经，杜仲补肝肾壮筋骨治高血压，
桑寄生补肝肾治血压高及风湿腰痛，朱茯神宁心安神治小
便不利，失眠健忘，这些药物对治疗病程较长的肝郁头痛
毫不相干。"伤神头痛"更不能单用八珍汤补养气血，因为
愈补则愈滞，只用杞菊地黄丸亦大相径庭，而必须选用能
上达巅顶之药味以治之。

对"肝郁头痛"可选用天麻钩藤饮中一部分药物，选
用天麻、钩藤、生石决明、夜交藤4味，加全虫、蜈蚣、僵

蚕、蔓荆子、白芷、菊花、柴胡、川芎、半夏、防风、细辛、甘草等。用天麻平肝熄风，治头痛头眩；钩藤清热平肝熄风治血压偏高；生石决明平肝潜阳治疗头痛；夜交藤养心安神，祛风活络以治神衰失眠。这4味药均能归肝，首先选用，但恐其药力仍不能上达于顶巅病位，故加全虫、蜈蚣、僵蚕之均能归肝者以熄风止痉，散结通络止痛；柴胡疏肝解郁，细辛通窍止痛，川芎散瘀活血行气。俾气通则不痛，气行则不瘀，巅顶之脉络流通，瘀阻消散，不仅头痛可以治愈，血压偏高者亦徐徐而除。用上方曾治疗"肝郁头痛"数十例，均获得满意疗效。本方亦可加藁本祛风治偏正头痛；加白附子、南星、半夏等祛风散结化痰，止痉止痛；加防风、荆芥、羌活等以祛风散瘀，总要不离开能上达巅顶辛开之药，临症选用不受限制。

对治疗"伤神头痛"，可在上方基础上减钩藤、生石决明、白附子、防风、荆芥、羌活等药，加何首乌平补肝肾，以治神衰，枣仁养心安神以治多梦，远志宁心安神祛痰开窍。用补益，而不以补益为主；用安神，而不以安神为重，而是以开郁通窍为急务，灵窍得通，机关得利，庶几神不安、失眠健忘、头痛头眩症状可除。

陈景河

宣络开郁　理气理血

陈景河（1917～　），齐齐哈尔市中医院主任医师

久病头痛（非高血压）的原因，由伏邪和气血瘀结发病者多，因虚、因痰者次之。其治法，主要根据伏邪从化关系或情志因素的情况，行寒则热清，虚补实消，通经络等法则，剔除隐匿之患。

伏邪宣络　斟酌寒热

久病头痛，多是伏邪蕴袭经络，浊气淤着清窍，阻滞清阳不升，日久伏邪从阳化热，从阴化寒。这种慢性头痛，其属寒证抑或热证，在症状上每不突出，辨证诊得一二处是寒、是热即可诊定。

从阳化热的头痛，喜凉恶热，口干，便秘，尿黄，心烦躁，指甲印大、色润泽，脉象沉缓有力，或沉数，舌红、苔黄或苔厚，舌下静脉微现红色。治宜清热滋阴发汗宣络法。常用川芎茶调散加黄芩、大黄、栀子、龙胆草、生地、草决明、白菊花、牛膝等。发散伏邪以羌防荆薄，虽是风药亦能散热；清热以芩栀大黄龙胆草，既能降火又杜绝伏邪化热之源；滋阴以生地草决明，填肾阴以养肝木，肝气

平，火无以生；引热下行用牛膝化浊宣络；用白芷、菊花清头明目，益金以平肝木；尤重川芎引清阳之气上升，与牛膝同用又能导浊阴下降，一升一降，合诸药蠲除窍络伏邪，使无蕴藏之地。

若从阴化寒的头痛，喜温畏冷怕寒，尿清长色白，便不秘结，指甲印小或无，色暗无光，脉象沉缓，或沉弦，舌下静脉色青。治宜温经散寒发汗宣络之法。常用六味地黄汤和麻黄附子细辛汤加桂枝少许，济阴助阳，壮水火之气化，佐桂枝宣阳通络，透发隐匿之邪。此寒、热二证，用药不同，而开鬼门，逐伏邪宣络发汗法同，使邪从汗而解。愈后以食养将息之。

运用此法要量病体情况，虚弱之人宜取微汗，或小汗，但必以见汗为度，不可过汗伤津。

瘀结为病　气血兼理

头痛因瘀头病者，多是因气、因血瘀结不散，导致清窍络脉受阻。方书曰，气行血引，气郁血瘀。气病必及于血，血病必及于气，此气血互为功能，也互为影响。所以对气郁和血瘀的头痛，治气时必辅以理血，治血时必佐以调气，使气血平和，方收全功。血瘀头痛，痛重时欲动，或拍打之觉好，遇寒则痛剧，因血得寒则凝，得热则行；气郁头痛，痛重则间昏胀，恶动，性急躁，遇热则闷痛，或生怒气，其痛亦重。气郁者，脉多浮细；血瘀者，脉多沉细。气郁者，指甲多红润，舌色红，舌下静脉细而红紫；血瘀者，指甲色暗无光，或甲缘青紫，或耳廓苍黑，或眼窝色瘀黑，或舌有瘀斑，舌下静脉瘀努。皆可参考为气郁、血瘀之判断。

对气郁的治法，必用舒肝和胃降气之药，常用丹栀逍遥散为主方，理脾清肝，加川芎、菊花、青皮、石决明、炒黄连、降香等。用川芎理血化瘀而通经，同菊花、荷花、降香清化清空窍络之浊气，驱之外解；取石决明之镇肝潜阳，以补肝阴，使黄连、青皮扫除气机郁结之残热，气郁散而痛除矣。对血瘀头痛，必活血化瘀，芳香通络之药，常用活络效灵丹，活血止痛消瘀，加白芷、蜈蚣、泽兰、川芎、红花、香橼、青皮等。在诸活血化瘀药中辅以白芷、香橼、青皮通窍清上焦之气，助气帅血行化瘀之力，血活瘀去而痛止。凡瘀结为病多属实证，万勿见邪之损正而虚者即用补法，愈补而痛愈重矣。此谓邪实不去，虚不受补之忌。

补虚防壅　少佐宣药

头痛属虚者，有气虚和血虚两种。

气虚者必阳虚，血虚者必阴虚。气虚头痛，多惨淡不乐，头脑不清，倦怠，羞明喜暗，得温稍好，纳呆食少，脉象沉弱或微，指甲色淡无光，重者枯灰色，此为阳气不彰，阴精不化，血不荣筋；血虚头痛，痛而烦懊，手心热，遇热痛增，脉象浮而无力，或细，指甲少血色，白而光亮，恒多竖纹，此为阴精不足，体力大亏，阳气浮越，筋失气血之润。

气虚者，用补中益气汤或十全大补汤，酌加全蝎、炙僵蚕、川芎、红花、鸡血藤、鹿角胶等。用全蝎、僵蚕镇静止痛，又能舒散因久虚停瘀之热，川芎、红花、鸡血藤活血宣络，通气虚中之血滞，鹿角胶填补真阴，阳气升腾，阴精随之上奉，合诸补气药，而元气得复矣。

血虚者，宜当归补血汤或四物汤，酌加蜈蚣、山萸肉、坤草、肉桂、木香、龟板胶，更加川芎等。用蜈蚣、木香宣导血中之滞，又能镇静止痛，更加川芎与蜈蚣同用能化恶血，坤草祛瘀血而生新血，调和血脉，肉桂引阴虚火动而归于命门，龟板胶填补真阴，阴气复，生化之机能旺盛，血得补，头痛即除。此即对气虚和血虚之头痛，在补气、补血药中，使阴得阳而生化，阳得阴而长养，阴阳和而气血调，精气神日益壮矣。

治痰求本　　调气清热

头痛亦有因痰而发者，但痰必因病而发，而后停留头部发病，为痰浊塞络，胶滞难化，很难消除。若先病头痛，而后为痰所干者，亦属痰病，必伏其所主而先其所因，方可对症下药。因痰头痛，多觉体重，吐痰涎，或畏寒，痛剧时面颊青色，脉象沉涩，或沉缓，舌系带处色灰滑，或舌下静脉瘀努，指甲缘色青白，是为有痰之征。治痰必先清火，因痰之生，非火烁灼津液不能成痰，要清火，必先调顺气机，若气不逆，火无以生，何痰之有。可见痰必由气逆生火，方化为痰，否则为饮，不为痰矣。

清气化痰用柴胡疏肝汤（若虚人宜逍遥散），加香橼、天花粉、佩兰、竹沥、荷叶、川芎、海浮石等。

降火化痰用牛黄清心丸，加石菖蒲、草决明、川芎、瓜蒌仁、胆南星等。

　　燥湿化痰用二陈汤加枳实、黄芩、鸡内金、白术、姜黄连、川芎等。

　　活血化痰用七厘散，加川芎、白矾、橘红、旋覆花、沉香等。

　　寒痰头痛，用理中汤加胡椒、半夏、川芎、鸡血藤等，温经化痰即可。

　　治痰之法尽多，大致是清气、降火、燥湿、活血为本，至于变化多端，随症加减选择用药可也。

　　头痛（非高血压者）久治不愈，诊为神经性头痛，血管神经痛或神经衰弱，或精神分裂等等。于临床所见，有伏邪，血气瘀结，因虚，因痰四种，而伏邪和瘀结头痛较多，因虚因痰的较少。对伏邪为病者，用宣络发汗法，根据病情，取微汗、小汗、大汗，以宣络透发引邪从汗而解；对血气瘀结者，则通经、活血、散气而消瘀结；但对血瘀者，在活血化瘀药中，少佐调气之药；对气郁者，在调气药中，少佐理血之药，方收理想之效。虚证头痛，在运用补法时，辅以小量宣药，防其壅滞之弊，此乃从东垣补脾胃药中悟出。治痰法也是丹溪治痰要领，用清火顺气治生痰之本，较之治脾动湿，滋水泛者尤为重要。从生痰之本入手，杜绝生痰之源，源绝而痰自竭矣。余治头痛而每方药中皆用川芎，因川芎有行气开郁，理血止痛之作用，其量每用至 30～80g，能收奇效。但对血虚发热或火壅于上者宜慎用。

胡建华

首重化瘀　兼祛风痰

胡建华（1924～　　），上海中医药大学龙华医院教授

血管性头痛，属中医内伤头痛。从长期临床观察治疗中，认识到"瘀"、"风"、"痰"是血管性头痛的发病机制，其中尤以血瘀阻络为主。治疗本病，与一般常规不同，偏重于治标，即首重化瘀，兼以熄风祛痰。由于血管性头痛病程漫长，反复发作，日久必虚。气血亏虚者则予益气养血，肝肾不足者则予补肾养肝。用自拟安颅镇痛煎，治疗血管性头痛疗效确切。

自拟安颅镇痛煎方药组成：

川芎　红花　桃仁　赤芍　白芍　丹参　生铁落　炙地龙　炙僵蚕　生南星　菖蒲

金某，女，32岁，会计员。1986年11月18日初诊。

患者反复发作性右侧头痛12年。近3年来发作日益频繁，平均每星期发作1～2次，每次10小时左右。发作时头痛剧烈，伴恶心呕吐，月经期发作更甚，颈项板滞，腰酸，神疲，烦躁，梦多，长期服用麦角胺、咖啡因等以止痛。体检：颅神经正常，血压17.9/11.2kPa。苔中腻，脉弦滑。证属痰瘀阻络，风阳扰动。治拟祛瘀豁痰，平肝熄

风。安颅镇痛煎加减。处方：

川芎 9g　红花 6g　赤芍 15g　白芍 15g　丹参 15g
生铁落 60g（先煎）　炙地龙 9g　炙僵蚕 9g　枸杞子 12g
仙灵脾 12g　生南星 15g　菖蒲 9g　葛根 12g

另：星蜈片（生南星、蜈蚣，为片，每片 0.3g），苁蓉
片（单味苁蓉，每片 0.3g），每日 2 次，每次各 5 片。

服上方 7 剂，1 周内头痛发作 1 次，程度减轻，无呕吐，
时间缩短。继服 14 剂，适逢经临，头痛又小发 1 次。继用
原方加减再服 28 剂，头痛消失。近 1 月来，未曾服过麦角
胺、咖啡因。

1987 年 6 月复诊：血管性头痛缠绵 10 余年，经服安颅
镇痛煎加减，病情日见好转。近 3 个月来平时头痛不发作，
即在月经期亦无头痛感觉。仅在月终计结帐时，偶有轻微
头痛，不必服西药止痛，稍事休息，就自行缓解。以后改
用益坚平肝之剂，稍佐化瘀熄风之品调治，头痛未再发作。

本例患者是一位财会人员，工作、家务繁重。头痛病
史已达 12 年之久。处方用川芎、红花、赤白芍、丹参活血
化瘀；生铁落、地龙、僵蚕、生南星、菖蒲等平肝熄风豁
痰；患者月经期头痛更甚，故用葛根缓解肌肉痉挛，同时
本品具有扩张脑血管的作用，与活血化瘀药相配，尤能起
止痛效果；用星蜈片以化瘀熄风镇痛。

根据实验室指标，血小板凝集及血液流变学等检测，反
映出血管性头痛患者血液凝聚状态增高，亦支持了瘀血之
论。临床运用活血化瘀法为主——安颅镇痛煎治疗后，各
项指标均有所下降，其中全血还原粘度的降低，有非常显

著性差异。

综上所述，可见血管性头痛的发病机制，以血瘀阻络为主，偏重于治标，首重化瘀，从而可以取得较高的临床疗效，并且在实验室的指标方面，也得到明显的改善。

张志远

定时作痛　唯审阴阳

张志远（1920～　），山东中医药大学教授

有很多头痛患者，临床发作具有比较明显的时间规律性。结合中医学中有关时间医学的理论辨证用药，常可获得意想不到的效果。

30年前经治的一个典型病例，开启了时间辨证与治疗头痛的思路。患者是一位中年妇女，因外感后遗头痛证，迭经针灸、药物、封闭、放血疗法，多方调治，毫无效果，历时已2年余。自述每次发作均在下午18时左右开始，始时稍伴恶心，无呕吐现象。过21时痛势加剧，严重时有如刀劈，抱头卧床，翻滚不已，难以忍受，几欲悬梁。诊其脉象沉涩，舌色较黯。学习叶天士经验，以久病入络论治，用《医林改错》之通窍活血汤，并将川芎加到18g，连服3剂，似水投石。继邀三同事会诊，以为仍属风邪未除，力主改用川芎茶调散加辛夷、蜈蚣、乌梢蛇，5剂后转增口干，头痛如故。数治无功，进退维谷。久病不愈，常规处方多已用过，再行简单的重复，料无意义；通窍活血汤、川芎茶调散加味均已亲试无效，证明头痛并非瘀血停留，也非风邪入内没有宣散。病情夜发，有较强的时间规律性，这一

点在以前没有给予足够的重视，据其脉象分析，疑为阴盛寒阻，宜参照张仲景厥阴论治法则，虽无"口吐涎沫"证，亦应考虑是浊阴寒气上冲。虽温里壮阳之药不胜枚举，但治阴寒头痛，吴茱萸汤方精药少，单刀直入，可称巨擘。受仲景所云"当归四逆汤"凡"内有寒饮者"加吴茱萸、生姜的启示，乃以吴茱萸汤原方，将吴茱萸增至15g，生姜增加到50g，处方如下：

高丽参9g（冲）　吴茱萸15g　生姜50g　大枣10枚

并调整其服药时间，嘱其在17时、20时以前，分2次服下。初服症状"减不足言"，随着服药次数的增加，10剂之后，变化十分显著，发作时间缩短一半，疼痛部位也由满头局限于百会周围，确有"柳暗花明"之感。效不更方，嗣后处方未变，只改为2日1剂。总计服药约60剂，数年顽症竟得霍然。这一病例，印象极深，对时间辨证及用药有了进一步体会。数十年来，验诸临床，获效颇多。

《伤寒论》六经病"欲解时"，除阳明机转独异，太阳则从巳至未上，少阳从寅至辰上，太阴从亥至丑上，少阴从子至寅上，厥阴从丑至卯上，皆在阳时、阳中之阴时或阴中之阳时使症状缓解，为典型例证。前人归之为"阳气来复"，实为至理。后世医家深受《素问》"不治王气"的启迪，主张温补以扶正，认为只有保护阳气，才能维持人体的正常生命活动，增强战胜疾病的的力量，并由此形成了"尊阳"的论点。如李士材鉴于向阳之草木繁荣，背阴之花卉易萎，提出了"补气在补血之先"、"养阳在滋阴之上"的著名论点，可谓深得个中三昧。

　　再来分析前述病例。当12～24时进入阴时，特别是在
18时以后的阴中之阴时，对阳虚患者最为不利。由于阴盛
损阳，从而使虚上增虚，正犯《内经》虚虚之戒。吴茱萸
汤虽无"益火之源，以消阴翳"的功效，然其温里补气，化
阴降浊，则间接起到散寒以匡辅阳气的作用。再则，张景
岳《传忠录》有言："水王之令，阳不足而寒病起。"本病
的要点是发于黄昏之后，显系阳气亏虚所致。入夜阴盛寒
邪陡起，则阳为阴湮。患者本身之寒与外界之阴相并，遂
酿成冻土加霜的格局。阴愈盛，而阳气愈虚，所以在阴中
之阴时病情加剧。可见此病例的治愈并非偶然，它可以给
我们一些启示。这种循时而作的周期性现象，是时间医学
的研究内容之一，不仅仅是某些类型的头痛，其应用完全
可以扩及所有疾病的时间辨治。

（王振国　整理）

郑荪谋

阴虚阳亢不避辛温
化裁六味辛芷良方

郑荪谋（1913～　），福州市中医院主任医师

辛芷六味汤适用于肝肾亏虚，肝阳上亢所致的内伤偏头痛（类似血管神经性偏头痛），症见单侧颞部头痛，即恒在左或右侧且可延及眉棱骨，或前额、巅顶；甚则扩展至半边头痛。痛每呈跳痛、钻痛、刺痛、胀痛，持续时间较长，反复发作，经久不愈。伴头晕眼花，甚则恶心呕吐，偏盲，心烦易怒，夜寐烦躁，口干少饮，耳如蝉鸣，腰酸便秘。女性患者每于月经期症状加重，舌质红，苔少或苔薄黄，脉弦细。

辛芷六味汤药物组成：

北细辛 2.5g　香白芷 3g　熟地黄 18g　粉丹皮 6g
山药 15g　结云苓 9g　山萸萸 9g　光泽泻 9g　怀牛膝 9g
珍珠母 24g（先煎）或活磁石 18g（先煎）

上 10 味药，先煎珍珠母或磁石 15 分钟，再掷入诸药同煎，取水 750ml，煎至 500ml，分 2 次服，日服 1 剂。

久痛者加川芎 3g；头晕者加双钩藤 5g 或向日葵 1 朵；经期便秘者加紫草茸 10g。

本方适用于肝肾阴虚，肝阳上亢所致之头痛，阳虚及外感头痛者忌服。

本方源自古方。昔明代周慎斋曾用六味地黄汤加白芷、细辛治一女"噎鲠"。乃病在于上，取之于下意也，深受启迪。自思本证之头痛，系下虚上实之证，肝肾阴虚，精华之血不能朝会于高巅；阴虚生热，浮火上炎，扰乱清空，诸痛乃生。仿周慎斋治"噎鲠"方意，取六味地黄汤下滋肝肾之阴以图本，又因高巅之上，唯风药上行于高巅之上。复加珍珠母镇坠，配以怀牛膝下行，使肝肾之气归原，其奏滋水涵木之功。真阴充沛，髓海盈实，阴平阳秘，头痛自除。此即《素问》"病在上，治诸下"的治则，亦取"壮水之主以制阳光"之意耳。

或问：方中辛芷乃大辛发散之品，为血虚、阴虚者所忌。郑氏以为药虽有禁忌，然配伍不失法度，每可化弊为利，竟获良效。本方中细辛不过2g，白芷仅重3g，"味满薄者阴中之阳自地升天也"，其性虽辛温香窜，然六味汤足以制之，而辛散之性又助于脾胃吸收六味汤中滋腻之品，故无所畏惧也。

例1：叶某，男，54岁，干部。1975年8月27日初诊。

患者左侧偏头痛史已20年余，时作时休，每于工作疲劳时发作频繁。1963年起症状加重，疼痛剧烈时伴有双手抽搐。1973年7月曾因左偏头痛剧烈昏倒1次，约5分钟后苏醒。近年来头痛更频，伴有头晕、头重、脚轻、少寐多梦，大便不爽，口干喜饮茶水。血压正常。西医诊断"血管神经性头痛"。尝求诊他医罔效。患者舌质红，苔薄白偏燥，脉沉弦。证属肝肾阴虚，肝阳上亢，治宜滋补肝肾，重镇潜阳。处方：

北细辛 2g　香白芷 3g　生地 12g　熟地 12g　粉丹皮 9g　怀山药 15g　结云苓 9g　五味子 3g　怀牛膝 9g

1975 年 9 月 2 日二诊：服上药 5 剂后头痛头晕有所减轻，舌红苔薄白，脉沉弦。药既中病，嘱再服 5 剂。

1975 年 9 月 15 日三诊：头晕已除，精神转佳，睡眠改善。仅觉左侧颞部微微胀痛，舌红尖赤，苔薄，脉沉弦。久病入络，当佐活血行气之品。照原方加川芎 5g，5 剂。

患者先后服药 15 剂后，头痛头晕悉除，精神转佳，寐好。嘱其再进原方 5 剂以巩固疗效。药后随访至今，痛未再发。

例 2：明某，女，32 岁，会计。1975 年 11 月 6 日诊。

患者终日巅顶疼痛已年余，痛呈胀痛，延及左右两颞侧，伴头晕如乘舟车，阵发心悸、心慌，耳如蝉鸣，甚至恶心，两胁下胀满，入夜口苦，晨起咽干喜饮温水，大便结如羊矢，小溲尚可，月经量多，每逢经期上述症状加剧。自述有肝炎、贫血、菌痢病史。舌质黯红，苔薄，脉弦细数。脉证合参，证属肝肾阴亏，瘀血内阻。治宜补肾滋阴，佐以通络止痛。处方：

北细辛 2g　香白芷 6g　熟地黄 18g　粉丹皮 6g　怀山药 15g　结云苓 9g　女贞子 15g　光泽泻 9g　怀牛膝 9g　紫草茸 9g　活磁石 15g（先煎）

11 月 10 日二诊：服药 3 剂后头痛、头晕明显减轻，恶心已除。偶感脘腹不适，嗳气，肠鸣、矢气频作，大便稀软，舌质黯红，苔薄白，脉细弦数，药既中病，守方续进。照上方改紫草茸为赤芍9g。

11月20日三诊：上方服3剂，经期将临，畏冷，头晕神疲，心悸易惊，脘胀嗳气，纳食乏味，腰酸，手足欠温，大便软，舌苔白，脉弦细数。肝气乘脾，健运失职，脾虚见症突出，恐六味滋腻而碍脾运，治转疏肝健脾，投柴芍六君汤加减。

软毛柴5g　杭白芍6g　结云苓9g　煮半夏5g　炙甘草3g　潞党参12g　怀山药15g　绵茵陈9g　漂白术5g　盐枳壳3g

11月25日四诊：服药3剂，月经已净，此次经量稍少，无明显不适，仅在疲劳时感头晕，心慌，大便稍干，小便畅，舌苔薄白，脉细弦。脾胃症状退居其次，仍以辛芷六味汤续进。

12月2日五诊：患者初诊时需坐车来诊，现已可骑自行车3公里路来诊。头痛已除，偶有轻微头晕，目涩面赤，咽干喜冷饮，口舌生疮，耳鸣腰酸时作，大便干结，舌红苔薄，脉细弦。证仍属肝肾阴亏，虚火上炎，治当滋补肝肾，壮水之主，以制阳光。

生地黄18g　光泽泻9g　结云苓9g　怀山药15g　女贞子9g　粉丹皮6g　珍珠母15g（先煎）　怀牛膝9g　黑元参12g　麦门冬9g

服上方6剂，诸症减轻，口舌生疮已愈，惟余目涩耳鸣、腰酸，嘱其以杞菊地黄丸续服以巩固疗效。

例3：王某，女，52岁，干部。1976年10月4日就诊。

患偏头痛甚（抽痛），头晕目眩，腰膝酸痛，心烦不寐，纳食少进，微寒身楚，二便正常，脉弦细，鸡心舌，舌红，苔微黄。脉证互参，属肝肾阴虚头痛，拟辛芷六味汤加减。

北细辛 g　白芷 5g　生地黄 15g　丹皮 6g　结云苓 9g　光泽泻 9g　山茱萸 6g　怀山药 12g　秋蝉衣 10 尾

药后未再复诊。半月后患者以周身关节疼痛求诊，追述自服上方 5 剂后头痛消失，眩晕亦瘥，夜寐已安。停药后未见复发。

上述 3 例均以头痛为主诉，经中医辨证皆属肝肾不足，肝阳上亢所致，均投以辛芷六味汤治疗获效。例 1 头痛 20 余年，经多方治疗未效，来院后仅服 15 剂，头痛悉除。此例患者因病程较长，久病入络，故于辛芷六味汤中加川芎一味，取其辛窜以助辛芷活血祛瘀之功。例 2 在治疗过程中，因月经将临，出现脾胃症状，通权达变施以疏肝健脾之柴芍六君汤 3 剂治疗后，终以辛芷六味汤治疗获效。至于方中增减紫草茸一味，系取其凉血通便之功，大便既行，遂减之。例 3 偏头痛，头晕目眩，乃风动之证，故于方中加蝉衣一味疏风解痉，服药 5 剂则病除。方中或用磁石或用珍珠母者，系因二者均属重镇之品，味咸寒具有吸引肝肾之气归原的作用，前者偏于镇肝，后者偏于平肝，可根据病情所需选用。

（江映红　整理）

杜雨茂

风寒痰瘀痛　加减散偏汤

杜雨茂（1934～　　），陕西中医学院教授

头风之起，多因外感风寒，日久不去，深入脑户，阻滞脉络。由是而瘀血留滞于内，风寒冒触于外，则头痛时作。其临床见症为头痛时作时止，或左或右，或前或后，或满头痛，或痛在一点。发则疼痛剧烈，或掣及眉梢，如有牵引；甚或目不能开，头不能举。且头皮麻木，甚或肿胀，畏恶风寒，有的虽在盛夏，亦以棉帛裹头。痛剧则几不欲生，以头冲墙，或跳痛难忍。种种痛苦，难以言喻。本病还可因平素肝气郁结，气滞则血行不畅，而使头部脉络瘀滞更甚。又气滞则气化不利，痰浊易生，且随三焦流布，上泛于头则痰瘀交加，若再触冒风寒，则头痛加剧。由此可知，头风疼痛虽剧，然病机不外风寒侵袭于外，瘀血留滞或痰交加于内。其治当祛风散寒，通络化瘀，兼以蠲除痰浊。

对于斯证，余常以清·陈士铎《辨证录》中散偏汤主之，并据己之经验，调整其用量，增加其药味，取名为"加减散偏汤"。药用：

川芎 30g　　白芍 15g　　白芥子 6g　　香附 9g　　白芷 9g

郁李仁 6g 炙甘草 3g 柴胡 9g 细辛 3g

方中川芎味辛性温，祛风散寒止痛，且又辛香走窜，可上通于巅顶，下达于气海，祛瘀通络，用为主药。白芷、细辛祛风散寒，加强川芎疏散之力，且有止痛之长；香附、郁李仁直入血分，以助川芎祛瘀之功，兼有调气之妙，用为辅药。柴胡引药入于少阳，且可载药升浮，直达头面；白芥子引药深入，直达病所，且有通窍豁痰之功；白芍敛阴而防辛散太过，又有缓急止痛之长，皆用为佐药。使以炙甘草缓解急迫，调合诸药。诸药相合，疏散风寒之中兼有通络祛瘀之长，疏达气血之内之寓祛痰通窍之功，且发中有收，通中有敛，相助相佐，各展其长。其中川芎祛风散寒化瘀，集三任于一身，恰中病机，宜放胆大量使用，减量或用常量则其效大逊，斯为该方之关键。又方中柴胡、白芍、香附兼可疏肝解郁，白芍、甘草又善缓急止痛，不但对感寒冒风而发者能疗，气郁不畅而致者亦效。即使剧痛难堪，照样缓解止痛无误。

凡头风痛属风寒瘀或痰瘀为患者，悉主以本方。若因风寒，可加荆芥、防风；疼痛剧烈，可加羌活、元胡；阴血亏虚可加生地、当归；拘挛掣痛，常加胆南星、僵蚕、全蝎。本方对神经性及血管收缩性头痛，皆多灵验。若为血管扩张性头痛，加贯众则取效亦捷。

忆昔曾治宝鸡一刘姓老妇，偏头痛掣及面颊亦痛，剧烈难忍，曾在某医院诊断为三叉神经痛，行三叉神经根部切除术，非但疼痛未减几许，反增面肌痉挛之苦。多处求治，其效不著，辗转月余始来求治。余诊其为头风，主以加味散偏汤，加僵蚕、全蝎，服药 30 剂病愈。

又曾治沈阳范某，女，67 岁。头痛 25 年，痛时先自太阳穴处，然后波及眉棱骨及整个头部胀痛，眼睛亦胀痛，以晨起及夜间为甚。曾多方求医，疗效不佳。长期服止痛片，每次 6 片，也无济于事。痛作时，跳痛难忍，坐立不安，为此而遂起轻生之念，始来我处求治。查其舌质红，苔薄白，脉沉细滑，血压 20.8/12kPa。遂诊为头风痛，拟加味散偏汤化裁。处方：

川芎 20g　柴胡 9g　白芍 12g　香附 10g　白芥子 6g 郁李仁 6g　炙甘草 3g　细辛 4g　白芷 9g　桑寄生 15g 怀牛膝 12g　粉丹皮 9g

上方服 6 剂，头痛显减，可以不服止痛片。遂将前方川芎改为 25g，加女贞子 10g，再进 6 剂而完全病愈。

自拟加味散偏汤主要用于风、寒、瘀或痰瘀交加所致头痛，若为肝阳、痰火及血亏、肾虚之头痛，又当别论，决非该方之所宜。

（郭立中　整理）

严苍山

温补肾督　养血熄风

严苍山（1898～1968），沪上已故名医，临床大家

夫人身十二经脉，阴经皆齐颈而还，惟手足阳经俱上头面，寄经督脉亦络脑入巅，故云头为诸阳之首。脑又为髓之海，六腑之清气，五脏之精血，皆聚会于此。所以头为清旷之所，不受邪侵。苟风寒外感，七情内伤，湿浊蒙蔽，阳明火逆，肝阳上僭，以及阳虚阴虚，均能导致清阳失运，阴血耗损而发为头痛。古籍治头痛之方甚伙，规矩准绳，俱有法度。近治1例头痛用鹿茸而获效，是乃守常知变之法耳。

建筑工人黄某，患头痛偏左有年，驯致发为消渴，多饮溲频，诸症蜂起，经医院多次检查，病因始终未明，医药无效。初诊时，由其妻扶掖而进，观其面色灰黄，精神萎靡不振，头痛不能抬起，气怯语不出声，口干频饮，脉左寸带弦，两尺虚小，舌质红绛，舌苔干白。按脉察症，断为肾中阴阳两虚。以肾阳不足，不能蒸动膀胱之水，以化生津液，所以消渴引饮；又以肾阴亏损，水不涵木，则肝阳偏亢，所以头痛也。方以鲜生地、鲜石斛、天麦冬、龟板、萸肉、玄参、甘草，甘咸以养阴生津；羚羊、甘菊，平

息肝阳；生熟地、五味子、川柏，滋阴泻火；用1g肉桂以温振其肾中之阳。服药数剂，渴饮渐差，精神略振，但头痛依然如旧，时作时止，痛时若劈若裂，日夜不止。经细审病情，方知其痛甚时，脊背发如掌大，虽用汤壶暖之而不温，阳事亦萎而不举。参以脉象沉细，其肾督之阳虚明矣。遂转以养血熄风，温补肾督，齐头并进而冀获效。处方：

羚羊角粉0.6g（吞）　鹿茸血片0.6g（吞）　全蝎6g玄参9g　天麦冬9g　生熟地9g　川石斛9g　杞子6g甘菊花6g　石决明6g（先煎）　龟驴胶9g（烊冲）　夏枯草6g

2剂。服药后患者辄觉脊柱温暖，脊背既松，头晕较前亦减。效机已见，原法再进。处方：

羚羊角粉0.6g（吞）　鹿茸血片0.6g（吞）　蝎尾1g（吞）　甘杞子9g　女贞子9g　薄荷炭3g（后下）　大生地12g　石决明15g（先煎）　生牡蛎24g（先煎）　北沙参9g　钩藤9g（后下）

2剂。经两诊服4剂后，项强头痛大减，夜寐消渴俱瘥。据述以前服药不安于胃，近则药气与胃气相得，故病亦减轻。还宜急起直追，以愈为度。处方：

羚羊角粉0.6g（吞）　鹿茸血片0.6g（吞）　全蝎粉1.5g（吞）　大生地9g　甘杞子9g　金毛狗脊（酒炒）9g薄荷炭3g（后下）　北沙参9g　杭菊6g　酒白芍6g　钩藤9g（后下）　白蒺藜9g

连服3剂，头痛止，去羚羊、鹿茸，以调补气血主治。

至今数月，迄未再发，精神胃纳俱佳，虽处盛夏，亦未反复。病休 3 年，亦已于上月复职，盖已痊愈矣。

（陈湘君　整理）

王为兰

疏达气血豁瘀结　散偏有方需化裁

王为兰（1913～　），北京中医医院主任医师，临床家

肖某，男，46 岁，1982 年 5 月 6 日初诊。患者近月来因与街坊发生口角，恼怒生气，闷闷不乐，日久不解而头晕头重。近日突然左偏头痛，时轻时重，重者则头痛剧烈难忍，烦躁易急，睡眠不安，不思饮食，舌苔薄白，脉弦滑。血压 18.1/12.0kPa。中医辨证为郁怒伤肝，气血失和。治宜行气活血，舒郁止痛。方药：

川芎 30g　白芍 15g　白芷 1.5g　柴胡 3g　香附 6g 郁李仁 3g　白芥子 10g　甘草 3g

共 2 剂，1 剂药后，烦躁转安，入睡半日，头痛顿消，知饥进食；服完 2 剂，诸症消失而痊愈。

王某，男，54 岁，1982 年 6 月 13 日初诊。患者近月来因思虑过度，睡眠不佳而出现头痛目眩，休息后即消失，但经常发作。近日工作较忙，又连续夜间作业数晚，因而头痛发作，右重左轻，有时满头胀痛，经用各种止痛药物治疗尚能暂时止痛，但药效一过头痛如故。舌苔薄白质嫩，脉沉细。血压 21.3/12.0kPa，用散偏汤（方药同例 1）2 剂，服第一煎药后睡眠 3 小时，醒后头痛若失，又继服 2 煎，惟

口干舌燥，头脑昏沉，嘱停服第二剂，改用滋补肝肾之剂，佐以清热之品而病愈。

散偏汤出于清代陈士铎编著的《辨证录》，方由川芎、白芍、白芷、柴胡、香附、郁李仁、白芥子、甘草组成。是根据内伤头痛多有虚、滞、痰、瘀诸因的病机病理而设。方中以重用川芎为主药，取其量大力宏，和血定痛。川芎性味辛温，味薄气雄，辛香行散，温通血脉，疏达气血，既能活血祛瘀补血生新，又能升清阳，行气开郁，为血中气药，秉其升散之性能上行高巅祛风止痛，是治疗头痛之圣药。用白芍以养血柔肝，敛阴抑肝，通顺血脉，缓急止痛，其性味苦酸微寒，可制约川芎之辛烈；而白芍甘草为伍，酸甘化阴，育阴缓急，加强镇痛。佐香附以行气解郁，使气血双调，佐白芥子疏气化痰以调和肝脾。用柴胡、白芷之升清引药各行少阳、阳明二经，使辛窜之性直达病所，恐其辛香走散太烈，故佐以郁李仁同白芍之柔润。共同组成具有祛瘀补虚，行气解郁，豁痰散结，和血止痛之功效。根据本方功用，凡患者突然偏头痛，时轻时重，时作时止，因情志不遂或遇劳而头痛加剧，伴有烦躁易急，舌苔白薄，脉弦细。证属虚实夹杂，气郁血虚，诸风上攻所致的偏正头痛者，均可适用。特别是对于西医诊为"神经血管性头痛"，只要化裁得法均有较好的治疗作用。王老临证，对于病情较轻的偏头痛，仅用本方的川芎、白芍、柴胡、甘草4味药即可收效；若病情虚实夹杂，阴亏痰瘀与外感交错等较复杂者，则视其证候，如偏气虚或血虚者，分别选加生黄芪、党参和当归、熟地黄；偏阴虚加沙参、麦冬；偏肾虚加何首乌、枸杞子；偏痰湿选加苍术、泽泻、法夏、茯苓；偏血瘀加桃仁、红花；兼外感风寒加荆芥、紫苏叶；风温加桑叶、菊花；风热加生石膏、细辛；风湿加羌活、藁本等，随症灵活用药，切病效优。此外，要注意煎服药的方法，煎药时间不宜过久，一般每剂头煎、二煎各10分钟即可，将两煎药液混合起来，分2次温服。无论是内伤头痛或兼有外感头痛连服1～2剂奏效后，均应中病即止，不宜多服或久服，以免燥散伤阴变生他证。服药期间如例2偶有出现口干舌燥者，可于方中适当加入清肝滋肾，凉血润燥之品。如果服本方一二剂头痛不减，则往往不是本方之病证，当另详加辨证更方。

陶克文

头痛效方养血平肝汤

陶克文（1918～　），重庆市中医学校主任医师

顽固性头痛（包括血管性头痛、紧张性头痛、脑外伤后遗症、神经官能症等），是临床常见病、多发病。以头痛止作无常，每因劳累、情绪波动或感触外邪而诱发或加重为特征。陶老对本病的治疗独具特色，提出"重息风，不忘通络，注意养血"的治疗原则。认为本病发生的原因虽较复杂，但"高巅之上，唯风可到"，风是引起头痛的主因。风有内风、外风之别，本病属内风为患，故宜"息"。究其反复发作的原因与"久病入络"，血脉瘀滞有关。"治风先治血，血行风自灭"，故治当活血通络，通则不痛。肝体阴而用阳，久患头痛，阳亢伤阴，精血不足，水不涵木，风火更甚，头痛难愈。故应滋阴养血，使阴充阳潜，内风自息。

据此，陶老自拟养血平肝汤：

生地　白芍　川芎　钩藤　天麻　珍珠母　白蒺藜　栀子　丹皮　川牛膝　桑寄生

方中天麻、钩藤、珍珠母、白蒺藜平肝熄风；栀子清肝泻火；生地、白芍滋阴养血；桑寄生补益肝肾；丹皮凉

血活血通络；川牛膝引血下行；川芎活血行气，并上行巅顶，引诸药直达病所。此外，蒺藜还能疏肝，肝气条达有利于疼痛的缓解。若瘀滞明显者加丹参、红花、全蝎；肝火偏盛加夏枯草、黄芩；阴血不足加龟板、枸杞、女贞子；挟有痰浊加生海蛤壳、法夏、茯苓、泽泻；兼感外风则加白芷、防风、菊花、薄荷。

　　程某，男，53 岁，1988 年 11 月 22 日就诊。患者 1 周前突感头痛如裂，呕吐，继之昏仆不省人事。经某医院抢救苏醒后仍感头部刺痛，呕恶，张目便眩晕欲倒。头颅 CT 检查提示：右侧脑颞叶深部出血可能性大。右侧脑室旁见 2.7cm×2.5cm 大小球形变化（后确诊为血肿）。患者因不愿手术，求治于陶老。陶老以本方并加重活血祛瘀通络药物治疗 1 个月，诸证缓解。头颅 CT 复查：右侧脑室旁血肿已吸收。

（胡小怡　整理）

易希园

和营熄风功效宏　眉棱骨痛有良方

易希园（1928～　），湖南省人民医院主任医师

吾师易希园业医 50 载，学识渊博，经验丰富，临症遣方，师古不泥，药简效宏。他根据数十年的临床经验，总结出治疗偏头痛（血管性头痛）、眉棱骨痛的经验方 1 则——"眉棱骨痛方"。经临床反复验证，疗效颇佳。该方用荆芥、防风、白芷祛风止痛，即所谓"高巅之上，惟风可到"也。细辛散寒止痛，《本草衍义》说："治头面风痛，不可缺此。"延胡索、川芎行血中之气，为止痛良药。当归、白芍不但能养血和营，而且还可驾驭方中风药之辛燥，借白芍之和营敛阴，使其散中有收，以防辛燥之品耗伤阴血之虞。少阳循身之侧，偏头痛多与肝胆二经关系密切，故用天麻、僵蚕平肝熄风以止痛。白附子祛风痰，止头痛，《用药法象》谓其能"引药上行"。甘草调和诸药，伍白芍且能缓急止痛。诸药相配，共奏养血和营，熄风止痛之效。

笔者跟随易老学习以来，用此方治疗血管性头痛，眉棱骨痛屡试屡效。

（吴富成　整理）

邓铁涛

血府逐瘀治顽痛　阴虚六味合磁朱

邓铁涛（1916～　），广州
中医药大学教授，著名中医学家

　　对一些顽固性的头痛病，每每令医生头痛。后在清代王清任的著作中找到出路。王清任《医林改错》血府逐瘀汤治证的第一个病证就是——头痛。王氏说："头痛有外感，必有寒热之表证，发散可愈；有积热，必舌干口渴，用承气可愈；有气虚，必似痛不痛，用参芪可愈。查患痛者，无表证，无里证，无气虚痰饮等证，忽发忽好，百方不效，用此方一剂而愈。"乃知血瘀可致头痛，凡头痛久不愈，痛处不移，舌质紫黯或有瘀斑、瘀点，或脉兼涩象者，试用血府逐瘀汤，每能奏效。但不一定如王氏所说"一剂而愈"。上海近代名医范文虎（1870～1936）亦善用此方治疗顽固性头痛与失眠（见《近代中医流派经验集》）。至于其他原因之头痛而兼血瘀者，用茺蔚子加入适用之方中。

　　又如三叉神经痛，为难治之症。西医认为此病很少能自愈，目前缺乏有效而又无副作用的治疗。查清代林佩琴《类证治裁》头痛篇有眉棱骨痛，证颇相似。林氏说："眉棱骨痛，由风热外干，痰湿内郁。"用选奇汤。该方原出于

《东垣试效方》，药只4味："羌活、防风各三钱，甘草三钱（冬天用炙），黄芩一钱酒制（冬月不用）。"我用此方黄芩未用酒制，曾以生地易黄芩亦效。如治一女教师，左侧额痛兼上齿疼痛剧烈，1日发作10多次，曾经中西医治疗，疼痛次数1天减至五六次，而疼痛的程度不减。诊其面色红，唇红，脉弦滑数。虽然舌嫩，舌边有齿印，有本虚之征，但风热实证为主，处方用：

防风9g　黄芩9g　甘草6g　白芍12g　蒺藜12g
菊花9g

7剂痛大减。后因过劳，淋雨复发两次，继用上方加减，前后用药40剂余而愈，追踪1年多，未见复发。又曾治一邮务员，用药数剂无效，后闻由一女针灸医师用针灸法治愈。可见本病除服药外，可用针灸或其他中医药治可愈，切不可稍不见效即动摇信心。

叶天士《临证指南医案·头风》载7个医案，其中第二案似为三叉神经痛。案云："何（四一）右偏风头痛，从牙龈起（木火上炎）。"方用：炒生地三钱，蔓荆子炒一钱，黄甘菊一钱，茯苓一钱半，炒杞子二钱，冬桑叶一钱，炒丹皮一钱，川石斛一钱半，此方从内风论治，与选奇汤从外风论治又有所不同，值得重视。该方未曾试用，未敢肯定其有无疗效，但从叶天士"头风"诸案及邵新甫氏的总结语中体会出另一类偏头痛之治。邵新甫说："头风一证，有偏正之分。偏者主乎少阳，而风淫火郁为多。前人立法，以柴胡为要药。其补泻之间，不离于此。无如与之阴虚火浮，气升吸短者，则厥脱之萌，由是而来矣。先生则另出心裁，以桑叶、丹皮、山栀子、荷叶边，轻清凉泄，使少阳郁遏之邪，亦可倏然而解。"我师其意，治疗一些偏头痛而阴虚阳偏亢者，治之以磁朱丸与六味地黄丸。日服磁朱丸以镇摄其亢阳，晚服六味地黄丸以滋其肾阴，曾多次取得效果。磁朱丸本眼科用药，又名神曲丸，出自《备急千金要方》，用四两神曲以配二两之磁石及一两之朱砂，磁石滋肾潜阳，重镇安神，朱砂清心安神，妙在用四两神曲以健运脾气，使石药既不致有碍胃气，又能升清降浊。

胡翘武

头痛六证辨治

胡翘武（1916～　　），安徽中医学院附院主任医师

头为诸阳所会，脑为精血所聚，内伤外感均可引起头痛。盖头居人之高位，高巅之上唯风可到，诸邪必风邪方可上达。故治疗外感头痛当以祛风为先，药宜辛散为主。内伤头痛多属脏腑失调气血逆乱，或并有痰血瘀阻，治之或以补益气血、填益精髓，或以化痰逐瘀，搜风通络，或寓攻于补，或攻补兼施。外感头痛多浅暂，内伤头痛多沉绵。确系外邪客犯，药宜辛散轻浮，藉以上行祛邪。若属下元亏虚精血不能上荣者，辛散之品慎用，防生燥烈而耗伤阴血。

血虚风激，养血祛风

赵某，女，32岁。隐隐头痛已越2年，痛无定处，倏作倏止。头痛常于午后加剧，双侧太阳穴处青筋隐隐可见，偶作针刺样痛，伴头昏心悸。面色萎黄，口唇淡白，舌淡红少苔，脉虚浮兼数。此血虚风激之头痛，治以养血祛风。药用：

当归 10g　川芎 4.5g　生地 12g　赤芍 9g　白芍 9g

防风 9g　菊花 9g　青葙子 9g　荆芥 7.5g　钩藤 12g

共服 12 剂，头痛遂止，随访多年一直未发。

患者头痛已 2 年余。症见痛势绵绵，头昏心悸，面黄唇淡等血虚之候，又有痛无定处，时作时止，脉虚浮等风邪的特征。太阳穴处青筋隐隐，偶作刺痛，示有瘀滞之象。故断为血虚风激所致。盖风因血虚而生，痛因风激而起。宗"治风先治血，血行风自灭"之旨，投以四物汤养血活血，佐以荆芥、菊花等疏散风邪之品，方药符证，故收效甚捷。

外伤头痛，竣补奇经

张某，女，41 岁。不慎，被坠落门板砸伤头颅，流血甚多，当即昏厥，送医院抢救，经抢救苏醒。嗣后头痛剧烈，不能俯仰顾盼，经治疗 20 日余不效，转延中医治疗。自述心悸虚烦，时有呕恶。面色惨白，舌淡，脉弱。此乃因受外伤，致精血大耗，肝肾不足，脑髓失养，治宜滋养肝肾，补益奇经。药用：

枸杞子 15g　旱莲草 15g　红参 9g　地龙 9g　怀牛膝9g　鹿角胶 10g　黄芪 30g　龟板 20g　炒白芍 12g　红花4.5g

服药 30 剂余，头痛渐止，运动自如，面色转红，脉亦有力。后以此方制丸，常服。

此例头痛为外伤所致，因精血大耗，肝肾失养，头脑亦因之失于阴精濡养，故头痛拘急不遂。肾藏精主骨，肝藏血主筋，补益肝肾为正治之法，然犹嫌迟缓，遂借用奇经之通路，使精血流溢于脑，脑髓充阴血足，则诸症自愈。

大凡精血亏损之重症，往往补肝肾一时难效，可用竣补奇经之法，匡其不逮。

瘀血阻络，疏肝通络，濡血润枯

于某，男，成人。头痛偏于右侧如针刺之状已病年余，夜难入寐，有时通宵失眠，伴胸胁胀痛。2年前头部有撞伤史。察舌有瘀斑，脉细涩。此乃瘀血阻络之头痛，治宜活血化瘀，疏肝通络，濡血润枯为法。药用：

桃仁60g　五灵脂60g　红花60g　乳香60g　生地60g　怀牛膝60g　赤芍60g　丹参90g　炮甲45g　郁金45g　柴胡30g　当归75g　鸡血藤75g

共为细面制成蜜丸，每服9g，日服2次。

服药2个月余，头痛痊愈，睡眠正常。

本例头痛乃瘀血阻络所致，痛久且兼胸胁胀痛，夜不安寐等肝气郁滞之证。方中除使用大队活血化瘀之品外，并佐以当归、鸡血藤、柴胡、郁金等濡血疏肝之品，寓意颇深。治疗瘀血阻络之病，应注重于活血化瘀之中辅以濡血润枯，疏肝解郁之药。因为瘀血久结易于枯燥，血枯则肝失濡养而气机郁结，郁久又易化火化热变生他病。

浊阴上逆，头痛暴盲，益气温中，降逆散寒

陈某，女，41岁。突然头痛剧烈，左眼旋即失明，眼球内陷，伴频繁呕吐，痛已3日。查：舌苔白，脉虚细。此乃阳明虚寒，浊阴之邪上逆之证，拟吴茱萸汤加味：

吴茱萸9g　生姜9g　半夏12g　当归12g　党参30g

磁石 15g　大枣 5 枚

服药 3 剂头痛锐减，呕吐已止，左眼视力已开始恢复，眼球尚未复起。浊阴虽降，气血未充，精明失养，再以温中补脾，益气养血之剂，共服 10 剂，视力正常，眼球恢复。

《伤寒论》云："干呕，吐涎沫，头痛者，吴茱萸汤主之。"本例为突发剧烈头痛，频繁呕吐，脉细苔白，显系中焦虚寒，浊阴上逆之候。左目失明，眼球凹陷，乃由浊阴上攻，干犯清窍，阻遏精气上荣，目失奉养之故，属兼有之证。抓住主证，径投吴茱萸汤，益气温中，降逆散寒。中焦复运，浊阴自降，精气可升。再投养荣汤加补肾之品，精血荣目，视力也渐复明。

风痰上犯，祛风化痰，佐以搜剔

谢某，女，45 岁。前额及双侧太阳穴掣痛，时作时止，已数年，治而鲜效。现头痛发作伴有头昏胸闷，喜唾涎沫，面晦微肿，纳少肢困，舌苔灰白而润，舌边有紫色隐隐，脉滑。此乃风痰上犯，阻于三阳经之络脉。治拟祛风化痰，佐以搜络。药用：

半夏 12g　白芥子 9g　制南星 9g　辛夷 9g　菊花 9g
茯苓 15g　陈皮 7.5g　防风 7.5　独活 6g　全蝎 3g

服 5 剂，诸症大减，嘱再服 5 剂而瘥。

痰为浊阴之邪，必借风力始可上犯高巅。风性数变无常，故头痛时作时止。痰随风动，壅阻三阳经之络，上蒙清窍，痛势缠绵数年，又有胸闷而肿，口流痰涎等痰气不化之症可凭，故断为风痰上犯，阻塞清窍所致。方用二陈化痰，防风、辛夷、菊花等祛风，白芥子、南星合全蝎，可搜除潜伏络脉之风痰。驱邪务尽免留后患，服药10剂数年痫疾获愈。

风火上亢，滋水熄风

魏某，女，61岁。现症：巅顶阵发剧痛，目眩耳鸣，心烦多梦。大便干燥，小便色黄，舌红苔黄，脉弦劲而数。此为水亏不能涵木，肝阳化风化火，风火相煽而上亢，亟须滋水涵木，平肝熄风潜阳。药用：

山羊角20g　钩藤20g（后下）　女贞子20g　紫贝齿30g　生牡蛎30g　菊花9g　竹茹9g　桑叶9g　生地15g　赤芍12g　夜交藤24g　大黄6g　荷叶1块

服3剂，头痛大减，耳目稍清，夜寐仍多。冲逆之风火虽已受挫，阴精亏虚未复，前方化裁，重在滋阴养肝，辅以降火熄风，连服7剂诸症渐愈。

老年之人，真阴已亏，肾水难以涵木，肝阳化风化火上亢。这类疾病为害最烈。以风乘火热，火助风威，风火交煽上冲，清窍闭塞，气血逆乱，五脏失和，最易使人昏仆卒中。本例患者年逾花甲，肾水亏于下，肝风化火冲逆于上，若不急投大剂平肝熄风，育阴降火之剂，恐难遏猖獗之病势。以《通俗伤寒论》之羚羊钩藤汤化裁（羚羊角以山羊角代之），3剂控制症状，后以滋水养肝以清风火之余威而收功。

（胡谷塘　整理）

娄多峰

求因通为主　任能重丹参

娄多峰（1929～　），河南中医学院教授

　　娄氏治疗头痛以活血祛瘀，行气开郁之通法为主，每获良效。然临床所见头痛，或因风、寒、湿、热等邪侵袭经络，上犯于头，清阳之气受阻引起的外感头痛；或因肝、脾、肾等脏腑的病变，以及气血失调引起内伤性头痛；或因跌仆损伤之后，或久病入络使气血瘀滞引起的瘀血性头痛等，使头痛这一常见的症状，甚为复杂，故在治疗中还必须详查细审，精心辨证，对证下药。

　　娄氏治疗头痛常用以下药组成基本方：

　　丹参 10～20g　川芎 6～9g　藁本 6～12g　香附 10～20g　桔梗 10～20g

　　方中丹参活血祛瘀，安神宁心，镇静止痛，为治头痛之要药，最大量可用至 30g。川芎行气开郁，祛风燥湿，活血止痛，治一切风、一切气、一切血、一切劳伤，调众脉，破癥结宿血，为气中之血药；香附理气解郁止痛，为血中之气药，气血两散，能疏达郁滞，也为治头痛之要药。桔梗一药，世人多用其开宣肺气，祛痰排脓。娄氏用之，乃因其上入肺经，肺为主气之脏，故应为气分药，且上中下

皆可治之。方用桔梗能增强上述诸药通经活络，行气解瘀的作用。

随症加减：头胀痛，恶风寒，常喜以棉帛裹头者，加白芷 3～6g，羌活 6～9g，细辛 6～9g；头中烘热胀痛，面红目赤，口渴欲饮，舌苔黄，脉数者加生石膏 30～90g，连翘 9～18g；头脑空痛，眩晕耳鸣，腰膝酸软者，加杞果 15～30g，首乌 15～30g，元参 15～30g；头痛偏在两则，头晕目眩明显，怕见阳光，泛恶欲吐，心烦失眠，脉弦者，加珍珠母 15～30g，石决明 15～30g，白芍 15～30g；头痛如针刺，痛有定处，或有外伤史，舌质紫黯或有瘀点者，加牛膝 10g，赤芍 10g，丹参用至 30g。太阳经痛加羌活，阳明经痛加白芷，少阳经痛加柴胡，太阴经痛加苍术，厥阴经痛加吴茱萸，少阴经痛加细辛。

（娄玉钤　整理）

熊魁梧

风寒热湿气血凝　头痛六法每可凭

熊魁梧（1919～　），湖北中医学院教授

散 寒 祛 风

外感邪气，风、热、寒、湿皆可为之，唯风乃百病之长，上犯巅顶，阻遏络道，致气血凝滞，产生头痛，故伤于风者，上先受之，其夹热、夹寒、夹湿当随证而用之。

例1：夏某，男，42岁，1979年1月6日初诊。

自1963年起，两太阳穴痛，呈交替性发作。1971年后疼痛加剧，且每于劳累则更甚，严重时吐黄水，须卧床休息，其发作时间长短不一，多则七八日，少则三五日，近10日余头痛无休止，伴有肢体困重，疲乏懒言，时有胸闷憋气，舌质红，苔薄黄，脉缓弱。拟胜湿通络，祛风止痛法。

羌活9g　防风9g　薄荷6g　白芷9g　当归12g　川芎9g　白芍12g　生地15g　丹皮9g　甘草9g

二诊：上方隔日1剂，服药1个月，现太阳穴疼痛减轻，阅书报久之则痛剧，夜寐不安，大便干结，上方去白芷、葛根加柴胡9g，栀子6g。10剂。

三诊：头痛只轻微发作几小时即缓解，现感前额痛明显，眼胀，口干苦，舌红苔薄黄腻，脉沉弦。

防风 9g　羌活 9g　白芷 9g　北条参 15g　蔓荆子 9g　红花 6g　当归 12g　菊花 9g　川芎 9g　白芍 12g　生地 15g　黄芩 9g　甘草 6g

上方服 8 剂，头痛缓解，后以此方加减善后。

此例乃风、湿、热夹杂而侵袭头部，故投以九味羌活汤加减。风湿头痛，多见重着感，其治疗须辨其寒热，头痛因风久久不愈者，防风、羌活、川芎为要药。临床治风寒头痛，若虑其麻桂辛散而力强，荆防辛润而力不及，可以防风配羌活；风热头痛首选桑叶、菊花、蔓荆子，临证颇有效验。风证表散不宜太过，太过易致耗阴损血，补益又不宜过早，过早则邪留而不去，尚需察虚实，审轻重，顺时令。此案历程 16 载，风证仍在，但恐伤血，故又辅以四物而收功。

和 营 养 血

营血亏损，脑失所养，即产生头痛，诚如《素问》云："脉润则血虚，血虚则痛"。故补血是治疗头痛的重要一环。

例 2：周某，女，38 岁，教师。

右侧偏头痛已 5 年，齿连及项，时作时止，身体逐渐消瘦，面色㿠白，唇舌淡白，精神疲乏，头昏眼花，伴有纳差，口干口苦，乳房胀痛，大便时干时稀，苔薄白，脉缓弱，拟和营养血，清热止痛法。

当归 12g　生地 15g　川芎 9g　白芍 12g　丹皮 9g

山栀 9g　桑叶 9g　菊花 9g　骨碎补 9g　白蒺藜 9g　橘皮 9g　甘草 6g

以上方加减，连服 20 剂，头痛消失。

此乃血虚夹风热头痛，故以四物汤加清热祛风之品而收功。血虚头痛多呈隐痛，往往缠绵难愈，遇劳则甚，治疗切忌辛散燥烈，当以四物汤为基本方，地黄以生地较宜，芍药以白芍较好，切不可把虚证当实证，药不杂投，方能药到病除。

通络祛瘀

瘀滞亦可产生头痛，常伴随有瘀停征象，如舌质口唇紫黯或瘀斑瘀点。此种疼痛，往往痛有定处，其痛持续不减，痛如锥刺。

例 3：毋某，男，48 岁，教师。1981 年 5 月 26 日诊治。

自去年 8 月份拔牙，切割面部痣用麻醉药后，右侧从太阳至风池穴疼痛，有时跳痛，步履艰难，每于行走转弯处，即感疼痛加重，伴有失眠多梦，食纳不佳，苔薄白，脉弦。拟通络止痛，兼以养血方：

红花 6g　桃仁 9g　鸡血藤 15g　地龙 9g　川芎 9g　当归 12g　白芍 12g　生地 15g　荆芥炭 9g　菊花 10g　北条参 15g　蔓荆子 9g

以此方加减连服 30 剂后，头痛消失，睡眠饮食均可。

此例头痛因用麻醉药而致，可能系血行不畅而产生头痛。瘀阻头痛，有血瘀、痰瘀、气郁之别，但以血瘀最为常见，治疗亦需区别对待之。有些年久头痛屡治不愈者，虽无明显瘀停征象，亦可根据"久病入络"之说，按瘀滞治疗，但用药当灵活。虫类药以僵蚕、地龙平和，可选用。蜈蚣、全蝎之类不可轻易用，否则易引邪入络，久久不愈，故常以桃红四物汤加味治之。

缓 急 滋 阴

阴虚头痛，尤以肾阴虚为多见，伴有脑鸣头昏，腰酸腿软，劳甚则作，午后为甚。

例4：陈某，女，48岁，教师。1980年6月13日诊治。

本月2日突然右侧头痛连及齿，下午及晚上为甚，局部发热，口不能张，饮水及说话均疼痛，口干口苦，饮水亦多，大便1日1行，曾服西药止痛药皆罔效，舌质淡，苔薄黄，脉细。拟滋阴养液，缓急止痛法。

生地15g　山茱萸9g　茯苓15g　丹皮9g　泽泻9g　桑叶9g　菊花9g　白芍12g　当归12g　川芎9g　骨碎补9g

服4剂后，头痛明显好转，唯晚上有时隐痛，局部热感消失，睡眠好，纳可，近来略为怕冷，舌脉同前。上方去骨碎补、山茱萸，加蔓荆子9g，薄荷6g，服4剂其病已愈。

此例患者由于肾阴亏损，脑络失养所致，故以六味地黄汤加味。阴虚头痛，虽以午后痛甚多见，但不尽然，且滋阴当辨脏腑，五脏俱有，而以肝肾为根本。

清 热 平 肝

肝阳偏亢，循经上扰清空，常致头痛，且多有心烦易怒，每因烦劳或忧思恼怒而增剧。

例5：周某，女，37岁，教师。1978年10月28日诊治。

头痛5年，以右侧为甚，眼胀头晕，口干，不欲饮水，发热，恶心呕吐，烦躁易怒，月经提前8～9天，每于经欲行时疼痛加剧，经行过后则稍有缓解，脉弦，舌质红，苔薄黄。拟泻火降逆，平肝止痛法。

丹皮9g　栀子6g　当归12g　川芎9g　白芍12g
柴胡9g　茯苓15g　法夏9g　橘皮9g　黄芩6g　枳实9g
茺蔚子9g　甘草6g

经用此方加减（曾加用过菊花、川芎、生石膏等），连续服药近半年，头不痛，诸症消失。

此系肝郁化火而致头痛，且犯胃及胆，以丹栀逍遥散合二陈汤而收功。肝阳上亢而致头痛多伴有热感，茺蔚子对此种疼痛其效尤好，若肝阳上亢之高血压亦可选用，但临证不可囿于高血压而平肝，临证既要强调辨证，亦不可忽视辨病，辨证辨病有机结合，才能发挥中西医各自特长。

益 气 升 阳

气虚不能上荣于脑，以脾气不足，神疲乏力，食欲不振，头痛常伴有头昏。

例6：汽某，女，35岁，教师。1979年5月13日诊治。

两太阳穴痛约 10 年，痛甚则恶心呕吐，烦躁不安，嗳气，伴有眩晕，食少纳差，周身乏力，劳甚更觉头痛加笃，大便不爽，舌质红苔白，脉弦缓。拟益气健脾，升阳止痛法。

党参 15g　白术 12g　茯苓 15g　陈皮 9g　法夏 9g　干姜 6g　黄连 4.5g　桑叶 9g　菊花 9g　川芎 9g　蔓荆子 9g　甘草 9g

二诊：服上方 10 剂，头痛消失，其他症状亦显著好转，脉沉缓，舌尖红。

上方去蔓荆加当归 12g，白芍 12g 善后。

本例患者乃脾气不升，精气不充于脑，脑海空虚而致头痛头昏，故以六君子加味而收功。凡脾气不升之头痛，多伴有空虚感，疼痛无规律，若精神尚好，食纳增加，疼痛亦略减轻，既不可纯用升麻、柴胡、葛根升阳之品，更不可用重镇潜阳之物，唯调补中州，俟脾气升腾，清阳敷布，其痛自止。

治疗头痛古人多以祛风为主，盖高巅之上，唯风可到，风药自能取效，但切忌不分脏腑，不明经络，不辨寒热，不审部位而杂乱投药。羌活治太阳剧烈头痛，尤以头之后部为好，若嫌力不足，当配用防风。白芷治阳明头痛，以前额及眉棱骨为好；柴胡、川芎治少阳两侧及巅顶头痛，二药一寒一热，区别用之；葛根善治阳明头痛，对头顶及项背部痛尤好。

在治疗内伤头痛时，常用蔓荆子配北沙参治疗两太阳穴、前额及虚性头痛，蔓荆子能疏散风热，清利头目，北沙参治头痛为熊氏几十年来用药经验，每每用之，其效甚好。对头痛连齿者，常以白蒺藜配骨碎补，两药可代细辛或独活而用之，但较细辛、独活平和。因此屡服风药，徒令津血更虚，阴不涵阳，上干于头，头痛更甚，又需佐风药者，常以白蒺藜配骨碎补。

从临床大量病例来看，头痛以右侧多见。前人认为痛在右侧多从气论治，痛在左侧多以血论治，熊氏认为若属外邪侵袭从气论治，若属内伤头痛，则多从血论治，不可以左血右气机械划分。

沈炎南

加减清上蠲痛汤治疗偏正头痛

沈炎南（1921～1991），原广州中医药大学教授

头为诸阳之会，脏腑气血聚集之所。若六淫邪气外侵，气血痰浊内阻；或气血不足以上荣；或肾虚肝旺而风阳上逆，致空窍郁闭，清阳不运，头痛乃作。风为百病之长，头为至高之处，风性上浮，故头痛之因虽有种种之不同，而大多与风有关，因而前人又称偏正头痛为"头风"。对其治疗在辨明病因而施治的基础上，必佐以风药，虚者亦然。正如李东垣所言："头痛每以风药治者，高巅之上，惟风可到。"明·龚廷贤在这一理论指导下，在《寿世保元·头痛》中创立了"清上蠲痛汤"，为"一切头痛主方，不问左右偏正，新久皆效"。在临床上运用龚氏这一经验方治疗偏正头痛，获得良效，在此基础上，根据自己临床实践经验，对本方及其加减法作了进一步的改进，使之更加切合临床实际，扩大了本方的治疗范围，提高了治疗效果，从而制订出"加减清上蠲痛汤"。主治偏头痛、头顶痛、前额痛、眉棱骨痛、或剧痛欲裂，或隐痛绵绵，或伴头晕目眩，反反复复，日久不愈，取得了很好的疗效。

加减清上蠲痛汤组成：

当归 3g　川芎 3g　白芷 3g　细辛 3g　羌活 3g　防风 3g　菊花 3g　黄芩 3g　麦冬 3g　蔓荆子 6g　甘草 1g

以水 2 碗煎成 1 碗，内服。

加减法：偏头痛，或左或右，加柴胡 3g；头顶痛，加藁本 3g；前头痛，加葛根 9g；眉棱骨痛，加法半夏 3g；风湿头痛，头重如裹，加独活、苍术各 3g；痰浊头痛，脘闷呕恶者，加法半夏、陈皮、天麻、枳实各 3g；肝风上旋，伴见头晕目眩者，加天麻 3g，钩藤、白蒺藜各 9g；如肝阳上亢者，再加石决明 15g（先煎）；头痛不治多害目，如伴见视力减退，目视昏花，视物不清者，加草决明、蕤仁肉各 9g；肝火上攻，伴见面红目赤，口苦溺赤者，加柴胡、龙胆草、栀子各 3g；大便干结者，再加大黄 3g；气虚者，加生北芪、党参各 9g；血虚者，加制首乌、白芍各 9g；肾虚者，加熟地、山萸肉、沙苑蒺藜各 9g；阴虚有火者，加生地、白芍各 9g，羚羊角 12g（先煎）。

本方以羌活、防风、白芷、细辛、菊花、蔓荆子祛头风、止头痛；当归、川芎养血行血，血行则风自散；黄芩泻火，麦冬养阴，并可防止风药升散太过而损血伤津；甘草调和诸药。如此配伍貌似杂乱，实际上秩序井然，配合得宜，相得益彰。本方药多而用量却很轻，其道理主要是：头为至高之处，非轻清之剂不能上达。正如吴鞠通所言："治上焦如羽，非轻不举"。这里所说的"轻"，有两方面的含义，一是指所选用的药当为质轻味薄之品，其性善升散，方可上达；一是指药量必须轻，只有用量轻，才能随其轻清上浮之性。如果用药过重，则药过病所，反而不效。而且本方中用了许多祛风药，但由于用量很轻，所以不会起到解表发汗的作用，而有上入巅顶祛除头风之功，临床上运用此方久服达 30～40 剂，亦未见有不良反应，关键还是运用得宜。反之，这些祛风药如果用量过重，就会起到解表发汗的作用，用于感冒则可，用于头风则不宜了。因此，使用本方时一定要保持原方分量不变，千万不要以为其用量太轻而妄自增加药量，而且不宜久煎。只要使用得法，自可收良效。

罗某，女，55 岁。1984 年 5 月 15 日初诊。

患者于 1983 年初开始自觉头部左侧疼痛，左眼视物模糊，至当年年底左眼视力从 1.2 下降至 0.2，伴前额部胀痛。1984 年初先后到某大学医学院、某市第一人民医院诊治，作电子计算机 X 线断层扫描（CT）、脑血管造影等检查，诊断为脑动脉瘤，位于蝶鞍前部稍偏左侧，约 2.1cm×3cm 大小；视力右眼 1.2，左眼 0.1，左眼视野缩小。经治未见明显改善，来请用中药治疗。自述头部左侧及左眼眶周围顽痛不止，头部发胀感，头晕，左眼视物模糊，耳鸣，夜寐多梦，时有口苦，胃纳一般，舌质淡红，苔薄白，脉弦细涩。证属风阳上扰清窍，治以祛风止痛，平肝明目为主。方拟加减清上蠲痛汤加味：

当归 3g　川芎 3g　白芷 g　羌活 3g　防风 3g　钩藤 3g　蔓荆子 3g　麦冬 3g　独活 3g　黄芩 3g　细辛 3g 杭菊花 1.5g　甘草 1.5g　蕤仁肉 9g

日 1 剂。

服 4 剂后，头痛、头胀减轻。依前方加草决明 9g，1 日

1剂，共服14剂，头晕、头痛、耳鸣均消失，自觉左眼视力有改善。依上方再服7剂，眼科检查左眼视力由原来0.1变为0.2，视物较前清楚。处方：

当归3g　川芎3g　羌活3g　防风3g　杭菊花3g麦冬3g　黄芩3g　甘草3g　白蒺藜9g　蕤仁肉9g　草决明9g　蔓荆子9g　白芍9g　生地9g

隔日1剂，连服14剂以善后。

（杜同仿　整理）

章真如

疏风散火汤治疗肝火头痛

章真如（1924～　　），武汉市中医院主任医师，临床家

头痛多为肝火所致，肝阳、肝风亦能导致头痛，头为诸阳之首，凡头痛皆与三阳经有关，而三阴经亦有上犯者，临床以少阳（胆）与厥阴（肝）头痛较为多见。肝主升发，其脉上达于巅顶，故"三肝"均能致头痛。肝火头痛多有目赤眵多，两太阳处青筋暴露，头面烘热，口干口苦，脉弦数，舌赤苔黄；肝阳头痛者心烦易怒，口干苦，失眠多梦，两颧发红，唇红耳赤，脉弦，舌红苔薄黄；肝风头痛，往往头痛如裂，即所谓"雷头风"，手足麻木，甚至舌颤舌摇，半身麻木等。临床所见"三肝"头痛与高血压病、血管神经性头痛有关，临床症状多表现为实证或虚中夹实证。

临床多见的血管神经性头痛，往往肝风、肝火并现，所谓"风火相煽"。患者头痛颇甚，或偏于一侧，或集中巅顶，见风则甚，有时剧痛如裂，呕吐恶心，反复发作。辨证为风热化火，火盛生风，风火相煽，郁热作痛。治法：疏风散火，清上止痛，用《寿世保元》清上蠲痛汤，或自拟疏风散火汤。

桑叶　菊花　白芷　川芎　石膏　蔓荆子　细辛　僵

蚕　薄荷　防风

刘某，女，42岁。

患头痛有3年，反复发作，平素性情急躁，动辄发怒，每发怒时，必然头痛发作。近年来逐渐加剧，即或不遇怒时，工作紧张时亦能导致头痛。痛时两太阳部青筋怒张，面赤，气火上冒，心胸烦闷，甚则恶心呕吐，不能成寐。在医院检查，诊断为神经血管性头痛，服止痛药无效。诊其脉弦细数，舌赤苔黄，伴有胁痛，口苦口干，大便秘结。证属肝郁化热，热极生风，风火上扰。治以平肝降逆，疏风散火，用自拟疏风散火汤加减。处方：

桑叶10g　杭芍10g　白芷10g　川芎8g　生石膏40g　蔓荆子10g　麦冬10g　细辛3g　熟军10g　竹柴胡10g　防风10g　僵蚕10g　薄荷3g

服上方3剂，大便已通，头痛，口干苦明显减轻，心烦恶心已止。宗原方去薄荷加川楝子10g，再进5剂，以善后。

（章向明　整理）

赵金铎

治偏头痛五法

赵金铎（1916～1991），原中国中医研究院主任医师

现代医学的血管神经性头痛，其病因尚未明了，症状复杂多变，治疗也较困难。从本病的症状特点来看，与中医学中的某些头痛、偏头痛、头风等疾病相类似。中医认为：头为诸阳之会，脑为清灵之府，五藏六腑之精气，皆上注于此，故外感、内伤诸种因素皆可令脑络阻痹，清阳不达，浊阴翳蔽，因而发生头痛。《素问·方盛衰论》云："气上不下，头痛巅疾。"后世之《类证治裁》一书亦说"头为天象，诸阳经会焉，若六气外侵，精华内痹，郁于空窍，清阳不运，其痛乃作"，亦即此理。

临证所见，这类头痛的病因的确复杂，或因七情六欲，气血瘀滞；或因劳倦内伤，上实下虚；或因外感失治，余邪稽留；或因久病不复，阴阳偏倾等等；皆可导致气血逆乱，升降失常，瘀血阻络，化热生风，痰浊上干，脑络壅塞。惟其病因复杂，故临床证候亦变化多端：或偏头痛，或全头痛，或搏动性钻痛，或憋胀性纯痛，或头部浅表络脉怒张、太阳穴胀痛，或隐隐作痛，或剧痛难忍，或痛无休止，或阵发加剧，或时作时止，或发作有时……。且于发

作时常出现多变的伴随症状：或恶心呕吐，或两目红赤，或鼻塞鼻衄，或双目难睁，或颜面翕热如醉，或手足麻木逆冷，或躁扰不宁，或昏昏欲睡，甚至出现昏瞀抽搐等症。应如何辨证治疗，历代医学文献记载非常丰富。《内经》论头痛，以"六经"作为分类依据，明·张景岳提出："凡诊头痛者，当先审久暂，次辨表里，盖暂痛者，必因邪气，久病者，必兼元气……"可谓要言不繁。近年来，在临床中坚持辨证施治的原则，凡遇这类头痛，首先分清外感与内伤；明辨脏腑、气血、阴阳、寒热、虚实之变，"谨守病机，各司其属"。曾先后采用以下五法，治疗多例原经西医诊断的血管神经性头痛，疗效尚属满意。现将粗浅的体会介绍于下：

活 血 化 瘀

本法适用于瘀血阻络而致的头痛。中医对痛症的发生，有一个总的概念，即"不通则痛"，后世医家又在此基础上提出了"久病入络"、"久痛入络"的病理机转。故本法所适应的头痛，也大多具有病程缠绵，迁延日久的特点，有的病程竟长达十数年之久。

关于瘀血证的特点，《金匮要略·惊悸吐衄下血胸满瘀血病脉证治第十六》论述颇详："病人胸满，唇痿，舌青，口燥，但欲漱水不欲咽，无寒热，脉微大来迟，腹不满，其人言我满，为有瘀血"。又云："病者如热状，烦满，口干燥而渴，其脉反无热，此为阴伏，是瘀血也，当下之"。以上论述，至今对辨治瘀血性头痛同样具有重要的意义。

据临床所见，本类患者多为壮年妇女。其症状特点为，头痛时作时止，或痛如针刺，或剧痛如裂，或走路震痛。自感胸满不舒，烦躁易怒，甚则奄忽发狂。经行滞涩量少，且夹瘀块不鲜，或经前腹痛如绞，或经行头痛加重，口苦咽干，失眠多梦，面色晦滞，舌质紫黯，或有瘀斑瘀点，脉细弦或细涩。治此病证，常采用活血化瘀，平肝熄风之法。方用《医林改错》中的"血府逐瘀汤"加菊花、夏枯草等，多获良效。若日久病重者可酌加全蝎粉3g冲服，以增强入络搜邪之力。王清任云："查患头痛者，无表症、无里症、无气虚、痰饮等症，忽犯忽好，百方不效，用此方一剂而愈。"实践证明，王氏之言诚为经验之谈。

凉 血 清 肝

本法应用于肝阳化风，血热上冲所致的头痛。此类头痛多见于壮年阳旺之体，平素喜食酒醴厚味，或禀性刚暴，复因五志过极，而致肝失柔和，血失静谧，阳动莫制，血热上壅，阻滞清空之络。症见全头胀痛欲裂，太阳穴经脉隆起跳痛，面目红赤，烦躁易怒，夜寐不安，多梦易惊，甚则目眩妄见，口臭饮冷，大便秘结，小便黄赤，舌质鲜红，脉见弦数。因肝为风木之脏，相火寄之，阴血藏之，肝体之柔，赖阴血以濡之，阴血之行，赖肝气以疏泄之。今肝火暴张，风阳上旋，血气皆菀于上，故治必清肝凉血，治用自拟凉血清肝汤（见经验方）。还须告诫病人，和情悦性，饮食清淡，庶可正本清源，病获痊愈。

滋 水 涵 木

　　本法应用于肝肾阴虚，肝阳上亢而致的头痛，病多见于 50 岁以上者。经云："年四十，而阴气自半也，起居衰矣。"（《素问·阴阳应象大论》）复因调摄失宜，忧思郁怒，劳心过度，再伐肝肾之阴。盖肝脏体阴而用阳，体柔而性刚，肝之阴所以潜藏，肝之体所以柔和，"全赖肾水以涵之，血液以濡之，肺金清肃下降之令以平之，中宫敦阜之土气以培之，则刚劲之质，得为柔和之体，遂其条达畅茂之性，何病之有"？（华岫云语）且肝肾同居下焦，乙癸又属同源，肾阴亏损，水不涵木，木失条达之性，因致全头闷痛，颈项不柔，脑转耳鸣，肢体振颤，盗汗遗精，心烦易怒，舌红少苔，脉寸关微弦，两尺浮大无力。

　　临证治疗，多遵叶天士心法："身中阳化内风，非发散可解，非沉寒可清"，"非柔润不能调和也"。治必随肝脏条达畅茂之性以滋之、濡之、清之、疏之。方用加减杞菊地黄丸，滋肾平肝。然阴虚之体，水火不济，气化失常，生痰蕴湿者不少，故滋养切忌腻滞。如舌根部稍有白苔而腻，可去生熟地不用，改为白蒺藜、桑寄生等性味中平，益肝肾的而不助湿之品。且久病入络，非辛味无以通闭解结，故于大队滋润物之中，少佐细辛、薄荷等轻清灵动之品，顺肝性以疏泄之，此乃《素问·藏气法时论》所谓"肝欲散，急食辛以散之"之意也。如肝阳上僭，也可酌加珍珠母、生龙牡等潜镇之品。

解 郁 化 痰

本法为肝气郁结，痰湿阻滞者而设。此类证候多见于嗜甘甘肥，恣欲无度，形体丰腴之人。痰湿素重，复被忧思恚怒所加。肝气郁结，中土失运，痰湿困脾，不御所胜，肝气横逆，乘而侮之，湿痰夹肝风上干清阳之位，经络瘀塞，壅遏为痛。正如叶天士所谓"阳明脉虚，加以愁烦，则厥阴风动，木横土衰"者也。故胸胁脘腹胀闷滞塞，惟以引长息为快；肝郁脾困，故食不甘味、大便时干时溏，滞下不爽；痰湿痹阻经络，故肢体麻木憋胀。患者多显面色晦暗，眼圈发乌，舌体微肿而有齿痕，舌苔白腻，脉见弦滑。

临证运用本法，多从以下三个方面着手：

1. 痰湿化热，上干清阳之道者，用加味温胆汤（云苓、陈皮、半夏、竹茹、枳实、厚朴花、菖蒲、地龙、菊花、怀牛膝）。

2. 风痰阻络，清阳不升者，用变通半夏天麻白术汤（半夏、天麻、白术、陈皮、云苓、桑寄生、钩藤、当归、白芍、甘草）。

3. 肝郁不舒，痰血瘀滞者，用变通逍遥散（归尾、赤白芍、柴胡、云苓、白术、薄荷、丹皮、夏枯草、决明子、制香附、白芥子、甘草）。

调 和 营 卫

本法适用于狭义的"头风"。即《素问·风论》所谓：

"新沐中风，则为首风"者。此类病证多由外感失治，或因醉饱、新沐当风取凉，风邪由风府入脑所致。

《素问·风论》云："首风之状，头面多汗恶风，当先风一日则病甚，头痛不可以出内，至其风日则病少愈。"说明首风有汗出恶风，与气候变化密切相关的证候特点，这与今天的临床实践也是相吻合的。

头风之状，发无定时。发则汗出而恶风，或头皮浮顽，口不知味，或耳鸣目痛，或眉棱骨痛，甚则颈项强、身拘急，脉见浮弦或浮缓；不发则一如常人。临床遇此证，若汗出恶风，脉浮缓者，则以调和营卫，辛甘化风之法施治，方用加味桂枝汤（桂枝、白芍、甘草、生姜、大枣、黑芥穗、浮小麦、黄芪）。若遇舌脉如常，无证可辨者，则采用"蝎梅散"（全蝎 3g 微炒研细，梅片少许研细，2 味调匀），用少许吸鼻内，左痛吸右，右痛吸左，两侧痛吸双鼻，每日 2～3 次。

李克绍

头痛妙方选奇汤　轻用羌防在通阳

李克绍（1910～1995），原山东中医药大学教授

我治头痛，最喜用东垣选奇汤。药物只羌活、防风、黄芩、甘草4味，另加生姜1片。本方药少量轻。其中羌活、防风各1钱5分，约合今制4.5g，黄芩、甘草各1钱，为今制3g。

此方本治风火上燔，眉棱骨痛，而我用本方，则不论风寒与风热，也不论正偏头痛，或眉棱骨痛，凡多年宿疾，随着气候变化而发作，久治不愈者，原方不加不减，屡治屡效，甚至有反复多年，一二剂即彻底根治而不复发者。

门人有问：此方人所熟知，何以别人用之效果或不理想，而你却特别推崇此方？答曰：方虽好，但其效果如何，也与用方者如何掌握有关。方中羌防，虽然主治风寒表证，但在发热恶寒等全身症状明显时，此方即无效。因为寒热表证明显，就当以发汗解表为主，头痛只是一个兼见的次要症状，而本方药量极轻，用以发汗，则力有不及。适合于本方的头痛症，虽属风寒所引起，却无明显的寒热症状，只是常随气候的变化，或衣着不慎而发作，才知与外感有关。其所以能伴随极轻微的外邪而发作，乃是素有风寒失

治，或治未彻底，余邪郁于络脉，郁久化热内伏，反而成了发病的敏感源，所以一有风寒触动，就相引相恋而发病。本方用羌防的目的，是疏络通阳，使热外散，不是解表发汗，故用量极轻，服后也不温复取汗。如果不明白这点，怀疑药量太轻，加大用量，则入经而走络，就失去疏络通阳的意义，效果就可能不理想。

习惯性偶触风寒即发作的头痛证，既然络脉中有陈旧性郁热内伏这一过敏源，所以方中又加入少量黄芩，使伏热既可内消，又可随着络脉的开通而外散，不再与外邪相引相恋，所以常有多年宿疾，从此可以得到根治。

或问：此方可不可以加减？答曰：如上述情况，一无寒热周身症状，二不呕吐，不胸闷，不便秘，就无需加减。但如属风热之邪，近火痛剧者，可将黄芩加至羌防量的2倍，即9g，或再酌加石膏，这样，以黄芩为主药，羌防则成为引热外出之佐使药物了。

头痛若兼有呕吐、胸满、便秘等症状者，则病机亦较单纯的头部伏邪为复杂，就需要加用其他药物：或加止吐药，如半夏、生姜；或加宽胸理气药，如枳实、厚朴；或加通便药，如大黄、芒硝等。所加之药俱不宜量大，以求与原方相协调。

本方治头痛的效果，可以从另一些方剂证明之：临床常用以治头痛的有效名方，如龚廷贤的清上蠲痛汤，李东垣的清空膏，局方川芎茶调散等，其核心药物，都有选奇汤在内，所以这些名方，都可以看作是选奇汤的加味方，也就证明选奇汤是治疗头痛的基本方。

夏度衡

静以制动　芍牡丹草

夏度衡（1912～　），湖南中医学院一附院教授

三叉神经痛以面部三叉神经一支或几支分布区内反复发作、突发突止的短暂暴痛，常伴有同侧面肌抽搐，痛止则如常人为主要临床表现。夏氏从临床主症入手，认为短暂暴痛，突发突止，是风性数变，常伴面肌抽搐，是风性主动，故此乃风邪所伤，非胃热所致。病情反复发作，迁延难愈，是为久病；且无恶风发热、汗出、脉浮及喉痒、咳嗽、鼻塞等外风侵袭见症，故当属内风为患。从而提出了三叉神经痛主要系肝之阴血不足，肝阳偏亢，化风上扰所致，应以柔肝潜阳、和络熄风为其主要治则的学术见解。

在临床用药方面，夏氏认为，肝风上扰，当静以制动，治疗此病以生牡蛎、石决明为上品，赖此 2 药平肝潜阳。选用白芍、甘草，取其酸甘化阴之用，缓急止痛之功。不可不辨轻重及一概施以熟地、麦冬之类养阴，否则阴未骤生，反使胃脘壅滞，一病未平，一疾又起。久病入络，当择味苦性微寒的丹参以佐之。

通过多年临床实践，夏氏总结出其治疗三叉神经痛的经验之方四味芍药汤：

白芍 30g　　生牡蛎 30g　　丹参 15g　　甘草 15g

痛剧，病情顽固者，可加重 1/3～2/3 的剂量。

方中重用白芍、生牡蛎以柔肝潜阳熄风；白芍配甘草酸甘化阴，缓急止痛；丹参养血通络，具柔肝潜阳，和络熄风之功。

在通常的情况下，夏氏治疗三叉神经痛均首选此方，或以此方为主进行加减运用。兼见烦躁易怒、口苦、面赤、大便干结者，酌加龙胆草、大黄、黄芩；若鼻塞、鼻窦部胀痛则颜面疼痛（三叉神经痛）加重者，加辛夷、苍耳子、白芷、薄荷；兼见牙龈红肿胀痛，或龈缘溢脓、渗血者，酌加葛根；舌苔滑腻者，加葛根、苍术；兼见腹胀、纳呆者，酌加神曲、藿香、茯苓、白术、党参；兼见前额或眉棱骨疼，项背强、头胀、恶风者，酌加防风、白芷、桂枝；兼见胸闷、咳嗽、口流涎沫者，酌加茯苓、苍术等药物；兼见潮热、心烦、咽干、口渴不多饮，舌红少苔，脉细数者，酌加生地、鳖甲、丹皮、栀仁。

三叉神经痛主要系肝阳化风上扰所致，系指一般规律而言。少数病例有"阳明风热"，"瘀血阻络"，"寒凝经脉"等其他证型出现，临床上亦会有兼阴虚肝火、兼胃热、兼外风（外风引动内风），挟瘀、挟痰者。临证中，应始终坚持辨病与辨证相结合，若病证为肝阳化风上扰（三叉神经痛患者属此病证者为多），则投以四味芍药汤；若夹杂其他症状，需兼而治之时，则在四味芍药汤的基础上，再辨证加投相应药物；若其他疾病上升为主要矛盾（包括重感冒等），则又需暂停四味芍药汤，而改用其他方药。

李修伍

白芷藁本代麝香　瘀血头痛效亦彰

李修伍（1923～　），河南中医学院教授

瘀血头痛，多因久病入络，血滞不行而致。其特点：头痛如针刺，痛处固定不移，头胀而痛剧，时轻时重，缠绵不愈，舌质紫黯有瘀斑，脉多弦细涩等为主要临床表现。

治瘀血头痛首推王清任《医林改错》中通窍活血汤。是方活血通窍，行瘀活络，适用于头面上部血瘀之证。本方中之麝香，辛散通窜能行血滞，伍于活血祛瘀药中，加强其作用并宣清窍，窍通血活而痛止。方中麝香以白芷、藁本代之，具有同等功效而价廉。

钱某，女，22 岁，河南省汤阴县人，农民。1985 年 3 月 15 日初诊。

头痛久不愈，呈持续性，时轻时重，痛如锥刺，痛苦万状，甚则如裂，悲痛欲死。西医检查脑部亦无异常发现，诊断为神经性头痛。至今已 3 年余，经中西医多方治疗无效，特来诊。

询其病情，剧时满头胀痛如锥刺，轻时亦缠绵不断。月经来潮之前及看书用脑时则疼痛加重，经期过后则痛轻，月经后错，色黑有块，量少，伴有经前腹痛。诊见舌苔薄白

质紫黯，脉弦细而有涩象。证属瘀血内停，阻滞脉络，上扰清窍，不通则痛。治宜活血化瘀，通络止痛。方选通窍活血汤化裁。处方：

赤芍 30g　当归 15g　红花 15g　桃仁 10g　川芎 15g　怀牛膝 20g　白芷 10g　藁本 10g　葱白 3 根

煎服法：将上药浸泡 1 小时后再煎，煎沸后文火煮 30 分钟即可。每剂煎 2 次，取汁约 300～400ml，每日 2 次分服。

3 月 18 日二诊：服药 3 剂胀痛轻，原方继服 3 剂。

3 月 28 日三诊：痛已大减，间断性发作，痛时亦能忍受，精神良好，守方 6 剂继服。

4 月 8 日四诊：头痛基本未发作，月经量较前增多，经期腹痛变轻，但看书用脑时，仍有轻度疼痛，效不更方，嘱其返家继服，以愈为度，必要时可来诊视。

4 月 16 日，患者及其家长来述，自求余治后，共服药 30 剂，头痛已彻底痊愈。因恐再有复发，故来复诊。观其舌质紫黯已退，诊其脉弦而和缓。令宽心勿虑。以上方为基础，去桃仁，减红花为 10g，加菊花 20g，女贞子 20g，杞果 10g，清头目滋肝肾，服 6 剂以善后。1988 年春，见患者乡亲张某，述说患者一切良好，未再复发。

临床对外伤性头痛及眩晕、耳聋等证，四诊合参，掌握其血瘀特征，按此原则加减运用，均收良效。

顾丕荣

头风顽痛分部治　按经择药拟效方

顾丕荣（1914～　），上海市第四人民医院
主任医师，临床家

头痛一证，前人将近期者称为头痛，远期者名之头风。头风多年不愈，反复发作，按法治之，冥顽难效者，余常按头痛部位辨治，屡收捷效，兹简介如下：

一、偏左头痛

偏左半身属肝，由于忧思恼怒伤肝，肝火上腾，故令头痛，目属肝窍，大都痛连眼眶，每日郁怒则更甚，初病气伤在经，久病伤血入络。治当养肝清火，佐以虫类搜剔。药用：

柴胡 6g　龙胆草 6g　当归 10g　炒白芍 12g　川芎 6g　生地 15g　丹皮 6g　焦山栀 10g　蔓荆子 10g　甘菊花 10g　全蝎 3g　蜂房 8g　炙草 3g

头角痛处跳动甚者，去柴胡，加羚羊角粉 0.3g；呕吐恶心者，加陈皮、半夏。

二、偏右头痛

偏右半身属脾，每因风吹诱发，痛甚则恶，因外风引动内痰，蒙蔽清阳。治当健脾以化痰，祛风以止痛。《医学

心悟》半夏白术天麻汤佐以虫类升降开发，以松病根。药用：

焦白术 12g　姜半夏 6g　陈皮 6g　炒枳壳 10g　茯苓 12g　天麻 6g　防风 10g　羌活 6g　全虫 3g　僵蚕 12g　川芎 10g　炒竹茹 12g　生草 3g

三、头额痛

额属阳明，阳明为多气多血之乡，额痛既久，血虚居多，虚处受邪，每伏痰火，头额痛甚则作恶。治以养血祛风，参合清火涤痰，加味四物汤佐以虫类搜剔络邪。药用：

当归 15g　川芎 10g　炒白芍 12g　生地 15g　蔓荆子 10g　白芷 6g　甘菊花 12g　黄芩 6g　白芥子 3g　全蝎 3g　蜂房 10g　生草 3g

恶心则加陈皮、半夏；舌红少苔者，再加山药、山萸、茯苓，奏效更捷。

四、两头角痛

头角属少阳，由于肝火移胆，胆火窜络上腾，两头角痛甚则恶，久痛不止，邪痹络道。宜养肝清胆，疏运机枢，佐以虫蚁蠕动之物，出阳入阴以搜络邪。药用：

焦白术 12g　白芍 12g　当归 12g　川芎 10g　生地 15g　柴胡 6g　黄芩 10g　姜半夏 10g　茯苓 10g　全蝎 5g　蜂房 12g　薄荷 3g　生草 3g

五、巅顶痛

夫厥阴之脉止于巅顶，由于厥气上逆，痰随气升，痛作则呕吐清涎。吴茱萸汤加味治之。药用：

吴萸 6g　炒党参 12g　半夏 10g　藁本 10g　生草 6g

鲜生姜 5 片　红枣 3 枚。

六、后脑痛

脑为髓海，下根于肾，由于肾气亏损，精血不能上承于脑，后枕作痛，每伴脑转耳鸣，当上病取下，补肾充髓治之，大补元煎加减。药用：

太子参 12g　熟地 20g　山萸肉 6g　山药 12g　当归 12g　杞子 12g　灵磁石 20g（打，先煎）　杜仲 12g　细辛 2g　川芎 10g　石菖蒲 6g

七、全头痛

头脑胀痛，每因受风即发，或劳累亦发，口苦恶心，盖头为诸阳之会，高巅之上，惟风药可到，因风为阳邪，郁久化火，外风引动内痰，痰浊上腾，故全头皆痛。鹊巢高巅，当射而取之，清上蠲痛汤加减。药用：

薄荷 3g　甘菊花 12g　蔓荆子 12g　白芷 6g　防风 10g　细辛 3g　羌活 6g　黄芩 10g　半夏 10g　全蝎 5g　僵蚕 12g　川芎 10g　生草 3g。

八、雷头风痛

头痛伴轰响如雷鸣，虽然所病甚罕，但临证偶能见之，由于痰火上攻清空，鼓荡髓海，古方清震汤尚嫌力薄，当加味治之。用之得宜，取效甚捷。药用：

炒苍术 10g　荷叶 1 角　升麻 3g　防风 6g　羌活 6g　薄荷 3g　川芎 10g　蜂房 12g　僵蚕 12g　黄芩 10g　炙草 3g

另有一种雷头风，头眩痛，皮下痰核累累，摸之微酸微痛，因风痰互凝皮腠之间。拟祛风以蠲痛，化痰以软坚，久病入络，佐之活血搜络。药用：

苍术 10g　荷叶 1 角　升麻 3g　防风 10g　夏枯草 12g　海藻 20g　土贝母 10g　白芥子 6g　冰球子 15g　炒赤芍 10g　川芎 10g　蜈蚣 3 条　僵蚕 12g　生甘草 3g

九、面颊痛

面颊痛引头角，或左或右，痛掣唇角，触之更剧，坐卧不安，苦楚莫可名状，此由内风挟痰窜于阳明之络，但草木金石难以蠲痛。当予虫类熄风镇痛，佐之柔养，参合涤痰。药用：

全蝎 3g　地龙 10g　僵蚕 12g　蜈蚣 3 条　天麻 6g　钩藤 15g（后下）　当归 12g　炒白芍 12g　生地 15g　竹沥 2 支（分冲）　竹茹 12g　木瓜 10g　生草 6g

1. 治病当究经络，头部各有分野，古人治病，除辨证治疗外，多加引经佐使，以为捷法。头痛之治，余多年揣摩，按部索经施治，确能克奏捷效。

2. 前贤谓"上逆之气，皆自肝出"，头痛延久，肝血亏耗，故立方多以四物汤为基础。

3. "虚而受邪，其病则实"，头痛历久，时止时作，每多痰火瘀浊阻于络道，以致胶结不解，所以审证佐以涤痰、清火、化瘀，有助拔病芟根。

4. 病久入络，寻常草木金石难以搜剔，故必取虫蚁走窜，以松动伏邪，迅速蠲痛。

5. 五脏之病，穷必及肾，且乙癸同源，精血互生，脑为髓海，下根于肾，头痛历久，肾精鲜不耗匮，故临证治头痛，每先按上述各法，一俟痛去七八，即转手以龟鹿二仙、大补元煎以收功，从本图治，庶可长治久安。

6. 临证体验，头痛发作时脉多弦，舌多黯，而平时则殊难印定拘执，故本文略而不述，仅以部位论治，介绍其历验的心得。

（汤叔梁　整理）

刘献琳

疏风通络，当审寒热气血
平肝潜阳，需酌相火阴虚

刘献琳（1928～　　），山东中医药大学教授

疏风通络治头风，需辨寒热气血

凡头痛久而不愈，时发时止者，谓之头风。现在多以神经性头痛或神经血管性头痛名之。殊不知本病初起，多为感受风邪，由于治疗不当或不彻底，风邪留恋未去，潜伏机体，遇气候冷热或情态刺激而诱发，正所谓"初病在经，久病入络"，"初病在气，久病入血"，非用通络法不能治。通络之法，有疏风通络、活血通络及虫类搜剔通络之别，本病皆可相机应用。

头风的临床表现为头痛经年不愈，时作时止，偏左或偏右头痛者，为偏头风；满头皆痛者，为正头风。舌淡苔白者为寒，舌红苔白或黄者为热，舌质紫黯或有瘀斑，或自觉头部血管跳动者为瘀血。头风之治以疏风通络为主。药用川芎、白芷以活血祛风止痛，荆芥穗、防风、薄荷、川羌、细辛以疏风通络；甘草调和诸药。

伴有呕吐或眉棱骨痛者，加半夏以止呕化痰；口渴或

苔黄者，加生石膏以清热止渴；伴有失眠者，加炒枣仁以镇静安神；舌质紫黯或有瘀斑者，加当归、赤芍、桃仁、红花以活血化瘀；偏头痛者，加蔓荆子、柴胡；后脑痛者，重用川芎；目痛鼻干，或项强者，加葛根。治头痛细辛为必用之药，一般剂量3～6g，有热者亦在所必用，但需伍大量生石膏。

例1：张某，女，35岁，农民，1982年6月5日就诊。

患头痛8年，由产后受风而得，当时未很好治疗，以后经常反复发作，发则头痛剧烈，伴有呕吐、失眠，每因天气冷热或情志刺激而诱发，经多方治疗效果不佳，查脑电图无异常，舌淡苔薄白，脉弦细。诊为头风，乃风邪阻络，胃气上逆所致。治宜疏风通络止痛，和胃降逆为主。方用：

川芎15g　白芷15g　薄荷6g　川羌9g　荆芥穗9g
防风9g　细辛6g　蔓荆子9g　半夏15g　炒枣仁30g
甘草3g

6月12日复诊。连服6剂，头痛大减，呕吐已止，睡眠好转，效不更方，又以原方继服24剂，诸证皆平，追访至今，未再复发。

朱进忠

详审舌脉症　随病之攸利

朱进忠（1933～　　），山西省中医研究院主任医师

血管神经性头痛

血管神经性头痛，初起者多实多火，对病程短者尤应察其病因。

例1：刘某，男，25岁。

3个月来头痛、牙痛，时轻时重，痛剧时如刀割、火灸，不敢洗脸、刷牙，稍一触碰即牙、面颊、偏头均痛。某医院诊断为血管神经性头痛、三叉神经痛。经针灸、中西药、封闭等治之不效。审之，病发于汗出之后，突然受冷汗止即痛，舌苔白，脉弦紧。综合脉证，诊为风寒闭郁，为拟芎菊茶调散加减，祛风散寒。处方：

蝉蜕10g　僵蚕10g　菊花10g　川芎10g　细辛4g
荆芥10g　防风10g　白芷10g　薄荷6g

服药1剂，疼痛大减，继服6剂，疼痛消失。

血管神经性头痛病程较久者，虽以虚寒者较多见，但虚实并见，寒热夹杂者尤多，故除注意补益之法外，尤应注意抓住主证、兼证及随证应变之治法。

例2：郑某，男，成人。

患血管神经性头痛、三叉神经痛8年多，近半年来更加严重。审其症见头、眼眶、面颊均痛，有时如闪电刀割，有时钝痛，头晕耳鸣，舌苔薄白，指趾厥冷，手足心热，脉沉弦而涩。并见心烦心悸，纳呆食减，视力下降，两眼胀痛，口苦咽干等症。某医云：可否用丹栀逍遥散？患者听后插话云：前医早已用过丹栀逍遥散20剂无效。某医又问：可否用龙胆泻肝汤？患进又插话云：已用龙胆泻肝汤几剂，非但疼痛不减，反而日渐加剧耳。思之，头痛甚于颞侧、面颊、眼眶，并见耳鸣耳聋，两眼胀痛，心烦易怒，口苦咽干等症，显然系肝火所致，但肝火之脉应为弦数，此脉反见沉弦而涩，且有指趾厥冷之寒证，又有服苦寒之药则腹痛。因云：此必上火下寒，木郁失达，痰饮阻滞之证，乃处方：

柴胡10g　半夏10g　黄芩10g　党参10g　生姜10g　桂枝15g　酒军3g　甘草6g　大枣5枚　龙骨15g　牡蛎15g

服4剂，诸症俱减，但继服4剂时则再无进展。再审其证，脉虚大弦滑。因思其久病气阴俱虚，痰湿阻滞，前除痰有力而补正不足，治拟补气养阴，化痰泻火，加减十味温胆汤。处方：

黄芪15g　当归9g　麦冬9g　党参9g　五味子9g　竹茹9g　枳实10g　半夏9g　陈皮9g　茯苓9g　甘草9g　菖蒲9g　远志9g　川芎9g　知母9g

服药6剂，头痛如失，他症亦减，继服12剂，诸症消失七八，头痛未作，为巩固疗效，嘱服上方半月，后以此方为丸，服药 2 个月而愈。

例 3：刘某，女，60 岁。

患血管神经性头痛 10 年余，每日全靠止痛片减轻一些痛苦，中药服用达千余剂，但始终不见其效。细询其证，头痛而重如裹状，时而头痛如裂，时而既晕又恶心，时而眼眶疼痛，视物模糊，脑耳俱鸣，时而疲乏思睡整日头脑不清，时而又连续几个昼夜不能入睡片刻，记忆力甚差，对外界的事物反应甚感迟钝。有时感到胃中空虚，如无物之感，但稍进饮食即感痞满不适，心烦心悸阵阵发作，口苦口干，舌苔薄白，脉沉弦而涩。综合脉证，诊为肝郁气滞，寒饮蕴郁，上热下寒证，予柴胡加龙骨牡蛎汤、苓桂术甘汤加减。处方：

柴胡 10g　半夏 10g　党参 10g　黄芩 10g　生姜 10g　甘草 6g　桂枝 10g　白术 10g　茯苓 10g　酒军 3g　龙骨 15g　牡蛎 15g

服药 6 剂，头痛、失眠俱减。继服 6 剂，诸症不减，并似有加重之势。再思其证，病已 40 载，正气虚衰，前方多为治实，而少扶正，又察色脉，面白神疲，体胖而乏力，口干甚于夜间，脉虚而滑。乃气阴俱虚，痰热阻滞，郁而化火之证也。处方：

黄芪 15g　当归 10g　党参 9g　麦冬 9g　五味子 9g　竹茹 9g　枳实 9g　半夏 9g　陈皮 9g　茯苓 9g　甘草 9g　远志 9g　菖蒲 9g　川芎 9g

处方完毕，刚欲放笔，某医云：头痛如此剧烈，何不用全蝎、蜈蚣、僵蚕、蜂房？答曰：全蝎、蜈蚣之属，乃熄风活络之味，其用于瘀血、风寒入络者，确有卓效。然本证虚多实少，非虫类之可治，故不予应用。连服6剂诸症减轻，继服上方2个月，其病竟愈。

例4：张某，女，48岁。

3年来经常头部闷痛，时而疼痛剧烈难忍。近2个月以来，突然加剧，昼夜不止，不能入睡，食纳几废。住院1个月余，诊为血管神经性头痛。经针灸、中西药治疗均不见效。审之，面色虚浮㿠白，神疲纳呆，月经失调，白带多，舌苔白，脉濡缓。综合脉证，诊为脾虚湿郁，清阳失升。拟完带汤加减。处方：

白术50g　山药50g　党参10g　白芍10g　车前子10g　苍术9g　甘草10g　陈皮10g　柴胡4g　荆芥3g

服药6剂，精神、食欲好转，头痛减轻六七，但继服4剂，疼痛反而不减。再审其脉虚弦滑，此气阴俱虚，痰热阻滞之证耳。治拟加减十味温胆汤，服药10剂愈。

例5：许某，女，52岁。

头痛近40年，尤其是结婚以后，疼痛逐渐加重，曾反复住院，诊为血管神经性头痛，但始终无明显治疗效果。30岁以后，逐渐发现每次房事之后即头痛难忍，恶心呕吐，头热如烤火状，房事之前性欲特别强烈。3个月前，虽然工作很忙，但一直没有头痛，当时感到性欲迫切，但性交之后，头部立刻剧痛不止，恶心呕吐，滴水难进，急住某院以西药治之，不效，请中医以川芎茶调散治之，服药之后头痛更加难忍。细察其证，除上所述者，并见脉弦紧，舌苔白，足冷。综合脉证，诊为厥阴肝寒厥逆所致，急予吴茱萸汤加味。处方：

　　吴茱萸 10g　人参 10g　生姜 4 片　大枣 7 枚　当归 10g　白芍 10g

　　服药 4 剂头痛大减，饮食稍增，继服 6 剂，头痛减去六七，食欲正常。出院后不久，又因房事而头痛发作，但较前次明显减轻，乃继服上方 10 剂，但却效果全无。因思，房事者，肾气所主也，此非肾气之虚而上冲乎？暂拟温肾降逆。处方：

　　沉香 10g　补骨脂 10g　骨碎补 10g　硫黄 1g　肉苁蓉 15g　吴茱萸 10g　当归 10g

　　服药 10 剂头痛消失，乃以上方为丸，每日 2 次，每次 3g，服药 3 个月而愈。

　　例 6：周某，女，51 岁。

　　患血管神经性头痛 20 余年，每次房事或劳累之后必然发作，发作时头痛如胀裂，尤其是巅顶疼痛更甚，并伴有恶心呕吐，心烦易怒，手足厥冷。曾在某医院住院及门诊治疗，除西药外，仅中药达千余剂，但始终未见甚效。细审其证见头痛时常采用头低足高之卧位姿式以减轻痛苦，心烦肢厥，腰酸微痛，舌黯苔薄白，脉弦而紧。再察其所服药物，除西药外，中药为芎菊茶调散加减方。询其服药后效果，云：服药后不但不见效，反有加重之势。久久思之，结合脉证，知其乃肾虚为本，肝寒为标，且古人有云：房事者本于肾用于肝，当先治肝寒，而后再治肾虚。拟方：

　　吴茱萸 10g　人参 10g　甘草 10g　大枣 10 枚　枸杞

子 15g　当归 10g

服药 7 剂,头痛减去六七,继服 14 剂,头痛消失八九,后又服上方 10 剂,效果全无。再审其脉细弱,舌苔薄白,诊为肾督亏损,拟用右归丸补肾督。处方:

附子 10g　肉桂 10g　山茱萸 10g　杜仲 10g　怀牛膝 10g　熟地 15g　山药 10g　枸杞子 10g　龟板 15g　鹿角胶 10g（烊化）　白芍 15g　当归 15g　吴茱萸 10g

服上方 1 个月,愈。

例 7:高某,女,成人。

患血管神经性头痛 3 年余,除西药外,曾先后应用川芎茶调散、丹栀逍遥散、补心丹、上清丸、天麻钩藤饮等汤丸剂治疗,始终不效。审之,除头痛外,并见五心烦热,心烦心悸,夜间口干,舌苔薄白,脉沉弦而涩。综合脉证,诊为血虚为本,气滞血瘀为标,治拟养血以培本,理气活血以治标,血府逐瘀汤。处方:

当归 10g　生地 10g　桃仁 10g　红花 10g　甘草 6g　枳壳 10g　赤芍 10g　柴胡 10g　川芎 10g　桔梗 10g　牛膝 15g

药进 4 剂,病瘥。

脑外伤后头痛

脑外伤后头痛,常以活血祛瘀之剂,如复元活血汤、血府逐瘀汤、七厘散等取效。然因外伤加之病久耗伤脑髓者有之,故不可仅知实而不知虚,不察脉证而但予活血,活血不效,即怪中医之无能。

例 8：孟某，男，29 岁。

脑外伤昏迷经抢救脱险后，半年多来经常头痛头晕，记忆力衰退，经西药治疗 4 个多月不效，改请某医以中药复元活血汤、血府逐瘀汤治之，服药 1 个多月仍无明显效果。邀余诊治，又以复元活血汤、通窍活血汤治疗半个多月，仍无明显效果。由于长期应用西药不效，仍然再邀余诊。再审其证，脉虚大缓，舌苔白。因思：脑者称为髓海，此脉证相参，乃脑髓空虚，精气不足所致耳。前用诸方之无效者，乃经验主义，不观脉症，不知何逆，但施药物之故耳。乃拟全鹿丸，1 日 3 次，1 次 2 丸，服药 2 日疼痛大减，服药 1 周，愈。自此以后，凡见脑震荡之病程较短，脉沉弦者，用复元活血汤；虚大者，予补阴益气。病程较久，脉虚、脉大者予龟鹿二仙胶，补阴益气，左归丸等加减治之，其效往往如桴鼓之应。

李寿山

顽痛从瘀治　通络活血汤

李寿山（1922～　　），大连市中医院主任医师

头痛一证，历代医家多从风、从寒、从湿、从痰、从火、从虚论治，从瘀论治者少。以为瘀血留于脑府，若无外伤史，何以为据？故瘀血头痛常被忽视。殊不知瘀血头痛证临床最为多见，有原发继发之别。原发者或有外伤史，继发者可由他因造成。故从因论治者虽多，然其疗效并非均佳。

就其病因而言，头痛之因虽众，但病程日久，疼痛剧烈不已者，从瘀论治更为妥切。一则风、寒、湿、痰、火、虚等因最易转瘀，如寒凝、湿滞、火邪、痰阻、虚而不运等莫不如此；二则久病入络，瘀而不通，痛如锥刺，固定不移，是致瘀最常见之因果。故头痛从瘀论治，从广义上说，是治本之法，常用之法。

瘀血头痛之诊断，临床除脉见细涩、或弦大，舌黯赤有紫气或见瘀斑瘀点外，最可靠的证据是观察舌下脉络的形态与颜色，只要见青紫、淡紫，粗大而长，甚或怒张有结节，结合临床证候，便可基本断定为瘀血证。

临床积几十年经验，悟出一方，以芎归散为基础加蜈

蚣、细辛 2 味，名曰通络活血汤，用于临床颇有效验。有注射杜冷丁头痛不解者，服本方霍然而愈。其组成：

全当归 10～30g　　川芎 15～50g　　细辛 3～9g　　蜈蚣 1～3 条（研末冲服更佳）

痛甚者日服 3 次。

此方收效之因有二：一则药少而精，针对性强。方中主药川芎帅先，辛温味薄而气雄，功擅温通，上行头目，下行血海，气行血活，故瘀血之垒可被攻破；当归养血活血，通经止痛，辅川芎增强止痛之效，并抑川芎辛窜太过之弊。细辛、蜈蚣虽为佐使之药，但方中不可无，乃本方行军破敌之先行，止痛收效之上品。二则量大而专，有的放矢。世人以为川芎辛温香窜不可过用，其实不然，顽证痼疾，犹如敌营堡垒，不用足量炸药，乃隔靴搔痒。川芎最小量起于 15g，以后递增，以头痛剧烈者，经常用至 50g 以上，实践中并无伤阴香窜之弊。这与当归性柔而润，防止副作用有关。此君臣佐使配伍之妙也。

另外"细辛不过钱"之说，亦不足信。余用细辛止痛，最少起于 3g，递增至 9g，并无不良反应。蜈蚣有毒，人皆畏之，但治瘀血头痛，确有祛风镇痉，搜风通窍，逐瘀止痛之效。1 剂药用 3 条，并无毒性反应，故大胆用之，效如桴鼓。

再则，随症加减，伍以适当引经药，亦为提高疗效之不可少，此为常法，不另赘述。

例 1：刘某，女，42 岁。1980 年 2 月 2 日诊。

头痛数载，每值经前尤甚。发则头痛剧烈、呕吐，服止痛药不能止。曾诊为血管性神经痛。昨日适值经血来潮，询其月经愆期，色暗有块，乳房及腰腹均感胀痛，口干欲饮，饮而不多。经常用止痛药，甚则肌注杜冷丁，方得一缓。经后诸症稍减。然每遇生气上火必发，甚苦。察其舌质淡紫，舌下络脉紫黯粗长，脉沉弦。乃瘀血夹气滞为患。亟宜化瘀行滞，俾瘀血下行，邪有出路。药用：

当归 50g　川芎 30g　香附 15g　红花 15g　细辛 5g

复诊：服药 3 剂，经来较畅，有块，腹已不痛，头痛已减。舌紫，脉沉弦。原方去红花，加蜈蚣 2 条。10 剂。

三诊：前进化瘀，头痛锐减。嘱其暂停服药，待下次经前继服。连疗 4 个经期，非但头痛蠲除，痛经亦霍然而愈。

例 2：黄某，男，32 岁。1979 年 3 月 5 日诊。

1978 年秋，因头部外伤住某医院。昏迷 1 天，伴恶心呕吐。苏醒后头昏晕痛，住院月余，无显效而出院。嗣后头痛时剧时缓，按之不减，心悸健忘，失眠多梦，针药并施，其效不佳。近日被某医院诊为"颅脑损伤综合征"。查其舌质淡紫，边有紫气，舌下络脉青紫粗长，脉细涩。思其外伤失血致虚，复有离经之血致瘀，阻于阳络，变生是证。亟宜"助之使通"。药用：

当归 50g　川芎 20g　细辛 5g　蜈蚣 2 条（研末冲服）日 1 剂。

复诊：服药 6 剂，诸症悉减。偶有纳呆，原方加砂仁 3g。

三诊：继进 6 剂，头痛锐减，纳增寐佳。每因劳神则小痛时作，偶有失眠，余无所苦。原方增减又服 10 剂，日渐益安，头痛告愈。追访至今未复发。

周炳文

大旨祛风　首别阴阳

周炳文（1916～　　），江西吉安地区医院主任医师

头为诸阳之首，脏腑精气皆朝会于此，病因复杂，证候不一。临床所见，以虚致实，阳虚风扰者居多；巅顶之上，惟风可至，其痛无有不挟风者，往往痛甚则晕，晕甚即呕，晕痛并作，虚实夹杂。

阳虚之证：头痛如破，势如炸裂，喜温欲按，不可摇摆，面色苍白，手足清冷，味淡细少，舌胖脉微细或濡大。痛位不论前后左右或眉棱，皆宜温阳益气通血脉为主，佐以平肝祛风，补血养阴，或加引经之品。治用自拟经验方"温阳定风汤"。处方：

人参6～9g（或党参20～30g）　附子6～9g　熟地15g
芍药10g　川芎9g　全蝎5g　蔓荆子9g　薄荷3g

本方不仅具有温阳益气通血脉之功，亦具有平肝祛风，补血养阴之效，既标本兼顾，又存阴生阳长之义。气亏加黄芪；中寒加姜术；肝逆呕吐甚加赭石。对阳虚挟风之痛每获桴鼓之效，屡起久年顽固头痛。

曾治何某，女，13岁。巅顶痛3年，发则剧痛不休，喜温重压，手足清冷，面色㿠白，脉细舌淡，阳虚风乘。温

阳定风汤去蔓荆子。1剂痛减，4剂其痛若失，再服4剂，至今10年未发。

住院患者刘某，女，14岁。左侧头痛2个月余，转我院8天，仍剧痛不已，伴腹痛呕吐，眩晕不起，面㿠肢冷，脉微两关独弦，显系阳虚寒凝，厥阴风扰，胃失和降，用温阳定风汤加干姜、白术、甘草，重用熟地补血，又制姜附之辛燥。两剂吐止，再服3剂竟痊愈出院。

阴虚阳亢，热扰清空之痛，其位多在颞侧，抽掣性痛，颞浅动脉频跳怒张，夜烦情躁，或痛入后脑，甚则眩晕不起，面赤口苦苔黄，脉弦劲，每用养血祛风，平肝潜阳之方，如加减天麻钩藤饮。药用：

天麻20g　钩藤20g　北沙参20g　石决明3g　夜交藤30g　黄芩10g　蔓荆子10g　生地15g　当归10g　川芎5g　芍药15g

颞浅动脉抽掣怕风加细辛3g；眦赤干燥口渴加栀子、花粉。

曾用此方治疗肝阳头痛多例皆效。如王某，男，26岁。额颞抽痛甚剧，眩晕呕吐不食，苔灰黑，脉弦细滑，上方数剂痛止，眩晕仍甚，脉转滑大，继以大定风珠及守中汤加半夏、泽泻而愈。

又治黄某，男，24岁。发作性前额剧痛3年，痛后晕吐痰涎。证属风痰俱盛，上方去石决、黄芩，加半夏、白术、泽泻、全蝎。服之痛吐皆止。后脉大无力，用熟地、黄芪15g，数剂痊愈。

孟澍江

论病风痰瘀，效方头痛煎

孟澍江（1921～　），南京中医药大学教授

一、审证求因　风动痰阻瘀滞

本病临床上最显著的特点是间歇性反复发作，尤以劳累过度或情志刺激为常见诱发因素。发作前多有短暂的先兆症状，如眼前闪光、发黑，面、舌或肢体发麻或有蚁行感，接着即出现一侧或双侧头痛，常呈剧烈搏动性跳动或胀痛或刺痛，伴见呕恶、纳差、烦躁等症状。根据本病发作多有明显的精神情志因素刺激，特别是吵闹生气之后容易发作或加重，出现头部剧痛，伴见眩晕及偏头痛等症，孟老认为与肝密切相关。肝为刚脏，主疏泄，性喜条达而恶抑郁，情志刺激引肝木风动，风阳上扰，故见偏头痛左侧为甚，胀痛，眩晕，口苦，脉弦等症。而操劳过度特别是忧愁思虑等也极易诱发或加重病情，伴见乏力、纳差、呕恶等症，则提示与脾胃有关。劳则耗气，思则伤脾，脾气伤运化乏力，水湿停留必酿变痰浊。痰浊内阻，清阳不升，浊阴不降，邪害清窍，出现头痛、眩晕、苔厚、脉滑弦等症。另外，本病多缠绵难愈，反复发作，伴见刺痛，其舌多紫或有瘀点、瘀斑，可见，内有瘀滞血络不和也为本病

病机所在。总之，本病病机重心是风阳上逆，痰浊中阻，血络失和。风痰瘀，凡此三者虽形质不同，但却相互影响，痰阻气滞则血络易瘀，瘀滞气血则痰浊易留，风阳每挟痰瘀上扰，痰瘀每借风动为患。三者互为因果兼夹为虐。

二、拟方变通　熄风涤痰活络

孟老积数十年临床经验,自拟头痛舒煎剂为主化裁,收效满意。组成：

细辛 4g　吴茱萸 3g　炙全蝎 5g　白僵蚕 10g　制南星 4g　白附子 6g　石决明 15g　明天麻 9g　生石膏 20g　红花 10g　川芎 5g　苦丁茶 3g　生甘草 3g

是方选用石决明、明天麻平肝潜阳，炙全蝎、白僵蚕虫类灵动之品搜风镇痉，白附子、制南星配生石膏清化痰热，红花、川芎活血化瘀通络止痛。甘草、细辛、吴萸上达头窍缓急止痛。诸药合用，寒热平调，共奏清化痰热、平肝熄风、活络止痛之效。临床运用时，又应据证情而变通之：痛作时情怀不畅，烦躁易怒，口苦，胁痛者，加丹皮 9g，柴胡 6g，香附 12g；肝阳上亢，头晕目眩，左头胀痛明显者，加白芍 12g，白蒺藜 15g，双钩藤 9g（后下）；痰热壅盛，舌苔黄厚而腻，脉象滑数者，加夏枯草 10g，川连 3g 或天竺黄 10g，竹茹 9～12g；湿浊偏甚，头部重痛，呕恶欲作，苔白厚腻者，加泽泻 9g，制半夏 9g；病久瘀甚，痛如针刺难以忍受，舌有紫气或瘀点瘀斑，脉弦涩者，加桃仁 9g，赤芍 10g，丹皮 90g；气血亏虚，失眠，眩晕，低血压，思虑则痛作者，加当归 10g，白芍 12g，生黄芪 9g；伴外感风寒，头痛恶寒明显，鼻塞流涕者，加荆芥 9g，葱白 3 根，苏叶 9g；伴风热侵袭，头痛发热明显，咽痛者，加蔓荆子 10g；大便秘结者，加生大黄 3～6g（后下），年老体虚及孕产妇者改用制大黄 5～10g。前额痛甚加白芷 6～9g，后头痛甚加羌活 9g，巅顶痛甚加藁本 6～9g，左头痛甚加珍珠母 30g（先煎），丹皮 9g，右头痛甚加酸枣仁 15g，眉棱骨痛加蔓荆子 9～12g。孟老在煎服方法上颇有讲究，要求用水 3 碗 1500ml，先煎诸石贝类药物 10 分钟，再入其他药物，后放细辛，滤取药液 300～400ml，兑入鲜姜汁 5滴兑服，姜汁可助胃气涤痰浊，发挥药效速达病所。

戴丽三

开门宣畅　散寒除湿

戴丽三（1901～1968），云南名医，临床家

曹某，女，35岁。患左目红肿疼痛，羞明畏光，视物不明，牵引左侧头痛。经某医院诊断为：①急性结膜炎伴发角膜炎。②视神经萎缩。经治疗2个月余，未见好转，因而来所就诊。症见：六脉弦涩微紧，舌淡苔白，左目引左侧头部剧痛，视物不清，头发脱落，兼见四肢酸困，腰痛。综合脉症，殆由外邪入侵，初期失于表散，以致由表入里，又兼肝肾两虚，内外相合，故现上述症状。病虽2个月之久，病邪系由表而入，仍应先从表解。予解表祛风，散寒除湿，开太阳气机之剂为第一步。处以自拟方小白附子汤：

炙小白附子30g　明天麻9g　藁本9g　葳蕤仁9g法半夏9g　茯苓15g　川芎6g　防风9g　独活6g　吴白芷6g　桂枝9g　炒杭芍9g　烧生姜3片　甘草6g　大枣3枚

此方即天麻汤加小白附子。方中葳蕤仁，尚有祛风明目，滋润等作用。小白附子系天南星科多年生草本植物独角莲的块根，善于祛风痰、通经络、逐寒湿，最祛头面风邪，治偏正头痛及四肢酸痛。

证治既定，嘱患者连续服上方至头痛缓解后再诊。

复诊：上方服至十余剂，头痛大减，目痛亦随之缓减，四肢酸痛及腰痛已止。惟目红痛未全退，视物仍不明。转而专治目疾，以养肝祛风为主。方用《局方》密蒙花散加防风，改为汤剂投之：

密蒙花 9g　羌活 6g　防风 6g　刺蒺藜 9g　菊花 6g　木贼 6g　石决明 15g

此方原治"风气攻注，两眼昏暗，眵泪羞明，睑生风粟，隐涩难开，或痒或痛，渐生翳膜，视物不明；及久患偏头痛，牵引两眼，渐觉细小，昏涩隐痛，暴赤肿痛，并皆治之"。密蒙花为眼科专药，养肝祛风，明目退翳，主治目赤肿痛，多眵多泪，羞明畏光，目昏生翳等症。羌活、防风祛风止痛，木贼、菊花疏散风热而明目，刺蒺藜平肝疏肝，祛风明目。3 药合用，善治目赤肿痛翳膜遮睛。石决明平肝清热，益阴明目，为治目疾要药，与诸明目药相伍其明目之功愈大。是方本"肝开窍于目"及"肝主风"之旨而用，使肝气得平，肝风得散，则头目痛之外症可随之消散。

三诊：服 3 剂后，左目红痛及头痛已基本消除。为巩固疗效，复用小白附子汤加黄芪补气升阳，达表固卫。服数剂后诸病悉除，惟视力未全恢复，脱发未生。此为患病日久，体内精气消耗，营血不足，肝肾两亏之故。转用补气益血，滋养肝肾，明目生发之剂。处以下方：

潞党参 15g　柏子仁 9g　山萸肉 12g　菟丝子 15g　玄参 9g

脾为生化之源，用潞党参补脾胃，益气血。心主血，用柏子仁补心血，安心神。肾主水而藏精，精气上注于目，用菟丝子补肾益精，《别录》称其"久服明目"。肝藏血，目得血而能视。用萸肉滋阴助阳，养血涩精，《别录》称其"久服明目强力"，萸肉配党参又能气血双补。尤妙在佐以玄参入肾滋水，以涵肝木。如此组合成方，气血肝肾均有裨益，不患目之不明，发之不能再生矣！

守方服至 20 剂余，视物渐明，头发再生，病遂痊愈。

"开门法"为戴老医师治疗某些久病和慢性病的主要经验之一。凡外邪所致之病多先用此法。所谓"开门"，是宣畅太阳气机，亦即"开门逐寇"之意。病邪侵犯人体，常由太阳而入，若能及时解表则不致留邪为患。惟病日久表里混杂，通过"开门"，可使经络宣畅，外邪得出，病之真面目得以显现，方能为下一步用药创造条件。在用此法时，只要病机属真寒，则不为假象所惑，概以辛温宣散投之，然后再据病情转化灵活施治。

张泽生

自古头痛多效方　不求辨证难为功

张泽生（1895～1985），原南京中医药大学教授，临床家

　　头痛系临床常见之症，可见于多种急慢性疾病中，有外感内伤之别。头痛拘急，喜以棉帛裹扎，痛势较剧，兼之鼻流清涕，多为风寒致病，常以荆防败毒散、葱豉汤治之，药后汗出表解，头痛即愈。若头痛且重，苔白腻者，兼有湿浊，可酌情选用祛风胜湿药，如羌、防、藁本之属。风热头痛，头部多有灼热感，宜用辛凉之剂，如桑菊、银翘之类。感受时邪，超过一候，头痛甚剧或偏于一侧，兼抽掣者，多由阴液不足，或因辛温过量，激动肝阳，宜酌加清肝熄风或养阴之药，若一味散风，痛势不减，阴分愈损。

　　经云："风气循风府而上，则为脑风。"冒风或屡感风寒客于脑府，头痛屡发，病程较长。余常用川草乌各 6g（病重者生用，轻者用制品），白芷 18g，僵蚕 18g，生甘草9g，研细末分 6 包，每日 1 包，饭后清茶调服，曾治此类头痛十余人，诸药未效，投上方 1～2 料即愈。如陈某，年四十余，系东北某厂工程师，患头痛 30 载，反复发作，位于后脑，甚至连及面颊，服多种西药无效，用平肝熄风剂加羚羊角，痛益甚。头颅摄片，无异常发现，诊为三叉神

经痛。愈发愈频，感寒尤剧，甚则昼夜不能交睫。其爱人系西医，在我院小儿科实习中医，介绍前来门诊治疗。视其外表，形体较胖，舌体胖白质嫩。此气虚痰湿之体，风寒稽留脑府，处方同上列散剂，用制川草乌各 4.2g，生川草乌各 1.8g。服 1 料痛减，再服 1 料痛愈。舌质亦较红润，继以益气之剂而痊。

头部跳痛有抽掣感，或似鸡啄，舌红脉弦者，属肝阳头痛，宜天麻钩藤饮，甚者可用羚角钩藤汤治之。若为风热引发，余多以桑叶配丹皮治之，既可疏散风热，又可清肝凉血。

阴血不足之头痛，常以用脑过度者为多见。有些妇女经产后头痛，亦属此类，多伴心悸少寐、头昏、耳鸣等症。余常用六味地黄丸酌加首乌、杞子、白芍、女贞子、黑料豆、白蒺藜等滋养阴血。

头痛且昏，劳后尤著，神疲乏力，舌淡脉细者，乃气虚清阳不升，应以益气升清法治之。今时有些医者，一见高血压就投平肝潜阳，殊不知高血压亦有气虚者。余曾治一教授陈某，患高血压、冠状动脉粥样硬化性心脏病，头昏且痛，左胸膺痞闷，大便溏，啖生冷瓜果或水分过多之食物则腹鸣泄泻，畏寒，舌苔薄白，质胖嫩，脉象沉细。乃脾肾阳虚，络脉不和之候。余以六君子汤加附片、红花、丹参，服药年余，有时每日另以红参 6g 煎汤，至今症状全无，血压亦平。

形体肥胖之人，苔腻，呕恶，头痛且晕，可用半夏白术天麻汤。痰郁化热，舌苔黄腻，口苦，宜黄连温胆汤清化之。

若头痛日久，部位固定，甚至手足麻木不仁，或头部有外伤史，属瘀血头痛，应以通窍活血汤，活血通络。兼大便不通者，可参以抵挡汤治之。

头为诸阳之会，三阳经均循头面，足厥阴经亦上会于巅顶。太阳经头痛，多在头顶部，用藁本、羌活，下连于项背加葛根。阳明经头痛，多在前额及眉棱骨处，宜用白芷、僵蚕、蔓荆子。少阳经头痛，多于头之两侧，并连耳部，常以川芎、柴胡治之。厥阴头痛，位于巅顶、连目系，可用吴萸。在辨证时参用上述引经药，每可提高疗效。

肖　熙

久痛入络用全虫

肖熙（1926～　　），福建中医学院教授

　　头痛是一种常见的临床症状，其治并不难，但是顽固性头痛，虽说亦属常见，其治则不易。临床上所见的顽固性头痛，一般病程较久，少则一二年，多则一二十年，尤其头痛发作时痛苦至极，难以忍受。每因气候变化，或工作劳累，或睡眠不好，或心情不畅等，诱发头痛发作或加重，甚至剧痛不止，或服止痛药亦难缓解，或暂时痛止，一触即发。

　　笔者遵循"初痛在经，久痛入络"之旨，按其病情，在辨证用药的基础上，着重加用动物药以通络止痛，取得满意的效果。动物药中全蝎是必用之品，而以蝎尾获效最著，入煎剂一般成人每用5～7枚（约1g左右），研末冲服收效尤佳，儿童每用3～5枚（约0.5g左右）。该品辛甘，有毒，其毒性主要在蝎末节毒针所在部位，蝎体毒性不大。入药选用蝎尾，虽有毒性，但是作用强、疗效高，注意掌握用量，一般安然无恙。夹风夹痰者，参伍僵蚕同用；兼寒兼湿者，参伍蜈蚣；兼夹肝阳上扰者，配合地龙；体健而痛剧不止者，蝎尾可与蜈蚣、僵蚕、地龙等并投。实践体会：

通络虽能止痛，然而活血祛瘀也不可缺，故在应用动物药的同时，一般都随症加入当归尾、川红花、桃仁、川芎、酒军、牛膝之类。即使病属虚候，欲除顽固头痛之患，上述诸药仍不可少，医者不必畏惧，可在使用动物药与活血祛瘀药的同时，辅以益气养血之黄芪、党参、当归、白芍、制首乌之类，或益肾健脾之熟地、枸杞、桑椹子、茯苓、怀山药等，采用攻补兼施，多向调节之法，往往收效亦佳。

曾治翁某，女，42岁。头痛已10年余，每于月经将至及行经期第一天其痛最著，痛苦至极，甚则难忍，痛时自觉用双手紧抓头发用力推移则感稍舒。常因气候骤寒骤热，或工作过劳，或心情不畅等诱发头痛发作或加重。曾经多处医院住院治疗，某医院曾诊断为血管神经性头痛，虽经诊治，终未见愈。其头痛部位在前额、太阳穴，有时波及巅顶，痛剧时则感整个头部皆痛。平时倦怠乏力，食欲不振，畏光，怕闹，夜寐欠佳，月经衍期，常见血块，色黯，量少，两眼巩膜、口唇、舌体均现瘀点，舌苔薄白，脉细弱而涩。证属气血亏虚，瘀血阻络。治宜活血祛瘀，通络止痛，兼以益气养血。药用桃红四物汤加减，主以虫类药物破瘀通络。

全蝎尾5枚（研末冲入药汁）　全当归10g　大川芎10g　川牛膝10g　直僵蚕10g　川红花8g　光桃仁10g地龙干10g　生黄芪30g　蔓荆子10g　甘草5g

水煎服，每日1剂。服上药3剂，头痛显减。服至第二剂药后，当晚一度剧烈头痛，其痛如裂，暴痛一过，顿时若失，其痛全止，约经2小时之后又呈隐隐缓痛。初诊见效，续诊基本按原法原方随症加减，曾经加用过露蜂房、苏蜈蚣、潞党参、漂白术、生熟地、桑椹子、枸杞子、杭白芍、制首乌等药。前后诊治连续服药 32 剂，终于头痛完全缓解，停药观察，随访 2 年未曾复发，病获痊愈。

周次清

头痛两效方

周次清（1925～　　），山东中医药大学教授

偏头痛的主要原因，是"由于风邪客于阳经，其经偏虚也。邪气凑于一边，痛连额角，久而不已"。多年来，我根据"正虚邪乘，正邪相击则痛"的道理，对偏头痛的治疗，验证了2个比较有效的方剂。

顺气和中汤（《证治准绳》）：

黄芪 15～30g　人参 6～9g　白术 6～9g　白芍 12～15g　当归 9～12g　陈皮 3～6g　柴胡 9～15g　升麻 3～6g　蔓荆子 6～9g　川芎 9～15g　细辛 3g　甘草 6～9g

运用要点：①使用本方不要局限于头痛绵绵，体倦乏力，食欲不振，短气自汗，脉象虚弱等典型气虚的证候。②用于病程较久，发作频繁，一触即发，发作时或出现偏麻，汗出等，即使头痛剧烈，甚至波及全头，一般服之立效。③如病程较短，疼痛剧烈，发作次数较少，方中祛风药采用大剂量，再加白芷 12～15g。④痛止后，根据病情的轻重、新久，继服补中益气汤或丸1周至1个月左右，固本扶正以防再发。⑤如患者平时怕冷或常因寒冷而发，加炮附子 9～12g，吴茱萸 3～6g；恶心呕吐加生赭石、半夏、吴茱萸。

清上蠲痛汤（《寿世保元》）：

当归 9～15g　川芎 6～12g　白芷 9～15g　细辛 3g
羌活 6g　独活 6g　防风 9g　菊花 9g　蔓荆子 6～9g　苍术 9～12g　麦冬 6～12g　甘草 3～6g　黄芩 6～12g

运用要点：①使用本方不限于头晕心悸、舌淡及头痛左右、偏正、新久。②妇女月经来潮前发作，或因气候突变而诱发。③发作时头痛胀热，加生石膏 30g，增黄芩用量。④痛止后，根据病情新久、轻重，继服加味四物汤 15～30g，可防复发。

曾治李某，女，42 岁，本院职工。偏头痛 2 年，每于月经前发作，每次发作剧烈头痛 1～3 天，初用咖啡因、麦角胺有效，以后效果不明显，又因有高血压病而停止。后每于头痛发作即服用清上蠲痛汤 1 剂，疼痛即止，但仍于月经前复发。后来于疼痛发作时，先服清上蠲痛汤止痛，继用加味四物汤养血扶正。

生地 18g　当归 15g　白芍 15g　川芎 6g　黄芩 9g
菊花 9g　蔓荆子 6g　香附 12g

服 15 剂，偏头痛未再发作。

余瀛鳌

偏头痛不休　柴芎蔓芷汤

余瀛鳌（1933～　），中国中医研究院研究员，文献学家

西医认为本病是一种发作性的血管性头痛，由于一侧头颅动脉舒缩功能失调，扩张、搏动而致头部偏侧产生疼痛，可以伴有植物神经功能紊乱的证候。中医将偏头痛列于"头风"范畴。前人有"新感为头痛，深久为头风"之说，多因肝风或风邪袭于少阳，或肝郁气血壅滞，或因于风痰所致。有些患者可以产生邪郁化热。其证头痛偏重于一侧，可呈搏动性、阵发性疼痛，疼痛的程度不一，痛剧者几不可忍，或反复发作，苦不堪言。有的头痛又以某部如颅部、颞部、眉棱骨部、巅顶部、后枕部等为甚。或头痛兼胀，或痛兼眩晕，甚者有泛恶、呕吐；或化热而见目赤，心烦易躁，口苦咽干，大便秘结，小便发黄。患者每因劳心、耗力、郁怒、烦急或失于将养，难寐失眠而诱发本病。

前人或谓：左侧偏头痛多属风虚，宜川芎、当归、防风、薄荷等味；右侧偏头痛为痰热，宜用苍术、半夏、黄芩、石膏等药。我青年临证时曾按此法施治，效验并不确切，后曾用散偏汤（柴胡、白芍、川芎、白芷、香附、郁李仁、白芥子、甘草）加减，经治数例，疗效有所提高。近10年余，由于经验的增长，我拟定了一个治偏头痛的通治效方，方名柴芎蔓芷汤：

　　柴胡 8g　　川芎 15g　　荆芥 10g　　白芷 10g　　杭芍 15g
　　当归 12g　　升麻 6g　　荆芥 10g　　羌活 10g

　　头目昏眩、耳鸣者，加甘菊花、枸杞子各 12g；头晕、胸闷有痰者，加姜半夏 8g，橘红、橘络各 5g；巅顶亦痛者，加藁本、羌活各 10g；口干、大便偏于燥结者，加瓜蒌 12g，生大黄 5g；发作时鼻塞，不闻香臭者，加细辛 3g，辛夷 6g；偏热者，加黄芩、黄连各 10g，甚则再加生石膏（先煎）40g。

　　曾治唐某，女，21 岁。右侧偏头痛经常发作已有 1 年半。发作时头痛较重，情绪甚易激动，有时痛不可忍而哭泣，微有眩晕，间有眼前呈闪光感，眉棱骨微痛，痛时出汗较多，食欲稍减，月经正常，诱发因素不明显（有时因生气或睡眠不安而促使发作），其脉细弦，舌质微红，无腻苔。处以柴芎蔓芷汤加枸杞、甘菊花、薄荷（后下），并以此方加减，服药 1 个月余（末诊注意调补气血），病获痊愈。

　　在治偏头痛中有几味重要的止痛药物。

　　川芎：此药入肝经，王好古谓其有"搜肝风，补肝气，润肝燥，补风虚"之功，但不宜久用，见效后即宜减量。

　　白芷：有祛风止痛效能，《朱氏集验方》以此药作为治头痛之君药。配合川芎，止头痛效验益著。

　　白芍：入肝经血分，养血柔肝缓痛。《名医别录》谓其有"通顺血脉"之功，偏头痛属血管性头痛，用之较宜。

　　蔓荆子：功擅搜风平肝，疏散风热，为唐·孙思邈治疗"头风"之首选药物。患者有头痛脑鸣、泪出者，用之尤宜。血虚有火及胃虚者，蔓荆子宜减量，慎服。

再者，偏头痛还可以配合外治法或针灸治疗。我曾用宋·沈括《梦溪笔谈》所介绍的一个偏头痛外治方：南星、半夏、白芷等份为末，以姜、葱捣烂后，贴于偏头痛 1 侧之太阳穴，外以纱布固定。临睡前用，次晨取去洗净。从此方之方药组成分析，似适用于偏头痛因于"风痰"所致者。实际上因于其他原因所致的偏头痛，用此方多有不同程度的缓解。故偏头痛发病，痛甚不可忍者，宜内服外治并进，以提高疗效。

谢昌仁

祛风化痰　头痛大法

谢昌仁（1919～　　），南京市中医院主任医师，临床家

血管性头痛其临床表现为头痛，可能与调节血管运动有关的中枢神经部分功能失调有关；5-羟色胺代谢紊乱与本病的发生亦有密切关系，以偏头痛为多，亦有遍及全头者，为搏动性钻痛、钝痛或刺痛，即中医学所谓"抽掣作痛"，或称"跳痛"，呈周期性发作。头痛剧烈时伴有恶心、呕吐、便秘，偶有腹泻，患者闭目畏光，颞浅动脉搏动增强，每次发作数小时或1～2天，发作后疲乏思睡。常反复发作，甚为痛苦。余门诊时，治疗多例此类疾病，认为祛风化痰之法最为应手，故多以此法为治疗本病之大法，获效颇彰。

本病在中医学中属"头痛"范畴，中医学认为"头为清阳之府"、"诸阳之地"，易受风阳痰火之扰，无论外感、内伤均可导致，然无论何种原因，均以风痰为病理基础。其风者，可因外感或内伤所致；其痰者，可由宿滞内困或脾运失调而成。外感有风寒、风热、风湿之上犯清空；内伤有七情、肝郁、阴亏、阳亢之扰于髓海。

观其主症，头痛多有抽动感，伴呕恶便秘，舌苔厚腻。

前人谓，"风性主动"，"伤于风者，上先受之"，"风为阳邪，其性开泄"。说明风邪善动不居，具有升发、向上、向外之特性，故头痛有抽掣跳动之感，当责之风阳为患；其呕恶便秘，舌苔厚腻，则系痰滞所致。痰滞于内，一者随风上行，风痰相夹，清空受扰，再者胃腑失清，浊阴不降。由此可见，形成本病之主要病机为风阳上扰，痰浊内困，故而治疗上则应以祛风化痰为其大法。所谓祛风，即清肝熄风，抑制升动之风阳；所谓化痰，即泄浊化痰，使胃腑得清，浊阴得降，引上逆之气下行，而头痛之疾可除。由于病因、素体不同，临床上使用祛风化痰之法时，亦有所不同。如风邪之产生，有外风侵袭，亦有内风扰动，故祛风又可分别采用祛风、养肝、和血等方法。祛风法，即祛除外风为主，驱风邪外出，使之不得上干。养肝法，则系平熄内风之意。肝为风木之脏，经云："诸风掉眩，皆属于肝。"说明肝失滋养可产生内风之证。此外，前人有论"治风先治血，血行风自灭"，并有"血虚生风"之说，可知和血祛风亦有密切关系。三者可谓殊途同归，均以祛风为目的，仅手段不同而已。化痰之途径，又可为从内而化和从下而泄两种。从内而化即通常所使用的燥湿化痰，清热化痰，健脾化痰等；从下而泄，则是以通腑泄浊之剂，使痰浊随腑行而外泄，使邪有出路。

处方选择以川芎茶调散合温胆汤为主方，取川芎茶调散祛风，温胆汤化痰泄浊之意。川芎茶调散出于《局方》，为治疗风邪头痛的代表方，具有升清阳，散风热之功效。温胆汤出自《千金要方》，系清化痰热之常用方。具体运用时，茶调散中细辛、荆芥性辛温，对于风阳上越者不宜，故常舍之不用；温胆汤中枳实有破气下积的作用，痰浊不重，大便畅解者，多改以枳壳。基本处方为：

　　川芎 6g　羌活 6g　防风 6g　菊花 6g　蒺藜 10g　陈皮 6g　半夏 10g　枳壳 6g　茯苓 10g　甘草 3g　竹茹 6g　蔓荆子 10g

　　方中川芎统治各经头痛，尤以肝胆二经头痛为宜，兼祛风活血作用于一身，故为主药；《医方集解》云："治头痛必用风药，以高巅之上，惟风药可到。"是以羌活、防风祛风散郁升清，并载药上行；菊花、蒺藜、蔓荆子平肝熄风，以治内风；陈皮、半夏、茯苓、竹茹清化痰热；枳壳理气化痰通腑；甘草调和诸药，且防风药之升散太过。在本方基础上，可根据辨证，配以养肝、和血、通腑泄浊之方药。如养肝配杞菊地黄汤，和血佐四物汤，通腑用调胃承气汤等。

　　我用药体会有三：

　　其一，风药、血药在本病治疗中必不可少。头痛一病，风邪为主要致病因素。实证者，多由外感风邪，或阳亢化风；虚证者，则因阴虚风动，或血虚生风。风性轻扬上越，易犯巅顶，故祛风之法势在必需。而痛之产生，又多有脉络痹阻，血药具有活血通络之功用，治风与治血之间又有密切关系，故常配伍运用。余喜用川芎，因其具有祛风、活血之效。

　　其二，及时选用通泄药物。临床所见头痛，常伴有便秘，或因大便秘结而加重证情。余以为：腑气不通，积滞内困，蕴而化热，蒸腾上扰，一增风阳痰火之势，二使浊邪无所出路，所以及时选通泄药物，保持腑气畅通，才能使积滞不存，邪有出路，病势从下而走。

其三，用药应随证增损。风阳偏盛者，加僵蚕、天麻、钩藤或石决明、羚羊角粉，平肝熄风；痛甚夹瘀者，加赤芍、丹参、全蝎，通络止痛；大便秘结者，加风化硝、火麻仁、全瓜蒌，通腑泄浊；肝郁不舒者，加柴胡、白芍，疏肝缓急；热象明显者，加丹皮、焦栀、黄芩，清泄肝火；夜难入寐者，加远志、首乌藤、合欢皮，安神定志。此外尚可根据头痛部位选择药物，前额痛用白芷，颈项痛用葛根，巅顶痛用藁本，眉棱骨痛用蔓荆子，满头痛用羌、防，头角痛用川芎、柴胡。选奇汤为治眉棱骨痛之验方，由羌活、防风、黄芩、甘草4味药物组成，余亦常用之。

周仲瑛

风火痰虚错综复杂
标本气血难循一法

周仲瑛（1928～　），南京
中医药大学教授，著名中医学家

肝风有上冒和旁走之分、虚实之辨

肝风是由于肝阳亢盛所致,在病理反映上有两类情况：一是肝风上冒巅顶，表现为头部掣痛，眩晕，耳鸣目花，甚则一时性厥仆，治当熄风潜阳，用天麻、钩藤、白蒺藜、（野）菊花、罗布麻叶、石决明、龙齿、牡蛎、珍珠母、羚羊角之类。另一是肝风旁走入络，表现为肢体麻木，抽搐，肌肉𥆧动，项强，语謇，甚则瘫痪不遂。治当祛风和络，用豨莶草、地龙、蝎尾、僵蚕、臭梧桐等。

至于风阳亢盛，由于血不养肝，水不涵木而致者，虽有眩晕、肢麻等虚风内动之候，但必具肝肾阴虚之症，如头昏目涩，视物模糊，虚烦，颧红，腰膝酸软，舌质红，脉细弦。治疗应滋水涵木为主，以平熄内风与阳亢风动，用当归、地黄、白芍、杞子、首乌、黑芝麻等；水不涵木者，当滋肾养肝，育阴潜阳，用生地、玄参、阿胶、女贞子、桑椹子、牡蛎、龟板、炙鳖甲等。

痰证当辨痰浊、痰火、风痰之异

痰盛者，一般多兼火象，上犯头目则头晕痛、目眩；内犯心神则神情异常，心烦易惊，呆钝，独语，喜哭无常。若痰与风合，既见眩晕，又因风痰入络而肢体麻木，重着不遂，舌强语謇。痰火当清火化痰，用黄连温胆汤、滚痰丸、雪羹汤合胆星、竺黄、竹沥、海藻、马兜铃、风化硝之类；风痰则祛风化痰，取半夏天麻白术汤配僵蚕、南星、白附子之类，或另吞指迷茯苓丸。

若表现为痰浊之候，而无明显火象者，其症形体多肥，面色黄滞，头昏重，胸闷气短，痰多粘白，咯吐不利，嗜眠，泛恶，口粘多涎，舌强不和，苔白腻，脉沉滑。治当燥湿化痰，泄浊开痹，可用二陈汤、瓜蒌薤白半夏汤等。气逆加旋覆花、苏子；嗜卧加南星、菖蒲、远志、矾郁金。这类证候，有的可进一步化风。但在本质上，每与脾气虚弱有关，若久延脾虚之症趋向明显者，当转予甘温补脾以治本。

火盛者有清肝泻火与苦泄心肾之别

火盛主要由于肝旺，故治当苦寒泄降，清肝泻火。病势轻者清之即平，如丹皮、山栀、黄芩、夏枯草、槐花、车前子、泽泻之类；重者非泻不降，可用龙胆草、大黄、决明子等品。若心烦易怒，寐差多梦，母令子实者，当本着"实则泻其子"的方法，配合泻心的黄连、木通、莲心。另一方面，因相火生于肾而寄于肝，如下焦相火偏亢，而致肝火上炎者，又当兼泻相火，配合知、柏之类。此外，火起于郁者，还当注意佐以疏泄，酌配柴胡、白蒺藜、川楝子。

注意泻火与滋阴的辨证应用

肝阳偏亢的实火，苦寒直折虽为正治，但肝火燔灼日久，终必耗伤肝肾之阴，肝火仅是暂时性的标实，阴虚才是根本性的原因，因此，苦寒泻火之法，可暂而不可久，宜与甘寒滋阴药配合，而不宜单用。若久用、单用苦寒药而不加佐治，则苦从燥化，反致伤阴；若病程已久，标实症状虽然比较突出，但泻之不应者，多为虚中夹实，因标实掩盖了本虚的一面。如表现明显阴伤之证，更当以滋养肝肾为主，从"虚则补母"考虑，益其肾阴，用知柏地黄丸、大补阴丸之类，杞菊地黄丸、复方首乌丸亦可酌情选用，心阴虚的合补心丹。药如天麦冬、玉竹、黄精、柏子仁、枣仁。即使在实火明显的情况下，经用苦寒泻火药得效后，亦当滋养肝肾心阴，以谋巩固，否则仅能取效一时，而易于反复。

辨阴阳失调导致气血紊乱之治

唐容川说："人之一身，不外阴阳，而阴阳二字即是水火，水火二字即是气血。"故脏腑阴阳失调，必然导致气血失调。因气为血帅，血行紊乱，又碍气机之升降，故调气与和血两相配伍，气调则血和，血和气亦顺。由于高血压病人多为阴虚阳亢之体，故调气应避免香燥辛散，和血多用凉润和平，忌破血。肝主疏泄，又主藏血，与气血关系最为密切，且为本病的主病之脏，故调气以平降，疏利肝气为要，和血亦多选入肝之品。由于气血失调是多种因素所导致的病理变化，且每与风阳痰火相因为患，故调气和血常与熄风、潜阳、清火、化痰诸法配合使用，但须按其主次选方用药。病缘正虚者，又当与养血、益气等补益法配合。临床观察凡在病程某个阶段，风阳痰火不著，正气亦未大伤，表现气血失调之候者，采用调气和血为主的治法，疗效堪称满意。

如肝气郁结，胸胁苦闷痹痛，气不得展，或周身窜痛者，需理气解郁，仿丹栀逍遥意，用柴胡、青木香、白蒺藜、郁金、绿萼梅配合丹皮、山栀、黄芩等升散清泄肝经郁结的火气。此法施之于有精神紧张症状者甚合。气血上逆，头重腿软，面赤，颞部筋脉跃起者，当须降气血，诱导下行，用怀牛膝、茺蔚子、大小蓟、灵磁石、赭石等。血瘀络痹，四肢麻木者，当活血和络，用鸡血藤、天仙藤、归须、赤芍、红花、桑寄生之类。若心血瘀阻，胸膺闷痛，唇黯舌紫者当活血行瘀，用桃仁、红花、丹参、姜黄、乳香、没药、失笑散、山楂等品，佐以青木香行气，如检查有高血压心脏病或主动脉硬化者可采用之。

辨温补脾肾变法之应用

温阳补气法多为高血压病后期，病程较久，阴伤及阳，导致阳虚之证的变治方法。此时血压虽高，但其全身症状主要表现为阳气不足，因此，已非苦寒或单纯滋阴方法所能取效，误用反致伤害和抑遏阳气，必须从整体分析，防止单从血压考虑。温补法的具体运用，则当区别脾虚和肾虚之不同，分别处理。脾气虚者，多见于肥胖之人，形盛气衰，"土不荣木"而致风木自动。一方面积湿生痰停饮，而见标实之候，表现为"气虚痰盛"；另一方面又见中气不足、脾阳衰弱的虚象，表现气短、倦怠、头眩、痰多、泛恶、食后不运、大便不实、舌淡苔白腻、脉软等症，其病程久延之后，则尤为明显。当标实为主时，固当化痰，但如虚象为主时，就必须用甘温补脾之法，予参、芪、苓、术之类，补气以杜痰源，兼以化痰治标，仿六君子汤意培土栽木。若饮象明显，畏寒、心悸、呕吐痰涎、浮肿者，应合苓桂术甘汤以温阳化饮。这类证候可见于高血压心脏病伴有心衰之患者。

　　肾阳虚者多属肝肾阴虚后期进一步的发展，此时不但阴中之水虚，同时阴中之火亦虚，以致火不归宅，虚阳浮越于上，上则头目昏眩，下则足冷，夜尿频数，步履飘浮，舌质胖嫩，脉象沉细，男子阳萎，女子月经不调，治当温养肾气，潜纳虚阳，使虚火得归窟穴。同时由于阳生于阴，今因阴伤及阳，故当兼予补阴以配阳，可用金匮肾气丸为基础方，阴阳并补。方中附桂虽属辛温，但可藉其温阳之力以运动血脉之循行，附子功能强心，故对高血压后期心肾阳衰者，尤有较好的作用。若妇女因肝肾不足而冲任不调，月经失常者，可用二仙汤（仙茅、仙灵脾、当归、巴戟天、黄柏、知母）及杜仲、苁蓉、寄生、茺蔚子之类。二仙汤对妇女更年期高血压而见肾阳不振之证者，若用之得当，可以获得极为明显的疗效；临床试用于男性高血压证见肾阳虚者，对部分病例血压亦可获得较大幅度的下降。此即叶桂之温养肝肾法，但须注意去刚用柔。此外，在用大队补阳滋阴剂时，当少佐知、柏等苦寒泄降之品，以监制温药刚燥之性，避免助阳太过，反致伤阴；同时，还寓有"从治"之意，有利于诱导虚阳的潜降。

分证治疗必须注意病情的动态变化与个体差异

高血压病从风阳、痰火、气血失调、阴虚、阴阳两虚五类证候立法选药，可以适用于大多数病例。但必须注意其证型的相对稳定和演变转化的两重性，而药随证转是非常必要的。临床曾见少数病人因病证变化而前后服用过不同的处方，均获降压疗效，就说明了这一点。

调整阴阳，可以降低血压，改善临床症状，延缓病情进展。

血压升高往往是机体阴阳的动态平衡失调所致。临床采用各种治法方药，调节阴阳归之于平，常可有效地降低血压，而且对巩固降压疗效起积极作用。临床所见，改善症状与降低血压的疗效并不完全一致，多数病例症状减轻而血压亦降，部分病人，特别是后期病例，经长期治疗虽自觉症状基本消失，但血压仍保持在高于正常的状态。尽管如此，症状改善对延缓病情的发展，是不容忽视的。

标实与本虚每多错杂，治当酌情兼顾

本病有虚有实，标实可导致本虚，本虚又可产生标实。阴虚和阳亢是矛盾对立，互为影响的两个方面，因此，在治疗时，原则上应当标本兼顾，予以潜阳、滋阴，一般病程不长，年壮体实，标症为急者，多以治标为主；久病正虚明显，年龄较大者，则以治本为主。同时应随着先后阶段病理的演变、虚实的转化相应处理，因风、火、痰的实证多是暂时的，一旦标证缓解，就应转向治本，巩固疗效，不能攻伐太过。

引起标实的风、火、痰三者，既多错综并见，又易互为影响演变，因此，熄风、清火、化痰常须综合运用。关于本虚，虽有肝、肾、心等区别，但亦互有影响，兼挟并呈。由于肝的阴血不足，阳亢火旺，而上及于心，下病及肾，常表现为肝肾、心肝、心肾同病，因此，柔肝、滋肾、养心，亦多兼顾并施。

高血压高脂血症

一、肾亏肝旺，首乌蒺藜益肾平肝

高血压高脂血症常以头痛昏蒙、面赤升火为主症，属中医眩晕、头痛等范畴。其病机责之肾之精气不足，肝经气火上逆。诚如华岫云所说："精血亏耗，水不涵木，木少滋荣，故肝阳偏亢，内风时起。"周师认为：肾精亏虚，可致肝风内动，血压升高，而肾气不足，蒸化无力，脾气失于输运，精化为浊，痰浊入血，又可导致血脂升高。临证以首乌配蒺藜，标本同治，效果较好。首乌补肝肾，益精血，除风眩，《本草正义》谓其"专入肝肾，补养真阴……与下焦封藏之理符合"，以其性味淳厚温和，功擅填益阴气，平秘阴阳，故能和翕内风，益智除眩。现代药理研究证明本品有一定的降压消脂作用。周师临证对肾亏甚者配黄精、萸肉、桑椹子。黄精"平补气血而润"（《本草从新》），其性偏走，与首乌合用，能使精中生气，对精气俱亏者较宜；山萸肉"收敛元气，振作精神，固涩滑脱"（《医学衷中参西录》），其性偏守，配何首乌则宜于虚火内风逆走清空者；而桑椹补肝益肾，熄风滋液，甘寒除热，凉血益阴，其性偏清，宜于肾中精亏，龙雷妄动，虚热内生者。白蒺藜性平，《本草再新》谓其"镇肝风，泻肝火，益气化痰，散湿破血"。周师认为本品轻清疏利，搜风通络，对肝气郁滞、肝风内动、上犯清空、旁走肢节均有作用。动物实验表明有明显的降压利尿作用。配何首乌则一走一守，一消一补，降压消脂，益肾平肝，熄风止眩，疗效殊佳。临床对肝阳上亢，头痛目赤者，配天麻、菊花以疏风凉肝；内风上扰，清窍不利者，配决明子、蔓荆子以清降利窍；肝风内动，呕逆震掉者，配赭石、珍珠母以镇肝熄风。

二、浊瘀闭络，僵蚕山楂降浊行瘀

血脂过高多由饮食偏嗜、过食肥甘，或痰湿之体，运化失调，水谷精微不归正化，内聚而成，也可由于阴亏之体，火热灼津为痰所致，常见络阻窍闭，变生胸痹、眩晕、肢麻诸疾。周师认为，浊邪闭络，久必成瘀，浊瘀胶着，痼结难解，治当化浊行瘀并投。常用僵蚕配山楂。僵蚕咸平，祛风祛痉，化痰散结，《本草思辨录》谓其"劫痰湿而散肝风"，周师认为蚕喜食桑，禀其清冽芬芳之气，性偏清凉，凉而清热，芳可泄浊，故能入血搜浊，消痰通络。清凉祛风则能平息肝脏躁动之性，而内外风俱宜，散结化痰则能防其浊痰瘀滞内生，而湿浊痰皆治，对肝风暗动，浊邪壅盛者殊佳。山楂酸甘，"化食积，行结气，健胃宽膈，消血痞气块"（《日用本草》），较之僵蚕，其化浊之力虽稍逊，而活血通脉犹过之。本品活血和络，消痰化浊，擅治浊瘀闭络，以其性味酸甘，善化阴气，故活血而不伤阴，诚为血分良药。实验研究也证实其有降压消脂等多方面药理作用。配僵蚕则又能健胃消食，理气化痰，源清流洁，浊瘀并治，各有所司。周师临证，对浊痰显者常以陈胆星配僵蚕，胆星清火化痰，"借胆以清胆气，星以豁结气"（《药品化义》），其豁痰消脂峻猛无俦。对瘀滞甚者则常配以川芎、茺蔚子，茺蔚子活血行气，"主明目、益精、除水气"（《本经》），配川芎、山楂则上通脑府，下行血海，中理心胃气滞血瘀。

三、肝火冲激，金雀根罗布麻清肝降压

高血压高脂血症肾亏肝旺，常因情绪波动引起肝火冲激，出现眩晕耳鸣、面赤升火、性情急躁。周师认为临证当明辨其虚火实火，实火在肝胆，宜清宜泻，虚火在心肾，宜滋宜潜。无论虚火实火均可用金雀根和罗布麻叶配合使用。金雀根苦辛性平，清肺益脾，活血通脉，《天宝本草》载其"治头晕、咳嗽、哮喘、五痨七伤、衄血"，以其性至平缓，而具较强的降压作用，故较宜于虚证。周师尝云：金

雀根擅治气火逆上，不以苦寒直折，亦非寒凉冰伏，其清肺益脾，即清降肺经逆气，顺其中土敦厚阜平之性，故逆者顺，升者伏。罗布麻叶甘苦而凉，"清凉泻火，强心利尿，降血压"（《陕西中草药》），前人甚少使用，现代研究证明其有稳定可靠的降压作用。周师认为本品两清心肝，较宜于实火，配金雀根则药性平稳而加强降压力量，无论虚实均可使用。临床经验表明此 2 药对某些顽固性血压升高效果较好。

四、络阻水停，楮实子天仙藤疏导利水

高血压高脂血症的基本病机均有阴虚阳亢，浊瘀互结。痰浊瘀血滞于脉络，水津不归正化，泛于肌肤，乃为水肿。周师治此在益肾平肝、化浊行瘀的同时，常使用楮实子配天仙藤疏导行水。楮实子甘寒，滋肾清肝，疏利水气，《药性通考》谓其"水肿可退，助腰膝，益气力，补虚劳，悦颜色，壮筋骨，明目"。现代研究证明本品有调整内分泌的作用，对某些高血压、高脂血症均有治疗作用。周师认为，楮实子益阴气，平肝阳，疏水湿，符合老年人之生理特性和病理特点，故较宜于更年期血压和血脂升高者。天仙藤"凉血活血，去风利湿，走经络"（《本草再新》），并能"宣通经隧，导达郁滞，疏肝行气"（《本草正义》），治疗子肿的名方天仙藤散正是取其疏肝行水之功。楮实子配天仙藤滋肾养肝，理气活血，化气行水，药中病机，常获捷效。惟天仙藤降气祛湿，长于旁走肢节，对肢浮胫肿者较宜，而楮实子上走头目，中及胸腹，对面目浮肿、胸腹积水者更佳。临床上，水肿甚者配较大剂量泽泻以加强利水，

见阴伤者加生地、白薇，伴火逆甚者加大小蓟。

五、虚风内动，牡蛎珍珠母介类潜镇

高血压高脂血症患者常因劳倦过度、情志怫郁引动内火，导致虚风内动。周师认为，高血压病风邪内生应细辨为上冒和旁走，上冒则昏眩呕恶，旁走则震掉麻木。对虚风内动上扰清空者应分轻重区别对待。轻者目眩耳鸣，夜寐不安，面如蚁行，重者头昏眩晕，恶心呕吐，治宜镇肝熄风。牡蛎咸涩，性凉，功擅敛阴潜阳，镇摄浮火虚风，《别录》谓其主治"虚热去来不定，烦满，止汗，心痛气结"，以其咸敛下降，故以面赤升火、烦躁盗汗、惊悸震掉者较宜。珍珠母咸凉，功能熄风定惊，"安神魂，定惊痫"（《饮片新参》），对肝阳上亢，肝风内动之眩晕、耳鸣、惊悸失眠有较好疗效。珍珠母两清心肝，且强胆气，故对心肝火旺兼见精神症状者尤宜。临证应用对呕逆者加赭石，失眠者加磁石，兼吐衄者配青黛，夹阴伤者加淡菜。

六、内风客窜络脉，豨莶草鹿衔草疏利搜风

众所周知，风邪有外受和内生两途。高血压高脂血症患者，肝肾不足，肝阳妄动，易于变生内风，内风既生，可夹痰浊水湿流注经络肢节，导致肢体游走疼痛。周师尝云：治风之法，种种不同，内风夹痰滞于肢节，宜疏利搜邪，风痰并治。豨莶草配鹿衔草可谓的对之品。豨莶草祛风除湿，利筋骨，《本草图经》载其"治肝肾风气，四肢麻痹，骨间疼，腰膝无力者"。周师认为：豨莶草凉燥，搜风通络，燥湿行血，内外风俱宜，且能入于肝肾，兼养阴血，平降冲逆，并具降压作用。鹿衔草甘苦而温，补虚益肾，祛风除

湿，活血通经，药理研究也证实本品有强心降压作用。二味相伍，益肝助肾，搜剔经脉，利水除湿，温凉相使，寒温皆宜。对湿热痰浊盛者加虎杖，阳虚寒痰滞络者加石楠藤。石楠藤逐诸风，除湿痰，"润肾补肝，壮命门火"（《医林纂要》），临床用之，对高血压高脂血症肢体肿重者疗效亦佳。

盛国荣

利水降压需选达药
温阳化气调和升降

盛国荣（1913～　），福建中医学院教授

吾师盛国荣教授提倡中西医理汇通，取长补短。治疗高血压病，常于中医辨证处方中选用不同利水降压中药，而收事半功倍之效。盛师认为利水降压的中药，具有清除患者体内的水湿瘀积，通畅血脉，调节气血之能，其中有些药物尚有降血脂、血糖之效，所以没有西药利尿剂所引起的低血钾、高血脂、高血糖等副作用。本文试就盛师应用利水降压法的用药经验，整理如下，以供参考。

地龙夏枯草，平肝利水

盛师认为地龙功能清热平肝，通络利水，"主大热狂烦及大人小儿小便不通"（《本草纲目》）；夏枯草清肝散结，能"补养厥阴血脉，疏通结气"（《本草通玄》）。现代研究证实该2药对麻醉动物及肾性高血压犬均有缓慢而持久的降压作用，尤其夏枯草含有丰富钾盐，降压而不失钾。临床常用于肝阳妄动，络道所扰之高血压，有较好疗效。

尝治陈男，56岁。高血压病Ⅱ期，症见头目眩晕，头

胀面红，心烦不寐，口苦肢麻，大便硬结，小便短少，舌红苔黄，脉弦，血压 23.3/14.6kPa，证属肝阳上亢，治宜平肝、利水、熄风。药用：

地龙干 20g　生地 20g　夏枯草 15g　钩藤 15g　白蒺藜 10g　白芍 10g　丹皮 10g　天麻 10g　车前子 10g　甘草 3g

服 10 剂后，血压降至 20/12.8kPa，头胀眩晕减，寐安，二便通畅，于上方加茯苓 10g，枸杞 10g，调治半月而愈。

黄芩龙胆草，泻热利水

对于肝胃火旺之高血压患者，盛师常投苦寒之黄芩、龙胆草以清肝胃之实热，利水而除湿，认为黄芩"苦寒能除湿热，所以小肠利而水自逐，源清则流洁"（《本草经疏》）；龙胆草则"功专于利水，消湿"（《本草新编》），现代研究证实此两药对麻醉动物均有降压作用，黄芩尚有利尿作用，以黄芩甙元最强，其醇提取物及煎剂亦有利尿作用，此外，黄芩还有降血脂之功效。

曾治林女，60 岁。素有高血压、冠心病、脂肪肝病史，近来头晕肢麻，胸闷痛，牙龈浮肿疼痛，夜寐不宁，恶梦纷纭，口干口臭，大便硬结，小便短赤，舌红苔腻，脉弦滑，血压 20/14kPa。证属肝胃火盛，湿热盘踞。治宜泻火以平肝，利水以清胃，投以龙胆泻肝汤化裁。药用：

龙胆草 6g　菊花 10g　黄芩 10g　车前子 10g　泽泻 10g　钩藤 10g　生地 10g　地龙干 20g　葛根 20g　夏枯草 20g　甘草 4g

服药 10 剂，溲长大便通，寐安，牙痛止，余症亦减，血压 19/12kPa，于上方加强清胃化湿之力，再服 10 剂，诸症均失，血压正常。

苓皮车前子，渗湿利水

茯苓皮性味甘淡，功能利水消肿，能"行皮肤之水"（《医林纂要》）；车前子甘寒，功能利水，清热，明目，"能去肝中风热"（《药性论》）。药理研究车前子可降低麻醉犬、猫血压。盛师认为对于脾湿壅滞，痰湿瘀阻经络之高血压患者，尤为适用。

曾治吴女，51 岁。于年轻怀孕时发现高血压，至今 20 年余，现形体虚胖，头重头胀，脘腹胀闷，上楼气喘，四肢关节酸楚麻胀，弯屈不灵，晨起尤剧，纳少口淡，便溏溲短，舌淡胖苔白滑，脉濡，血压 21.3/13.3kPa。证属湿浊滞阻经脉，治宜健脾渗湿，利水通经。药用：

桑枝 15g　车前子 15g　蚕砂 15g　茯苓皮 30g　薏米 30g　泽泻 10g　秦艽 10g　木瓜 10g，乳没 6g　甘草 4g

服 6 剂后，头重头胀减，纳增溲长，湿浊渐化，舌苔转薄白，脉缓，血压 19.5/11.7kPa，于上方加白术、陈皮各 10g，调理 1 个月，血压稳定。

赤豆玉米须，健脾利水

赤小豆、玉米须性味甘平，功能利水祛湿，平肝泄热，盛师认为赤小豆清热和血，利水通经，且能除烦；玉米须民间中恒以炖冰糖饮服治疗高血压水肿。现代研究证实，玉米须对人或家兔均有利尿作用，可增加氯化物排出量，其煎剂静注有显著降压作用，且有降血糖之功，两者合用对肾性高血压效果尤佳。唯其性味平淡，临证须用较大剂量，方能奏效，盛师常用 30～60g。

尝治黄女，64 岁。高血压病 10 年余，近月来眼睑、下肢浮肿，头重胀痛，视物昏花，胸闷气喘，动则尤甚，脘胀纳呆，小便短少，大便溏薄，日 2～3 次，舌淡胖、苔白滑，脉细弱。血压 28/16.8kPa，血胆固醇 6.7mmol/L（260mg/dl），甘油三酯 1.9mmol/L（170mg/dl），血糖 7.5mmol/L（135mg/dl）；尿蛋白（＋＋），白细胞（＋）。症属中土疲惫，湿浊不化，治宜健脾理气，利水渗湿。药用：

玉米须 60g　带皮茯苓 30g　赤小豆 30g　薏米 30g
党参 15g　白术 15g　泽泻 15g　车前子 15g　砂仁 10g
怀牛膝 10g

连服 2 周，血压降至 21.3/12.8kPa，尿检正常，诸症均减。嘱以玉米须 100g 煎汤煮薏米、赤小豆、黑脂豆、山药各 30g，1 日 1 煎，调理半年，血压稳定，血脂、血糖均降至正常。

琥珀益母草，活血行水

盛师认为湿滞血瘀，脉络痹阻，血行不畅，而血压升降失调，须活血行水，通畅血脉则血压自平。常选用琥珀、益母草，认为此两药均入心、肝经，功能活血祛瘀，行水安神，其中"琥珀属阳，今古方用为利小便，以燥脾土有功，脾能运化，肺气下降，故小便可通"（《本草衍义补遗》)，益母草则"消水行血，去瘀生新"（《本草求真》)。其中益母草经药理及实践证明其多种制剂对麻醉动物静注均有降压作用，利尿消肿作用显著。

尝治林男，54 岁。素有高血压病史，血压 21.3～25.3/13.3～16kPa，去年 11 月初，突发左半身手足不遂，言謇语涩，而住院治疗。出院后求诊于盛师。视患者颜面黧黑、浮肿，行动迟钝，左半身不遂，手指关节肿胀伴疼痛，夜寐欠安，大便秘结。2～3 天 1 行，小便频、数量少，舌质黯晦、舌体胖齿痕，舌苔白厚腻，舌下静脉征Ⅲ°，脉弦滑尺弱，血压 21.9/14kPa。证属湿阻血瘀，隧道不通。治宜活血通络，祛风利湿。药用：

益母草 15g　钩藤 15g　蚕砂 15g　地龙干 15g　乳没各 7g　赤芍 10g　天麻 10g　蕲蛇 10g　蜈蚣 2 条　全蝎2g　磁石 30g　石决明 30g（先煎）　琥珀 6g（研末，分 2次冲服）

服药 6 剂，血压降至 20.8/13.1kPa，诸证均减，于上方加桑寄生 20g，续服半个月，病情日趋好转，血压保持在20～21.3/12～12.8kPa 之间。继以补气养血，健脾化湿，活血通络之散剂调理，越半年，肢体活动功能恢复，行走自如。

牛膝桑寄生，补肾利水

盛师认为肝肾阴虚，肝阳上亢乃高血压病主因之一，因此益肝肾，潜虚阳乃治本之法，常选用牛膝、桑寄生为主药，2药均入肝肾经，功能补肝肾，散瘀血，通经络，张锡纯认为牛膝性善下行，"善治淋疼，通利小便"；盛师认为桑寄生乃得桑树精英，尤胜于桑，其补肝肾、通血脉之功效卓著。药理研究证实2药对麻醉猫、犬均有短暂降压作用，具有扩张外周血管及舒张冠状动脉之作用，其中桑寄生所含之萹蓄甙有利尿作用，如增加剂量时作用显著，临床上盛师常用15～30g。

如治苏女，66岁。罹患高血压病Ⅱ期2～3年，现症头晕头痛，行走时有飘浮感，左半身麻木如蚁行，心烦不寐，腰酸耳鸣，胸闷善太息，大便溏薄日1～2次，夜尿频数，舌红晦胖苔少，脉沉细弦，血压24/14.7kPa。症属肝肾阴虚，风阳上扰，当虑其中风之不测，治宜滋补肝肾，潜阳熄风。药用：

桑寄生20g　生地20g　牛膝15g　白芍15g　钩藤15g　秦艽10g　当归10g　川芎10g　枸杞10g　磁石20g　龙牡各20g（先煎）　甘草4g

服药10剂，诸症均减，血压降至21.3/13.0kPa，脉舌同上，守上方加天麻、红花各8g，续服10剂，血压降至正常，头晕头痛消失，寐安行走稳，肢麻缓解，舌脉同上，嘱以杞菊地黄丸长期服用，以巩固疗效。

人参炙黄芪，益气化水

参、芪性味甘温，功能补气生津，益卫利水，《别录》说人参"调中，通血脉"；《本经逢原》认为黄芪"性虽温补，而能通调血脉，流行经络，可无碍于壅滞也"。现代研究证实大剂量人参及多品种的黄芪均使血压明显下降，血管扩张，并有降低血糖之效。此外，黄芪尚有利尿及使钠排出量增加的作用，且持续时间较长。盛师常以参、芪相伍治疗元气虚弱，水湿内踞之高血压患者。

尝治韦男，57岁。罹高血压病15年，现症头晕目眩，胸闷气短，心悸心慌，寐差健忘，腰膝酸软，手足麻木欠温，大便溏，溲频数，舌淡胖苔白，脉细数，血压22.7/14.4kPa，心率116次/分。证属元气亏虚，胸阳不振，水湿内停，升降失调，投以益气通阳，调气化湿之剂。药用：

党参20g　炙黄芪20g　炒枣仁20g　丹参20g　怀牛膝10g　薤白10g　杜仲10g　葶苈子8g　石菖蒲8g　天麻8g　龙牡各15g（先煎）

服药半个月，血压20.3/12.8kPa，头晕、心悸等症减，于上方去葶苈加苁蓉10g，续服半个月，血压降至正常。嘱以左、右归丸交替服用，以巩固疗效。

大黄草决明，通便泻水

盛师认为腑气不通，水道不畅，湿浊凝滞，升降失常，气血运行悖乱而致血压升高者，非通腑降浊，调畅二便不能为功。临床常选用大黄、草决明以釜底抽薪，通便泻水，认为大黄"调血脉，泄壅滞、水气，利大小便"（《日华子本草》）；草决明清肝明目，利水通便。药理研究两药均有降压和降低血清胆固醇作用。盛师尤喜用草决明，认为其性缓味醇，对于高血压之便秘，无论男妇、体弱或年老者均为佳品。

尝治黄男，62岁。素患高血压、高血脂、冠心病、糖尿病，现症头晕目眩，视物昏花，心烦寐差，胸闷心悸，上楼气喘，颜面及双下肢浮肿，纳少腹胀，大便秘结2～3天一行，小便黄少，舌质红晦，舌体胖齿痕，舌苔白厚，舌下静脉征Ⅲ°，脉沉细弦。血压24.8/14kPa，血胆固醇4.7mmol/L（280mg/dl），甘油三酯1.8mmol/L（160mg/dl），血糖8.3mmol/L（150mg/dl）。症属中土气虚，湿浊壅滞，腑气不通，升降失常，治宜健脾益气，通腑降浊。药用：

黄芪30g　带皮茯苓30g　赤小豆30g　草决明30g　生地20g　车前子20g　郁李仁10g　火麻仁10g　猪苓10g　泽泻10g　大黄6g（后下）

服6剂，便通溲畅，浮肿明显消退，血压降至21.3/12.2kPa，余症亦减，于上方去郁李仁、大黄、生地、草决明，加白术、陈皮各10g。另嘱以草决明研末，每日冲服15g，连服半个月，血压正常，小便清长，大便通畅，浮肿消退，纳增神旺，头晕心悸等症均减。嘱以草决明研末，每次冲服15g，1日1次，续服1个月，血压平稳，血脂、血糖均下降，诸症均失，病告愈。

温阳化气　调和升降

头痛眩晕，乃高血压病之常见症状，究其因多责之肝火上扰或肝阳上亢或痰凝血瘀，或肾虚或气虚或血虚等等，通常治法不外乎清肝泻火、平肝潜阳、滋养肝肾、化湿祛痰、活血化瘀、益气养血等。余临证60年余，深感上述诸法，对于一些单纯性头痛眩晕症，只要辨证准确，也可收桴鼓之效。然而对于一些病因错综复杂，症情千变万化，病程缠绵不已之头痛眩晕患者，则难免有望方兴叹之慨矣！于此之际，余每调理升降出入，斡旋气机运化，使诸阳之首，清空之地不受诸邪之干扰，则头痛、眩晕之症，迎刃而解。兹举 1 例证之。

李某，男，58 岁，干部。1989 年 11 月 6 日初诊。

患者高血压病反复发作，头痛眩晕 10 年多。近半年来头痛眩晕发作频繁，伴下肢浮肿，近 1 个月来病情加剧，而住本市某医院（住院号：5570）。入院检查：血压 30.7/16kPa，心率 68 次/分，心界左扩，律齐，下肢踝以下呈凹陷性水肿（高血压肾病），左踝关节轻度肿胀畸形（类风湿关节炎），尿检：蛋白（＋＋）。B 超提示：主动脉硬化，高血压致左室壁肥厚，冠心病，前列腺肥大。经中药温化寒湿，利水通淋，配合西药降压利尿治疗，病情未见明显改善，而出院求诊于余。

视患者颜面浮肿，面色晦暗，神疲倦怠，四肢乏力颤抖，行走不稳需人扶持，并诉头痛眩晕频发，下肢浮肿明显，腹胀纳少，寐差梦多，口干不欲饮，小便短少不畅，大便秘结，舌胖苔白腻，脉弦大无力。血压 29.3/15.5kPa。尿检：蛋白（＋＋）。乃因阳虚湿阻，气机运化不畅，升降出入失常，姑拟温阳化气，健脾利湿，佐以解痉利尿。药用：

黄芪 30g　白术 15g　带皮茯苓 30g　干姜 6g　地龙干 10g　川附子 6g　夏枯草 10g　葛根 20g　车前子 15g砂仁 6g

11 月 18 日二诊：上药服 6 剂后，头痛眩晕好转，夜寐渐安，纳食稍进，但二便尚未通畅，余症仍存，脉舌同上，血压 26.6/13.3kPa，药已中鹄，勿庸更张，斡运气机，调和升降，以期二便通畅，仍以上方进退加减。药用：

黄芪 20g　白术 10g　带皮茯苓 30g　干姜 6g　川附子 6g　地龙干 10g　火麻仁 10g　郁李仁 10g　砂仁 6g　葛根 20g

另以玉米须 60g，山药 20g 先煎 15 分钟后，以汤液煎上药。

另嘱以草决明研末，每次 10g，开水冲服。

11 月 25 日三诊：上药服 6 剂后，气机条达，大便通，尿量增，下肢浮肿渐消，头痛止，眩晕减，行走渐稳，不需人扶持可在室内行走，但尚感乏力，寐安食增，血压 23.9/13.0kPa，舌淡胖、苔白腻，脉弦大无力尺弱。气机虽畅，湿浊未净，升降仍阻，宜加强温阳化气，健脾化湿之力。药用：

生晒参 10g　黄芪 30g　白术 10g　川花椒 8g　地龙干 15g　猪苓 15g　泽泻 15g　带皮茯苓 20g　干姜 6g　赤小豆 30g　黑蘷豆 30g　油肉桂粉 2g（分 2 次冲服）

另嘱血鹿茸粉 2g 分 2 次以鸭汤冲服

12 月 6 日四诊：上药服 10 剂，并配服血茸 3 次，精神倍增，眩晕止，头痛未发，下肢浮肿明显消退，已能独立外出行走，二便通畅，舌淡红，脉弦滑，白腻苔渐化。尿检：蛋白消失，血压 21.3/12.5kPa。以三诊处方续服，并嘱以血肉有情之品食疗调养，以巩固疗效。食疗药方：

　　甘枸杞 20g　　杜仲 15g　　黄精 10g　　当归 8g　　煎汤加生晒参 10g　　天麻 10g 炖鳖鱼服

　　1990 年 4 月 10 日随访：上药服 20 剂余，并配服血茸鸭汤及炖服鳖鱼数次，病情稳定，行走自如，矫健如昔，血压 20～21.3/12～12.6kPa，已能上半天班，病告愈。

　　临证时尤需注意气机之运化，特别对于一些病情错综复杂的患者，每以调和升降出入、气机运化为法，因此处方用药不拘泥于一般清规戒律，务使其气机运化通畅，保持正常的升降出入。本例患者症情错综复杂，病程缠绵不已，但细析其病情，乃因脾肾阳虚，气机运化失健，致使湿浊内阻，升降出入失常。该升者不升，清阳受阻，津液不能输布，故见头痛眩晕，口干不欲饮；该降者不降，故见大小便不利。而究其导致升降出入失常者，则在于脾肾阳虚，故见患者颜面浮肿，面色晦暗，神疲倦怠，舌胖苔白腻，此乃本病辨证要点。特别应该指出的是该患者脉虽弦大，但中空无力，亦为阳虚之象，这与肝火上扰、肝阳上亢之脉弦劲有力，迥然有异，临证尤须细辨。临床上恒见一些老年性高血压病患者，脉象多弦大，此乃动脉硬化之征；切勿一概误认为肝火、肝阳，于此之际，务须细审详参四诊，分析其病情，找出其病因，如是辨证立法，施治用药方可丝丝入扣。

　　本例头痛、眩晕患者，立法、处方、用药自始至终紧扣温肾阳以利水，补脾气以化湿，药用：生晒参、黄芪、附子、干姜、肉桂、鹿茸、白术、砂仁、杜仲等，俾脾肾健，运化旺则水湿行，这正所谓治本之计也。另一方面调畅气机，通利水道，开启二阴又事在必行，故方中以车前子、猪苓、泽泻、茯苓皮、玉米须、赤小豆、地龙干、黑篷豆利小便，通水道；以火麻仁、郁李仁、草决明通大便，启后阴；再用葛根、花椒利气机，通三焦，诚如《本经疏证》说："葛根之用，妙在非徒如瓜蒌但滋阴津，亦非徒如升麻但升阳气，而能兼擅二者之长。"《本草纲目》说花椒"解郁结，通三焦"，此乃治标之计。标本兼顾，脾明阳充，运化复健，二便能利，则气机运化条达，升降出入复常，亦即"通因通用，塞因塞用"之意，而头痛、眩晕、水肿均冰消雪解。

（柯联才　整理）

刘献琳

降血压需辨相火阴虚之偏盛

刘献琳（1928～　），山东中医药大学教授

原发性高血压相火偏盛者，舌苔必黄，烦躁较甚；阴虚偏盛者，必舌红少苔。前者宜平肝潜阳，熄风降火为主。药用天麻、钩藤以平肝熄风；生石决、生牡蛎、紫贝齿以平肝潜阳；生山栀、黄芩以清降肝火；怀牛膝、茺蔚子以导血下行；桑寄生、炒杜仲以滋养肝肾；夜交藤以宁志安神。头痛甚者，加川芎、夏枯草；苔黄甚者，加胆草、胡黄连；高血脂者，加炒槐米、金樱子；苔润滑者，加泽泻、车前子。后者宜滋阴潜阳，镇肝熄风为主。药用生地、白芍、天冬、麦冬、玄参以养阴清热；生龙牡、生龟板、生鳖甲以镇肝熄风；怀牛膝、代赭石以平冲降逆，引血下行。

王某，男，45岁，干部。1986年5月6日就诊。

头晕头痛10余天，睡眠不稳，烦躁易怒，纳可，大便不干，小便色黄，脉弦滑，舌质略红苔黄。血压24.8/14.7kPa。查血脂：胆固醇（285mg/dl），三酸甘油脂2.9mmol/L（258mg/dl）。辨证为肝阳上亢，相火偏盛。治宜平肝潜阳，熄风降火为主。方用：

天麻10g　钩藤15g　山栀12g　黄芩9g　胆草9g

胡黄连 9g　生石决 30g　茺蔚子 12g　怀牛膝 15g　夜交藤 30g　桑寄生 15g　炒杜仲 15g　炒槐米 30g　夏枯草 9g

复诊（5 月 23 日）：连服 6 剂，头晕头痛减轻，睡眠好转，唯烦躁不差，舌转淡，苔黄，脉弦滑，血压 23.3/14.6kPa。再以上方加豆豉 10g，水煎分 2 次服。6 剂。

三诊（6 月 1 日）：继服 6 剂，头痛头晕已止，烦躁失眠大差。血压下降至 21.3/13.3kPa，复查血脂：胆固醇 6.2mmol/L（240mg/dl），甘油三脂 2.2mmol/L（190mg/dl）。仍以原方出入，继服 24 剂，诸证皆平，血压、血脂正常。2 年后追访，未有复发。

施某，女，50 岁，干部。1989 年 4 月 20 日就诊。

头晕头痛 3 个月，近半月来头痛头晕加重，烦躁失眠，口干唇燥，面部潮红烘热，手足心热，午后较重，食纳尚可，大便干燥，小便略黄，脉弦劲，舌质红无苔，血压 27.3/14kPa。辨证为肝肾阴虚，肝阳上亢。予以滋阴潜阳，平肝清热为治。方用：

生地 30g　天冬 15g　麦冬 15g　玄参 18g　生龟板 30g　生白芍 15g　怀牛膝 15g　代赭石 30g　青蒿 12g　生鳖甲 30g　生石决 30g　地骨皮 12g　青木香 15g　夜交藤 30g　夏枯草 9g

复诊（4 月 28 日）：服药 6 剂，头晕头痛减轻，手足心热已差，大便已不干，唯仍烦躁失眠，面潮红而烘热，脉舌如上，血压下降至 24/13.3kPa，又以上方加枣仁 30g，生山栀 10g。6 剂。

　　三诊（5月5日）：服药6剂，头晕头痛大减，手足心热及唇干口燥已除，面潮红退，烘热止，舌质略红苔花剥，脉弦滑，血压 22.7/12.6kPa，又以上方去骨皮，加茺蔚子12g，继续12剂，诸证皆平。血压降至正常。半年后追访，血压仍正常。

何炎燊

苦辛酸降，继以甘咸
培土暖中，亦可御风

何炎燊（1922～　　），东莞市中医院主任医师，临床家

　　头痛眩晕乃高血压病常见症状，中医辨证则责之于风。盖风性上窜，易犯巅顶，"诸风掉眩，皆属于肝"故也。自刘河间创"内火召风"之说，明清医家从而阐发之，治内风之法，粲然大备。然此病多本虚标实，病人素质又有阴阳偏胜偏衰之殊，故用药须权衡轻重缓急，慎防跌仆厥脱之变，是为要着。

治以苦降辛泄　少佐微酸
勿使风阳上翔　蒙蔽清窍

　　叶天士《临证指南·中风门》治某姬一案云："平日怒劳忧恐，以致五志气火交并于旧，肝胆内风，鼓动盘旋……固为中厥之萌。"此乃高血压病而有中风先兆者。叶氏用"苦降辛泄，少佐微酸，折其上腾之威，使清空诸窍，勿使痰浊壮火蒙蔽，乃暂药之权衡也"。意即急则治其标。药用：石斛、橘红、蒺藜、秦皮、草决明、桑叶、钩藤、白芍等8味药。接案云："前议苦辛酸降一法，肝风胃阳已折其上

腾之威，故诸恙觉小愈。"可知此方投剂即效。方中桑叶、白芍、钩藤平肝熄风；石斛、橘皮清降阳明，皆极平淡之品；决明子、刺蒺藜虽能散风热，然古方多用于目疾；秦皮则自《伤寒论》后，世皆用治痢疾。且古书平肝熄风之药甚多，叶氏何以独取此数者而收捷效？近年中药研究之进展，叶氏此方之妙用已被揭开一部分。医刊报道，桑叶、白芍、钩藤皆有降压作用，决明子除善能降压外，更能降血脂。最近，用刺蒺藜制成之新药"心脑舒通"有良好之改善心脑缺血状况，抑制血小板凝集，降血压与降血脂作用，被认为目前治疗心脑血管疾病最佳药物之一。科研结果，与叶氏之临床实践正相符合。前贤经验之宝贵，于此可见一斑。

50年代，即用叶氏原方加珍珠母之潜降，夏枯草之清泄，治疗高血压病之风火升腾莫制，头痛岑岑，眩晕如坐舟中，面赤唇麻，手足掣痛，口苦心烦，脉弦劲滑数者，常获良效。每用3～4剂，血压可下降 2.7～5.3/1.3～2.0kPa。虽曰治标，然无副作用，停药后病发再用，疗效依然。因名之曰"苦辛酸降汤"，用量亦较叶氏原方为大。组成：

石斛15g　橘红5g（后下）　刺蒺藜20g　秦皮15g草决明25g　桑叶15g　钩藤15g（后下）　白芍20g　夏枯草15g　珍珠母30g

随症加减：头痛甚者加葛根15g，蔓荆子10g；眩晕欲倒者加天麻15g，菊花15g（后下）；火盛者加黄芩15g，栀子10g，甚者则加羚羊角5片（先煎）；木火戕胃，心中嘈杂呕逆者加竹茹 15g，麦冬 15g；口干舌燥者加元参 20g，天冬 15g。

厚味填阴，介属潜阳
龙相安宅，风阳自戢

标症暂解之后，自当治本。高血压病虽头绪纷繁，而常见者多属阴虚阳亢。盖此类患者，多是中年以后，经曰"人年四十，阴气自半"，且烦劳操持，脏阴暗耗，以致水不涵木，木失所养，则肝阴不足，肝阳偏亢。症见头中震痛，忽冷忽热；眩晕眼花，不能自持；心中干燥如焚，悸动无时；下肢痿软无力，筋脉掣痛；稍劳则心慌气短，面热汗出；舌红或深或淡，舌苔或白或黄，皆不足凭。程门雪云"时病重苔，慢性重脉"也，而脉多弦细，或弦或数。细为脏阴之亏，弦为肝木之旺，若兼见劲数，则是大厥之萌矣。前人治此证，名方甚多，如薛生白之滋营养液膏（女贞、旱莲、桑叶、黑芝麻、菊花、杞子、当归、白芍、熟地、黑豆、南独叶、茯神、玉竹、橘红、沙苑、甘草、阿胶、白蜜），经验方之首乌延寿丹（首乌、豨莶草、黑芝麻、金樱子、旱莲草、女贞子、菟丝子、杜仲、牛膝、桑叶、忍冬藤、生地），皆有滋肾柔肝之功，法非不善也，独惜其缺乏介类潜阳之品。盖阴阳互根，阴亏之甚者，则不能维阳，阳乃浮亢；而阳气亢盛，又反而灼烁真阴，两者互为因果，形成恶性循环。故叶天士、吴鞠通、王旭高、张山雷诸先辈，治此等证，必育阴与潜阳并用也。余用吴氏三甲复脉汤为基础，兼采各家之长，厘定为"加减三甲复脉汤"一方，药用：

龟板 30g　鳖甲 30g　牡蛎 30g　生地 25g　白芍 20g
麦冬 15g　阿胶 15g　女贞子 15g　旱莲草 15g　首乌 15g
玉竹 20g　蒺藜 20g

此方用静药填阴，介类潜阳，使阴平阳秘，自然龙相安宅，内风亦无从旋动矣。然病由人身内在阴阳之偏，而非六气外来之感，实难速愈，若服药得药，则改作丸剂，以利久服，盖王道无近功也。

又张锡纯氏之镇肝熄风汤，亦用龙、牡、龟板、萸、地等药，同时指出"间有初次将其药服下，转觉气血上攻而病加剧者，于是加生麦芽、茵陈、川楝子则无此弊"，此说可供参考。确有个别病例，不耐受三甲胶地之纯腻者，方中酌加麦芽、茵陈，如作丸剂，可用麦芽、茵陈煎汤去渣，浓缩熔化阿胶，入诸药末为丸，自无滞气之弊。

培土可以荣木　暖土可以御风

上述急则苦辛酸降以治标，缓则甘咸滋潜以治本，此治高血压病头痛眩晕之常法也。然人身阴阳之偏盛偏衰，又非常法所能尽事者。1954 年，有搬运工人黄姓妇，年过半百，犹日晒雨淋，劳动不息。其人体态虚胖，干活之后即挥汗如雨，又渴喜热饮，汗出更多。一向血压偏高，徘徊于 24/14.7kPa 左右而无所苦。近年经绝之后，血压更升至 25～26.7/13.3～14.7kPa 之间，始见眩晕头重，心悸食少。时值解放初期，城乡医疗机构尚未普遍设立，就诊于西医，仅为注射葡萄糖及给予降压片，症虽暂缓，犹缠绵未愈。妇为衣食计，仍带病出勤。一日，数人扶持来我所求诊。自诉突然头重昏沉，眩晕欲倒，脑中鸣响，两眼发黑，而汗出淋漓，沾衣透襦，大渴须啜热饮，汤水稍温即呕，而食不知味，心中空荡无主。诊其脉缓大而革，如按鼓皮，舌质暗淡，苔白薄，血压 32/15.7kPa，按西医观点已接近高血压危象。而中医辨证，则是其人下元虚冷，中阳素弱，土虚不能荣木，以致阴风萌动，乘巅为痛为晕，戕胃为呕为恶食。且卫疏汗泄又是阳气衰微之征。古有"近效术附汤"治风虚头重眩，苦极，不知食味者，乃暖土御风之良法，对此病最为合拍。若以西套中，则附子升压，断不能用。三思良久，毅然以原方加天麻祛风，半夏降逆治之。

白术 60g　附子 18g　炙甘草 9g　煨透生姜 15g　大枣 6 枚　天麻 15g　半夏 15g

为慎重起见，令其少量多次乘热服之。翌日晨，患者已能自行来所，谓服药后汗渐收，渴渐止，倦极而睡，一夜颇安，今晨眩晕头痛大减，饮食知味。血压下降至 25.3/13.6kPa。乃减姜附之量，令再服两剂。第四日出勤如常。据此为立一培土荣木之简便方，常用炒糯米、大枣、煨姜煎水代茶，并吞服六君子丸，从此血压平稳于 22.7～24/12.6～13.3kPa 间，精神日增，偶尔多啖瓜果，或操劳过度，眩晕将作，服术附汤 1 剂即安。寿至 78 岁。

用术附汤辛热之药治高血压病头痛眩晕，虽是变局而非正局，然病万变，药亦万变，医者亦须临证随机应变，不能固守一方一法也。

周次清

三期别浅深　虚实酌肾肝

周次清（1925～　），山东中医学院教授

初期多实　重在治肝

高血压病初期，多数为精神刺激、情志抑郁而诱发。因精神抑郁不舒，肝失疏泄，便可导致肝气郁结，肝火上炎，肝阳上亢，甚至肝风内动。整个病理变化过程，以实为主，病位在肝，均以头痛、眩晕为主症。临证宜分别采用疏肝、清肝、凉肝之法。

1. 疏肝法　适用于初期不稳定型高血压患者。仅表现为头痛头晕，胸闷胁痛，精神不振，血压变化与情绪波动密切相关，舌苔薄白，脉沉弦。治宜疏肝理气，佐以活血解郁。方选柴胡疏肝散。方中柴胡、薄荷疏肝解郁，枳壳、香附理气解郁，当归、芍药活血解郁，甘草缓肝调中。关于柴胡的应用，老师认为，小量升清，大量清解，中量疏肝，故用治高血压，以中量为宜。

2. 清肝法　肝郁日久化火，或肝阳疏泄太过导致木火内生，均可出现头痛头胀，眩晕，心烦口苦，胸胁胀满，多梦易惊，小便黄赤，大便秘结，舌红苔薄黄，脉弦数。治

宜清肝泻火，方选清肝降压汤（老师自拟方：柴胡、菊花、钩藤、黄芩、丹皮、栀子、香附、青木香、佛手）。方中柴胡、香附疏肝解郁，丹皮、栀子、黄芩清肝泻火，菊花、钩藤平肝清热，青木香有降压之功，佛手理气和胃，共奏清肝降压之功。多梦易惊者加炒枣仁、夜交藤；手足发胀者加泽泻；便秘者加大黄；面红目赤，急躁易怒者加龙胆草、黄连。验之临床疗效甚佳。

3. 凉肝法　因肝阳过亢，往往可导致化火生风，主要表现为剧烈头痛，眩晕肢麻，颈项强硬，烦躁不安，手足抽搐，舌红苔黄，脉弦数等肝经风火上动的症状，甚则出现突然昏倒，肢体偏瘫，痰涎壅盛的中风证。治宜凉肝熄风，首选羚角钩藤汤。方中羚羊角、钩藤、菊花、桑叶凉肝熄风，生地、白芍、甘草益阴凉血，贝母、竹茹、茯神豁痰通络，宁心安神。若兼见视物模糊，筋惕肉瞤等肝肾阴虚症状，则改用镇肝熄风汤。

中期多虚实并见　治宜肝肾兼顾

高血压病发展至中期，常可出现本虚标实，阴虚阳亢的病理变化。有的始于肝阳有余，进而损及肝肾之阴，也有的先由肝肾阴亏发展至阴虚不能敛阳，阳动风生，最终导致虚实并见，阴亏阳浮的病理结局。在辨治中，老师根据其病因、病理的不同及肝肾受病的侧重，灵活运用滋阴潜阳与育阴摄纳、敛阳熄风两法，多能获得良效。

1. 滋阴潜阳法　在病变过程中，肝阳上亢与肝肾阴虚的程度不同，其临床表现亦各不相同。一般来讲，偏于阳亢者，多由肝郁化火而来，症状以头胀头痛，面红目赤，烦躁易怒，舌苔黄燥，脉弦数为主，其病变重心在肝；偏于阴虚者多由肾虚发展而来，症状以腰膝酸软，头晕耳鸣，心烦少寐，舌红少苔，脉细数为主，其病变重心在肾。临证中，老师特别注意根据阴虚与阳亢的轻重主次，灵活应用。

阳亢重，阴虚轻者，多见于中青年患者。治宜潜阳为主，滋阴为辅，方选天麻钩藤饮。方中天麻、钩藤、石决明平肝潜阳，黄芩、栀子、益母草泻肝火，桑寄生、杜仲、牛膝益肝肾，夜交藤、茯神宁心安神。肝火偏盛者加夏枯草、龙胆草；耳聋加磁石、珍珠母；心烦易惊加生龙骨、生牡蛎、龙齿。

阴虚重，阳亢轻者，多见于老年患者。治宜滋阴为主，潜阳为辅，用三甲复脉汤。方中地黄、阿胶、麻仁、麦冬、芍药、甘草滋肾养肝，牡蛎、龟板、鳖甲育阴潜阳。诸药合用，共奏育阴增液，摄纳浮阳之功。

阴虚与阳亢均较重者，首选建瓴汤。方中代赭石、龙骨、牡蛎潜镇浮阳，牛膝、地黄、山药、芍药滋阴，柏子仁养心安神。亦可选用秦伯未的镇静气浮法（龙齿、牡蛎、代赭石、旋覆花、朱茯神、益智仁、枣仁、柏子仁）或杞菊地黄丸、桑麻丸等，均能获得良效。

对于顽固性高血压，在上述治法的基础上，加泽泻、车前子等利尿降压药，可获卓效。此法对于血液粘稠度高者不宜应用，

2. 育阴摄纳，敛阳熄风法　由于肝肾阴液过于亏耗，肝阳升动无制，必然导致阴虚不能制阳，形成虚风内动的

病理变化。主要表现为头痛眩晕，唇舌发麻，视物模糊，头摇肢颤，半身麻木，筋惕肉瞤，舌红少苔，脉弦细数等。此多为中风先兆，须加警惕。首选大定风珠。方中三甲复脉汤育阴潜阳，五味子、鸡子黄敛阳熄风。伴抽搐震颤、口眼歪斜者，可加搜风止痉之品，如全蝎、蜈蚣、僵蚕等。

后期多虚　重在治肾

　　高血压病发展至后期，往往因年老体弱，肾气虚衰，加之久病由肝及肾、由实转虚，而出现"髓海不足，脑转耳鸣"，"上气不足，脑为之不满"的肾虚为主之证，在辨治中，根据肾阴虚、肾阳虚与阴阳两虚的不同，分别采用相应的治疗方法。

　　1.补阴益阳法　适用于单纯肾气虚衰所导致的高血压病。肾虚，可因于先天禀赋不足，又可因于后天劳损过度。大量临床资料证明，老年人高血压及更年期高血压多为肾气虚衰所致。主要症状为头晕头痛，耳鸣耳聋，记忆力减退，倦怠嗜睡，既不耐冷，又不耐热，发白发脱，牙齿浮动早脱，腰膝酸软，头重脚轻，尿频，夜尿多，月经量少或闭经、绝经，舌淡，脉虚弱。治宜补阴益阳，调理阴阳。方选益肾降压汤（老师自拟方：桑寄生、炒杜仲、仙灵脾、黄芪、黄精、女贞子、牛膝、泽泻）。方中桑寄生、炒杜仲、仙灵脾补肾温阳，女贞子、牛膝益肾育阴，黄芪、黄精益气补中，以补后天，泽泻利尿降压。兼见口干心烦、面部烘热者，加知母、黄柏；失眠多梦者，加炒枣仁、夜交藤；血压持续不降者，加青木香、钩藤；血液粘稠度增高者，加决明子、生山楂。本方用于治疗老年性高血压病伴高脂血症及更年期高血压病，疗效甚佳。

2. 育阴涵阳法　用于阴虚阳浮、水亏火旺所致的高血压病。由于肾阴亏虚不能制阳，虚阳浮越，主要表现为头晕头痛，面部潮红，心烦口干，失眠健忘，腰酸耳鸣，视物昏花，双目干涩，大便秘结。治宜首选左归丸加减。方中熟地、山药、山萸肉、鹿角胶、龟板、枸杞、菟丝子、牛膝，皆为阴中涵阳之品，意取"阳中求阴"、"补中有化"之意。若出现五心烦热，舌红少苔，脉细数等阴虚火旺的征象，可以暂用知柏地黄汤，以滋阴降火，泻其有余，补其不足。

3. 扶阳配阴法　适用于肾阳偏衰的高血压病。肾阳虚衰的形成，可由肾气虚衰发展而来，也可由阴损及阳而致。主要表现为头晕头痛，耳鸣耳聋，腰膝酸软，疲乏无力，记忆力减退，畏寒肢冷，面色㿠白，小便清长，大便稀溏，舌淡苔白，脉沉迟无力等症。另外，肾阳虚衰，亦可累及心阳不振，脾阳式微，出现水气凌心，水湿泛滥而兼见心悸不宁、喘促、水肿等症。治宜首选右归丸加减。方中熟地、山萸肉、山药、鹿角胶、枸杞、菟丝子等药阴中有阳；附子、肉桂温肾壮阳，意在"阴中求阳"、"化中寓补"。若见阳虚阴盛，水湿不化而兼见心悸、喘促、水肿者，可暂用真武汤以达益火制阴之目的。方中附子温肾化水，白术、茯苓健脾宁心利水，芍药养阴柔肝。

此外，对于老年人高血压病，治疗应以调理阴阳的偏盛偏衰为主，尤应注意降压不可太过，慎用重镇之品，以防全身重要脏器供血不足而导致变证丛生。

肝阳上亢　难概全貌

肝阳上亢可为高血压病的一种类型，但高血压病不一定都是肝阳上亢，而肝阳上亢也不一定就是高血压病。阳亢与血压升高的表现虽同，但阴阳失调的本质有异。肾（肝）阴虚肝阳亢，在高血压病中固然多见，而肾水亏心火旺，在高血压病中亦常发生，尤其多见于青壮年女性患者。

李某，女，42岁。高血压病4年，血压一般持续在20/13.3kPa左右。临床表现为头胀头晕，耳鸣，面红，口干苦，头汗多，心烦心悸，健忘失眠，多梦，月经先期量多，大便干，小便黄，舌红苔薄黄，脉弦数。先后用滋阴潜阳，凉肝熄风的天麻钩藤饮、镇肝熄风汤治疗3周，效果不明显。后来以心烦、心悸、失眠多梦为主症，水亏火旺，心肾不交为病因，用俞根初黄连阿胶汤加枣仁、夜交藤，服用3剂，症状明显减轻，血压始降。继服12剂，症状消失，血压恢复正常。

一、阳虚阴乘　并非少见

阳虚阴乘，在高血压病中并非少见，尤其是年老体衰患者，由于肾阳不足，脾阳不运，清阳不升，阴寒痰湿上乘所致的头痛、眩晕，在高血压病中屡见不鲜。

孙某，男，54岁，火车司机。患高血压病12年，血压一般为24/16kPa。身高体胖，头晕目胀，面红目赤，多汗畏寒，心烦健忘，口干苦不欲饮，左侧上下肢麻木，下肢浮肿，夜尿清频，苔白厚，脉沉细缓。当时考虑，高血压多从肝治，头晕面红目赤又是肝阳上亢之象，给以镇肝熄风汤和建瓴汤皆不效。又根据患者体胖，苔厚，脉细缓的脉症，改用半夏白术天麻汤，症状不见好转，血压始终不降。最后判断，面红目赤、口干苦，阳亢是假；畏寒、下肢浮肿、夜尿清频、口不渴，阴寒是真。试用真武汤加肉桂、泽泻、车前子。6剂后面色由红赤变为苍黄，目睛不红，血压下降。自觉服药后舒适，连服30剂余，症状消失，血压降至20/12kPa左右。

　　战某，男，52岁，教授。高血压病史7～8年。头晕目胀，耳鸣，口干，目涩，五更泻，舌淡红苔白厚，脉弦。血压21.3/14.7kPa。当时认为，高血压病重在肝肾。先用滋阴潜阳以降压，后以温肾健脾以止泻。服用建瓴汤12剂，血压不但不降，反而较前有所增高。舍上治下，改用真武汤合四神丸，治疗1周，大便成形，五更泻愈。血压降至17.3/12kPa。有意降压而不降，无意降压而自降，说明本病的关键不在阳亢而为阴盛。

二、无痛无晕　阳亢难辨

　　高血压病不一定都有头痛头晕。属于阴阳两虚或阳亢日久的患者，血压往往较高，而临床症状常不明显，或仅有耳鸣、健忘、记忆力减退。例如某校一位外语女教师，20多年来血压一直在29.3/17.3kPa。经各医院检查，均未出现异常病变。平时无任何不适的感觉。如血压降至24/14.7kPa下，反而出现头晕、眼花、神疲体倦、卧床不能工作。

　　这类病人，大多始于"阴虚阳亢"，病变日久，机体本身"阳化气，阴形成"，"阳生阴长"，由偏而盛，自身调整达到相对"阴平阳秘"，因而血压虽高，临床症状并不明显。对这类病的防治，张景岳有很好的经验，他说"阴根于阳，阳根于阴，凡病有不可正治者，当从阳以引阴，从阴以引阳，各求其属而衰之"。其治疗，应首先考虑左归丸。

三、虽见阳亢　血压不高

血压不高，可见阴虚阳亢的病证。人体在正常的情况下，阴阳消长是保持相对平衡的，如果"阴平阳秘"的生理关系被破坏，就会产生阴阳偏盛偏衰的病理现象。倘若病变属于阴阳两虚而偏阴虚者，其临床症状往往比较明显，而血压升高的现象常不显著。

宋某，男，64岁，干部。基础血压一般在17.3/10kPa。心肌梗塞后，血压一直维持在14.6/8.6kPa。临床表现为经常口干，乏力，心慌，气短，失眠多梦，腰膝酸软，大便干、小便黄，时有头胀，舌红苔薄白，脉沉细数。诊断为气阴两虚。用人参、五味子、炙甘草补气，血压便升至17.3/10.7kPa，病人即有明显的头胀、头晕、头痛、恶心等肝阳上亢的症状。用生地、首乌、麦冬滋阴，即出现腹痛、便溏阳虚阴寒的征象。最后归结于阴阳两虚偏于阴虚，用左归饮加减而收功。患者虽临床表现为阴虚阳亢，但是其血压并不高。

总之，从中医的学术观点来看，高血压病的发生发展，主要与脏腑阴阳失调，制约关系失常有关，决不能把高血压病和肝阳上亢等同起来。如果在高血压病的辨证中只重视阴虚阳亢的发生，而忽略阳虚阴盛的变化，或只知肝阳上亢是高血压病的根本,不晓水亏火旺是高血压的原因,把滋阴潜阳,凉肝熄风作为治疗高血压的唯一方法,这样的施治往往会得出"中医治疗高血压病效果不好"或"中药只能改善症状,不能降低血压"的结论。这种观点,主要是由于脱离了阴阳辨证的基本规律,单纯把肝阳上亢作为高血压病的病机造成的。

（路广晃　整理）

孟景春

诊治高血压必须知常达变

孟景春（1922～　），南京中医药大学教授

补气降压，重用黄芪

重用黄芪降压，必须具有典型的气虚症状和体征，如体型肥胖，面色少华，语言短气；或有多汗、易汗，或有易于腹胀便溏，或下肢浮肿等。其脉见细软，重按近无，舌质淡肿，齿印明显，即可重用黄芪，适当加活血通络药。若有兼证则随证加味，可取得良好的降压效果。

笔者重用黄芪降压，实得自《医林改错》补阳还五汤的启示。补阳还五汤现常以之治中风后遗症。王清任指出该方适应症为：半身不遂，口眼歪斜，语言謇涩，口角流涎，大便干燥，小便频数，遗尿不禁等。而现有人提出凡中风后遗症而血压仍高者必须降压。因此推想中风后遗症时可重用黄芪，则未见中风之前用之岂不更好。后又见《医学衷中参西录》有"中风不可轻用补阳还五汤"之说。言其不可轻用，不可轻用者是告诫用之宜慎，非不能用也。关键在于辨证的正确与否，因而重用黄芪降压时，必须细微观察有无气虚的症状和体征。在处方配伍时，必须遵循

补阳还五汤之原义，在重用黄芪的同时，必参少量的活血通络药。重用黄芪的量，常为30～50g，重者80g。

韩某，男，46岁，干部。1997年8月10日初诊。

主诉：高血压有二十年病史，常觉头晕、头胀，兼有哮喘，发则喘息痰鸣。血压高时，收缩压23.94kPa，舒张压15.96kPa。观其形体颇丰，但面色少华，平时易汗，动则气喘，入夜经常失眠，入寐则梦境纷纭，大便常干结如栗，便时艰涩。舌质淡胖，边齿印明显，脉细滑。脉证合参，显系肺、脾气虚，肺失宣肃，腑气失下行之顺（肺与大肠相合），治宜补气理脾，通调腑气，佐以养心安神。

生黄芪50g 广地龙12g 炒赤白芍 各10g

陈皮10g 丹参15g 郁李仁10g 炙草6g 柏子仁10g 明天麻10g 茯神12g 夜交藤 炙紫菀各15g。

二诊：8月18日。药后大便通畅，睡眠转佳，梦境亦少，头晕、气喘均减，唯汗出颇多，汗后并不恶风。续予原方加桑叶15g。续服15剂。

三诊：二周后复诊，血压已基本正常，收缩压19.29kPa，舒张压12.24kPa。不仅血压下降，哮喘亦未发作。药病中肯，续予原方加生山楂15g，泽泻12g，继服半月。并嘱平时饮食宜清淡，加强运动锻炼。

此例以上方为基础，稍事加减，调治半年，血压一直保持在正常范围，哮喘亦未发作。

气虚证兼见阴虚者则宜兼养其阴，兼有血虚者则宜兼养其血。但黄芪的用量，不宜减轻。

活血降压，必伍降脂

活血降压法，适用于瘀血阻滞型。其症状和体征为：头晕较为突出，血压安静时升高，活动后降低；舌质有紫气，舌底静脉怒张，脉象细涩。凡此证型，常以活血通络为主，稍佐理气之品，以气为血之帅也，附治验例。

蒋某，女，58岁，干部。1997年5月6日初诊。

血压升高有15年，曾服多种降压药及中药，均乏效，也有服降压药头晕更甚（血压下降太多），停药后，又得反跳升高。平时不易入睡，寐则梦多惊险。其每日测试记录，最高者是晨起来活动时，中午稍低，晚上将卧时血压又复上升。夜寐差，常烦躁不宁，舌质两边红赤，苔薄黄，舌下静脉怒张，脉弦涩。证脉合参，系瘀阻络脉，心肝火旺以致心神不安。治宜活血通络，清心泄肝，佐以安神。

川牛膝20g　丹参15g　益母草20g　法夏10g　夏枯草10g　丹皮10g　柏子仁10g　炒枣仁20g　淡竹叶10g　青龙齿20g（先置）　制香附10g　夜交藤20g（七剂）

二诊：5月13日

药后睡眠改善，梦境少且无惊险，血压明显下降。自服至三剂后，其每日3次测试已持续稳定在19.29～19.95kPa，头晕亦除。原方去青龙齿，加炒谷麦芽各15克。嘱其续服半月。

三诊：6月1日

血压一直稳定在正常范围，舌边红赤转淡，舌下静脉怒张近于消失，舌苔黄腻已化。肝心之火渐平，瘀血渐化。

再以原方加减。

　　川牛膝 20g　丹皮 10g　丹参 15g　甘菊 12g　柏子仁 10g　炒枣仁 15g　法半夏 10g　陈皮 6g　益母草 15g　生山楂 15g　泽泻 12g

　　嘱此方间日服一剂，以巩固疗效。嘱其平日忌食酸冷、辛辣肥腻食物。

　　按血瘀易于阻络，络阻则血行失畅，导致血压升高，故活血通络，实为此种证型高血压的治本之计。然瘀阻之因非一，有气虚血瘀者则宜补气活血；有气滞血瘀者宜理气活血；也有血寒致瘀者则宜温运祛瘀；亦有血热致瘀者则宜清热活血。本证之瘀，应属血热，其热来自心肝火旺，故用丹皮、甘菊、夏枯草、淡竹叶以清心、肝之火。

　　临床上高血压之属血瘀者，常伴有血脂升高，或胆固醇偏高者，中医学称为痰瘀交阻，因此二者增高，易使血行迟滞而致瘀，故在化瘀药方中配以生山楂、泽泻、半夏、陈皮、决明子等，现代医学研究表明，这些药物有降脂降胆固醇的功效，从而有利于活血化瘀药功效的发挥。

燮调阴阳，二仙加减

　　燮调阴阳，在此专指调燮肾阴肾阳。这种阴阳失调的高血压，多见于妇女更年期。其阴阳失调之特征，常有夏季怕热，冬季畏寒。冬季畏寒，以两足更甚，熨之稍温，亦有上热下寒者，即面部常觉烘热颊赤，而下肢寒冷殊甚；此外，头晕耳鸣亦多。上热下寒者舌质偏红少苔，无上热者，舌质多较淡，两尺脉沉细，或见细数。凡见此高血压升高持续不降者，常以二仙汤加减取效。

二仙汤　仙茅　仙灵脾各 12g　巴戟天 10g　川柏片 10g　知母 10g　当归 10g

若兼见肝阳上亢头痛者，常加白蒺藜 12g，双钩藤 15g，甘菊花 12g；若上热下寒明显者，加大熟地 12g，怀牛膝 15g，上肉桂 6g，或加灵磁石 20g，以加强其引火归原。若阴虚较明显者，则减轻温阳药，加制首乌、大生地、怀山药、萸肉各 10g。一旦血压下降，稳定在正常范围内，其上热下寒，或寒热失调症状消失后，则用杞菊地黄丸（早服），金匮肾气丸（晚服），二者配合常服半年至一年，或更长时间，以巩固疗效。

降血压须重视兼证

患高血压病的患者，除表现头痛、头胀或头晕外，常有不少兼证，如失眠多梦、大便干燥数日一行、或下肢浮肿、小便不利；这些兼证常与高血压相互为患。兼证不解，虽降压药（包括中西药）对症，其效亦不显。所以提出对其兼证，切勿忽视。如兼失眠多梦者，宜加柏子仁、炒枣仁、朱茯神，生龙牡等；但失眠的形成，亦有多种原因，若用安神镇静不效者，更当究其因而治之。如大便干结数日一行，如属热结者可用生大黄、瓜蒌仁、玄明粉等；一般可用润肠通便，如郁李仁、大麻仁、桃仁等；如阳虚便秘者可用肉苁蓉、核桃仁等。总之治便秘亦应辨证施治。如见下肢浮肿，小便检查无异常者，有朝轻暮重多属气虚不能化湿，宜用仲景防己黄芪汤加减，常用汉防己、生黄芪、陈皮、生苡仁、生白术、扁豆衣等，并适当加活血药，如益母草、红花等。若有其他兼证较为突出者，亦当究其因而治之。如此方能提高降压效果。

曹惕寅

气血痰火　唯求一通

曹惕寅（1881～1969），沪上名医，临床大家

气血痰火为患

曹氏对高血压（眩晕）病的认识，宗《素问·调经论》经旨"血之与气，并走于上，则为大厥"。继承先贤论述，结合自己经验，认为高血压的病机在于气、血、痰、火四端，不离阴阳两纲。气属阳，血属阴。气为血帅，血之灌输脏腑，淖泽肌肤，周流不息，无不赖诸气之推动。气机调和，则血行调畅。若气横肆窜扰，则血易于涌决；若气耗浮弱，则血易于凝泣。因而，眩晕、耳鸣、昏仆、偏枯诸症，纷陈杂见，皆由于气血违其常序。而气血之违常，又由于火之窜扰。高血压患者，每多因紧张、愤怒、忧愁、思虑过度等情志的刺激，致阴液耗伤。心阴耗则心火日炽，肾阴亏则肝木偏亢。心肝不潜，则易受气火之窜扰。或涌于上，或结于下。昏厥、偏枯诸证由之而生。再者，阴虚每多火旺，火旺又易炼液成痰，痰火交并，则变证丛生。是以曹氏对高血压的病机，概括为气血失序，痰火为患。气血涌于上，则上实而下虚，是为高血压病虚实之本质，但

又有收缩压高与舒张压高的不同。收缩压高，多属心肝火旺，气火窜扰，为阳亢之象，偏于实。舒张压高，多为肝肾阴亏，阴不足，阳偏亢，气火浮游，为阴亏之象，偏于虚。其虚实又往往交错并见。临诊时，尚需权衡孰轻孰重，不可胶柱鼓瑟。

通畅气机为要

　　曹氏对高血压病的论治，非常重视患者的体质。认为肥人多气多血，脉来弦劲而滑。症见头痛头胀而喜冷敷，口干而思凉饮，心悸，胸闷，烦躁易怒，火升少寐，大便或结或溏，小便色黄，舌质红苔厚腻。证属心肝火旺，气火升逆。治宜清心火，泄肝热，火降气平，血循有序，血压方可渐次下降。瘦人多气少血，脉来软弦带滑，或弦而少力。症见头痛而晕，不喜冷敷，口干淡，胸闷好叹息，心荡善惊，时有轰热，多语气短，步履软浮，大便艰行，小便短小，舌质红或光剥，苔薄。证属阴亏阳亢，浮阳上越。治宜益气阴，潜浮阳，阴足阳敛，气血平和，血压斯可渐复正常。

　　曹氏论治高血压病，不仅留意气火，尚多顾及痰浊。认为肥人痰多在于湿，瘦人痰多在于火。前者因湿重运迟而痰浊内生，后者因火旺炼液而胶结成痰。痰绕舌根则言语不清，痰阻经络则四肢废用。偏于痰湿，治宜燥湿助运以祛痰；偏于痰火，治宜清火理气以化痰。痰湿得减，则升逆之气火易于平降。

　　至于苦寒清热之品，可用而不可多用、重用。一为苦寒之品易于化燥，每多伤阴，使浮越之虚阳更难以滋潜；二为苦寒之品易于凉凝，多致血行凝滞，使薄弱之阴难以复生。立方遣药，应当注意。

曹氏生平治病，主张"万病唯求一通"。因此，对高血压病的治疗，也务在求通。通，指通调气机。认为治疗高血压的诸多方法，都要达到通调气机的目的，都要顾及气机的通调。有如清热泻火法，热清火泄，上涌之气得以平降，气降则气机调和，血行调畅。又如，益阴潜阳法，阴津复则滋养有力，浮阳潜则气火不易窜扰，阴平阳秘，气血调和，升高之血压方可渐次复常，罹病之躯体得以早日康复，无不得力于一通。

效 方 达 药

一、熄风汤

杭菊 12g　白蒺藜 12g　钩藤 10g（后下）　丹皮 6g
黄芩 10g　知母 10g　连翘心 10g　杏仁 12g　竹沥半夏 10g　生紫贝齿 15g　煅石决明 15g　沉香曲 12g　瓜蒌皮 10g　枳壳 4.5g

效用：熄肝风，清心火，平心阳，利痰气。适应于头部抽痛，胸闷痰韧者。

二、伐木煎

生紫贝齿 15g　煅石决明 15g　丹皮 6g　黄芩 10g
枳壳 6g　郁金 6g　陈胆星 6g　竹沥半夏 10g　杭菊 12g
黑山栀 10g　生杜仲 10g　桑寄生 15g　泽泻 10g　龙胆泻肝丸 12g（包煎）

效用：镇肝阳，清脑热，宣痰气，宽胸膈。适用于胸闷，头痛而喜冷者。

三、清镇汤

羚羊角 1.5g　桑叶 10g　丹皮 6g　连翘心 10g　竹叶卷心 10g　远志肉 6g　煅石决明 15g　杭花 12g　钩藤 10g（后下）　杜仲 10g　桑寄生 15g　夏枯草 12g　黑山栀 10g　泽泻 10g

效用：清心热，泄肝火，平肝阳，化痰热。适应于头痛而晕，气火升逆，小便热赤者。

四、平衡汤

肥玉竹 15g　制首乌 15g　丹皮 6g　杭菊 12g　连翘心 10g　竹卷心 10g　煅石决明 15g　黑山栀 10g　竹沥 10g　半夏 10g　抱木神 12g　黑元参 12g　生白芍 12g

效用：益阴平肝敛阳，清心化痰宁神。适应神疲头晕，烦躁火升，心神不宁者。

五、涤痰汤

代赭石 12g　沉香屑 1.5g（后下）　橘红 4.5g　竹沥 1g（分两次冲服）　生紫菀 6g　白杏仁 12g　枳壳 4.5g　郁金 6g　陈胆星 6g　竹沥 10g　半夏 10g　煅石决明 15g　杭菊 12g　秦艽 6g　桑枝 30g

效用：宣气，涤痰，平肝，和络。适应于头晕，耳鸣，胸闷，痰多，肢麻者。

（林功铮　整理）

焦树德

证辨四端明纲目　法取先贤识微著

焦树德（1922～　），北京中日友好
医院教授，著名中医学家

高血压病的临床症状很多，根据体内阴阳盛衰、脏腑虚实、舌苔、脉象、体型以及发病诱因等的不同，进行分析归纳，最常见的可有以下四种不同表现。

肝阳上亢

多由素体阳盛，或怒动肝火，或气郁化火致使肝阳亢盛。阳主动、主升，肝阳上冲，肝热生风，清窍受扰而致发病。

主要症状：头痛、头晕、头胀，目赤面红，急躁易怒，口苦便秘，尿黄赤，舌苔黄，脉弦数有力。治法：苦寒直折，凉血泻火，平肝熄风。方选龙胆泻肝汤加减。处方：

龙胆草　黄芩　山栀　夏枯草　生赭石　泽泻　车前子　草决明　苦丁茶　白蒺藜　赤芍　生大黄

加减法：肝火盛者，重用龙胆草、黄芩、山栀、生赭石、泽泻；气郁者，去赤芍、车前，加香附、青皮、厚朴、郁金、白梅花；兼有阴虚者，去山栀、车前子、大黄，加生白芍、生地、元参、生石决明。

阴 虚 阳 亢

多由平素阴虚，或久劳伤阴，或久病耗阴等导致肝肾阴虚，肝阳偏旺，肝风内动而发。

主要症状：头晕目花、头重脚轻，或偏头痛、烦躁易怒、失眠多梦，或面部阵阵轰热，或两手颤抖、下午手心发热，午后及夜间口干。舌质红，苔薄白、薄黄或无苔，脉细数。治法：养阴潜阳，柔肝熄风。方选天麻钩藤饮加减。处方：

生地　白芍　元参　生石决明（先下）　生牡蛎（先下）　生赭石（先下）　天麻　钩藤　桑寄生　牛膝　夏枯草　菊花

加减法：尺脉沉弱，腰膝酸软者，去夏枯草、菊花，加何首乌、女贞子、地骨皮；头晕目眩，头重脚轻明显，两足无根者，去元参、菊花，加灵磁石（先下）、山萸肉、杜仲、泽泻。

肾 精 亏 虚

多由先天不足，肾精不充，或房劳伤肾，肾精亏耗而致。肾主髓，脑为髓海，"髓海不足，则脑转耳鸣，胫酸眩冒，目无所见，懈怠安卧"。另一方面，肾虚不能养肝，则肝阳易动，虚风上扰。

主要症状：头晕、目花，头部空痛，脑转耳鸣，记忆力减退，腰膝酸软，精神萎靡，不能耐劳，舌质红，脉沉细，两尺弱。治法：滋肾填精，养肝熄风。杞菊地黄汤加减。处方：

生地　熟地　山萸肉　山药　泽泻　丹皮　茯苓　枸杞子　菊花　潼蒺藜　白蒺藜　牛膝　钩藤　桑寄生

加减法：偏于肾阴虚者，兼见五心烦热，口渴梦遗，脉细数，酌加地骨皮、秦艽、鳖甲、龟板胶；偏于肾阳虚者，兼见畏寒阳痿，腰以下发凉，足畏冷，两腿无根，舌质淡，尺脉沉弱，酌加肉桂、紫河车粉（分冲）、淫羊藿、沉香粉（分冲）；妇女更年期高血压，表现为阴阳俱虚者，既有五心烦热，面部轰热，烦躁，脉细等阴虚证，又有畏冷足寒，腰膝酸痛，喜暖等阳虚证，可用二仙汤加减。处方：

仙茅、仙灵脾、当归、巴戟天、黄柏、知母、牛膝、生地、熟地、桑寄生，酌加生牡蛎、珍珠母等。

痰浊上犯

素体肥胖或恣食肥甘，伤于脾胃，中湿不化，湿聚生痰，痰浊壅盛，脾壅肝郁，可致肝风挟痰上扰而发病。另一方面，痰浊流注经络，影响气血运行，亦可致肢体麻木，半身不遂等。

主要症状：头胀、头重，如裹如蒙，眩晕且痛，胸膈满闷，呕恶痰涎，少食少寐，舌苔白腻，脉弦滑。治法：化痰降浊，调肝健脾。方选旋赭涤痰汤加减。处方：

旋覆花　生代赭石　半夏　橘红　枳实　竹茹　茯苓　黄芩　槟榔　瓜蒌　南星　天麻　钩藤

加减法：便溏、迟消、倒饱、脉濡者，去枳实、黄芩、瓜蒌，加白术、草蔻、炒薏米等；痰郁化火者，去半夏，加竹沥，改南星为胆星。

　　以上四种证型是较为常见的。讲述是分开来谈的，但在临床上四证又常混合兼见，并且四者互为影响，在一定条件下，又可相互转化，故临证时必须灵活运用。

　　例1：杨某，男，46岁。1967年11月30日初诊。

　　四五年来经常左侧偏头痛，生气时加重，下午比上午痛重，并有头晕、头痛、头胀，左手有时发麻，大便干燥2～3日1次，小便黄，性情急躁易怒，夜间口干思饮，少眠多梦，腰膝酸软。曾经多次诊治，诊断为高血压病，血压经常在24～20/13.3～14.7kPa之间，服用中西药品，均未治愈。近日头痛加重，头晕眼花明显。面现痛苦表情，舌苔薄而微黄，舌质偏红，脉细弦数，左手弦象大于右手，左尺脉沉。血压22.7/16kPa。证属肝阴虚，肝阳旺，肝风上扰。治法：养阴柔肝，潜阳熄风，佐以益肾清热。处方：

　　生地15g　赤芍12g　白芍12g　生石决明30g（先下）　生赭石35g（先下）　生牡蛎30g（先下）　荆芥10g　钩藤30g（后下）　香附9g　黄芩10g　泽泻12g　桑寄生24g　牛膝12g　全瓜蒌30g

　　12月6日二诊：服药6剂，头痛、头晕、头胀均有减轻，大便较前通畅，每日或隔日1行。昨日测血压18.7/12kPa。睡眠尚差，易急躁，口稍干。舌苔薄白，脉弦细略数，左尺沉细。前方去香附，加远志10g。

　　12月12日三诊：上方进6剂，诸症明显减轻，精神转佳，面色较前红润，已无急躁之情，尚有头目发胀。血压

17.8/11.0kPa。舌苔薄白，脉弦细，左尺仍沉。上方去黄芩、荆芥。加夏枯草12g，桑寄生改为30g。6剂。

12月13日四诊：已无头痛，头晕、头胀已未再现。睡眠好，大便正常，已不急躁，腰膝较前有力。脉略弦细。血压17.3/9.8kPa。上方加红花9g。6剂。嘱其在服药期间，另将本方（生赭石改为30g，加香附、黄芩各9g），4剂，诸药共研为细末，炼蜜为丸，每丸重9g。服完汤药后，继服丸药，每日2次，每次1～2丸，温开水送服，以巩固疗效。

12月23日随访：正在服用丸药，头痛、头晕未发生，血压一直稳定，17.3/11.0kPa。

例2：李某，女，41岁。1979年8月31日初诊。

既往有高血压病史。5天前在洗衣服时，突然感憋气胸堵，继而面色青紫，口吐白沫，不省人事，小便失禁。经本院急诊室诊治，现已好转，因愿服中药，前来就医。现症：头晕目眩，两眼喜闭，恶心欲吐，不思饮食，有时少腹隐痛，大便不畅。检查：神清合作，言语清晰，嗜卧不起，起则头晕欲吐，目闭无神，体型较胖，四肢活动自如，心肺未见异常，腹软，肝脾未触及，血压25.3/14.7kPa，脉沉细滑，舌苔白。综观脉症，诊为痰浊壅盛，肝郁风动之证。治宜化痰降逆，平肝熄风，佐以和中。处方：

半夏10g　化橘红12g　茯苓12g　制南星10g　竹茹10g　泽泻12g　钩藤30g（后下）　生赭石35g（先下）生石决明30g（先下）　灵磁石20g（先下）　珍珠母30g（先下）　生香附12g　焦槟榔10g　桑寄生25g

另：木香槟榔丸5g，1日2次。

9月4日二诊：药后头晕目眩减轻，大便通畅，眼已睁开，有神，能自己走上二楼就诊。食纳好转。脉沉细滑，舌苔薄白，血压16.0/12.0kPa。继服上方去槟榔、竹茹，加防风10g，白蒺藜12g，以加强平肝熄风之力。

9月18日三诊：尚感头晕，左偏头痛，自觉食道部发热，胸胀满，项部发滞，行走坐卧已近常人。脉沉滑，苔薄白，血压17.3/12kPa。二诊方去泽泻、桑寄生、磁石、珍珠母，加菊花12g，黄芩10g，葛根20g，瓜蒌30g。

9月25日四诊：头晕显著减轻，头痛已除，血压一直正常，偶感腰痛，要求上班工作，脉苔同前。三诊方去橘红、防风，加续断15g，桑寄生25g，以益肾固本，巩固疗效。

高血压病以肝阳上亢、阴虚肝旺及风痰上扰证较为多见。但要注意分析病人的特性，对肝风、肝阳、肾虚、肝旺、痰塞经络、风痰上壅等孰先孰后，主次标本，缓急轻重，都需分辨清楚，立法组方，必须权衡准确，才能取得良好效果。千万不可用"对号入座"式的方法，生搬硬套。

在运用前人经验的同时，要随时吸取近人的研究成果，如近代报道有降血压作用的中药：桑寄生、杜仲、仙灵脾、元参、山萸肉、山栀、白蒺藜、钩藤、石决明、夏枯草、野菊花、桑白皮、地龙、茯苓、半夏、泽泻、牛膝、葛根、桑枝、枸杞子、丹参等，均可结合辨证选用。

我在治疗比较顽固的头痛、偏头痛时，常在辨证论治的适应症方剂内，加用一些荆芥或芥穗（病情较轻者用荆芥，重者用芥穗），往往取得良效。因为荆芥（芥穗）可兼入血分（头痛久者多与血分有关），可引方内其他药力上达头部而发挥效果（风药上达），可疏散风邪，清头目而治头痛、头旋、目眩。头部气血疏畅不滞则疼痛可减。对属于肝阳旺的高血压病，常在辨证论治的方剂中加用泽泻，或与地骨皮同用。因为泽泻能泻肝肾湿热、郁火，并能起养阴气以召上亢之阳复返于下的作用。肝经郁热不解者，又常有肾经虚热上浮，故又可配加地骨皮清热益肾，2 药合用肝肾兼顾，相得益彰。

治疗高血压病不可操之过急，因本病多是渐积而来，祛病亦如抽丝，需要逐步认识，连续观察，深入治疗，故在诊治过程中，要注意守法守方，坚持一段时间，以观后效。有些主要药物，药量宜稍加重，例如用钩藤，不但药量较大，而且注意煎药时要后下，久煎则效果不好。生赭石、生石决明、生牡蛎、磁石等量需重用，并要先下，待其煎煮10～15 分钟，再下他药。

如遇到服药则有效，血压可降至正常，但停药一段时间，血压又回升的情况，要继续给予辨证施治，深入观察，循症求因，遵循治病必求其本的精神，进行治疗，其稳定的时间则会一次比一次延长，并且在全身情况都好转的基础上血压也渐渐稳定。不要一见血压有波动，即认为无效而放弃治疗。

李仲守

源在肝肾要在脾　莫畏参芪守病机

李仲守（1908～1985），原广州中医药大学教授

目前中医对高血压病的病机一般多从肝肾论述。但除肝肾之外，脾对高血压病的发病和变化亦具有重要影响，实为高血压病病机之关键。因此，可以把高血压病的病机概括为"变动在肝，根源在肾，关键在脾"。高血压病的病理变化规律早期以阴损为主，临床多见阴虚阳亢症状，后期阴损及阳，多见阴阳两虚（包括气阴两虚）症状。临证每以以下诸端为要。

一、补养阴精与高血压病

高血压病是上实下虚，肝、脾、肾亏损之证。肾藏精，肝藏血，脾统血，肝脾肾亏损，必然导致精血的不足。因此常用桑寄生、首乌、鸡血藤、熟地、桑椹子、女贞子、枸杞子、金樱子、沙苑子、菟丝子、杜仲等补养精血，以补下虚之本。而目前许多治疗高血压病处方偏重于解决"上实"之标，是不够全面的。

二、介类镇潜与高血压病

余治疗高血压病吸取前人的经验，喜用介类药以潜阳。《临证指南·肝风篇》说"凡肝阳上亢，必须用介类以潜

之"。事实证明，治疗高血压病用介类镇潜上亢之阳十分有效。在使用时要结合病情配伍。如石决明、珍珠母善清肝火兼能明目，适用于高血压病视力障碍，目赤羞明等症；海蛤壳能清热除痰散结，适用于高血压病肺热痰稠之症；牡蛎生用能镇静安神，煅用则收敛固涩，适用于高血压病心悸失眠或遗精盗汗等症。此外介类用量宜大，一般以 40～60g 为宜。

三、参芪补气与高血压病

用参芪补气药治疗高血压病，有些人畏而不用，认为参芪补气有升高血压的作用，只宜用于低血压病，不适宜于高血压病。有些人过分相信"参芪少量兴奋，大量抑制"之说，主张治疗低血压病参芪用少量，治疗高血压病参芪用大量。实际上，两者都是背离辨证论治的原则的。实践证明，高血压病和低血压病如属气虚甚者，重用参芪以益气，临床每收到良好效果。昧者不谨守病机，对症下药，斤斤计较于"兴奋""抑制"，适见其陋也。

四、活血化瘀药与高血压病

高血压病，由于气血运行失常，可有血瘀症状出现，如舌质紫黯，舌边有瘀点或瘀斑，真心痛等。一般人主张使用红花、桃仁、蒲黄、五灵脂、三棱、莪术等祛瘀药。然瘀证有实瘀、虚瘀之分。高血压病为本虚标实之证，瘀血的形成，主要由于气虚、阴虚、或阳虚所引起，故治瘀必须顾正，用药不能选用攻破之品耗伤正气。临床祛瘀药最好选用丹参、田七之类。因为"一味丹参，功同四物"，既养血又活血。田七能祛瘀而不伤正，张锡纯称之为"化瘀血而不伤新血，允为理血妙品"，实乃经验之谈。

五、苦寒药与高血压病

高血压病，常有肝热内蕴之象，如面红、头痛、口苦、咽红、舌边红、苔黄等。此非实热，乃属虚热。治疗上应慎用或不用苦寒药，如黄芩、黄柏、栀子、龙胆草、黄连等。倘若阳亢过甚，偶用苦寒直折，未尝不可，但要适可而止，否则犯虚虚之戒。对待虚热，以甘寒为妥。可选用甘菊、夏枯草、旱莲草、干葛、桑白皮、竹茹、麦冬、谷精草、白茅根等。因这些药物既能清热，又不削伐，实为治疗本证之佳品。

六、消导药与高血压病

治疗高血压病者，可常在平肝熄风，育阴潜阳的基础上，适当加些消导药，如川厚朴、枳实、枳壳、山楂子、神曲、谷芽、鸡内金之类，以调理脾胃，并嘱其少食或不食辛辣烤炙食物，以免脾胃发生积滞燥热，促使血压上升。

七、饮食调治与高血压病

高血压病除了药物治疗外，饮食的配合实属必要，肉类以兔肉、鱼肉、瘦猪肉、鸭肉等较为适宜。燥热动肝之品如公鸡、虾、蟹、鱿鱼、墨鱼等不宜吃。蔬菜可多吃，苦瓜和芹菜都有降血压作用，苦瓜适宜于胃热的高血压病人，芹菜适宜于胃寒高血压患者。豆类中以花生米较佳。水果可常吃，因水果有清热、养阴、助消化、通大便的作用，其中以甜橙为首选，苹果、梨子次之，西瓜虽有降压作用，但体虚之人不且多吃。茶叶也有降血压的作用，其中以沱茶较好，因沱茶有清热利尿，消导降压的作用；其次为岩茶，如乌龙、水仙、铁观音之类；绿茶苦寒削伐，不宜长期饮用。

例1：王某，男，64岁，干部。1982年4月5日初诊。

患高血压病10年余，曾用复方降压素、利血平等多种降压药治疗，然血压一直未能控制正常。常觉头痛、面红、短气心悸，近2个月来，胃脘胀痛加重，胸闷，食纳一般，大便溏，夜尿2～3次，舌苔黄微腻，脉弦细。检查：血压24/14.7kPa。胆固醇11mmol/L。证属眩晕（阴虚阳亢，肝郁脾虚），治以育阴潜阳为主，佐以健脾消导。处方：

桑寄生20g　党参20g　首乌20g　珍珠母30g　鸡血藤30g　甘菊12g　白蒺藜12g　桑白皮15g　山楂子15g　茯苓15g　枳实10g

4月12日二诊：服药7剂头晕痛明显减轻，胃脘微胀痛，大便稍烂，舌苔转薄黄，脉弦细。血压18.7/12kPa。药切病机，上方去桑皮加川厚朴10g，续服7剂。

4月19日三诊：头晕、胃脘胀痛消失，大便成形，夜尿1～2次，舌脉同前。血压降至18.7/10.7kPa。守上方去甘菊、川厚朴，加干葛30g，杜仲15g，再进7剂。此后以本方为基础加减，嘱患者间服以巩固疗效。

例2：李某，男，42岁，工人。1984年2月28日初诊。

自述血压增高2年，症见头晕胀眼花，左上肢麻痹，胃脘胀，口苦，咽红，二便正常，舌边偏红，苔薄黄，脉弦。血压22.6/13.3kPa。治拟平肝潜阳，调和脾胃。处方：

夏枯草15g　丹参15g　山楂子15g　桑皮15g　钩藤15g　白蒺藜12g　甘菊12g　牛蒡子10g　枳壳10g　鸡

血藤 30g　干葛 30g　石决明 40g

　　3月5日二诊：服药7剂，头晕大减，口微苦，舌脉同前。血压降至 18.6/12.0kPa。

吴颂康

三脏阴虚，风火相煽
滋水涵木，熄风可安

吴颂康（1919～　），浙江中医学院教授

临床治疗高血压病，分为肝肾阴虚肝阳亢，心阴虚心阳亢，肾阴阳两虚，心阴阳两虚以及内风等五种类型。这里主要谈用熄风汤治疗高血压内风证。

高血压阴虚阳亢、阴阳两虚都能引起内风。症见四肢面部或唇舌发麻、筋跳肉瞤、手足颤抖等，甚则出现口喎眼斜等。产生内风的机理，主要有阴虚阳亢，风火相煽，气阴亏虚，筋脉失养以及气滞血瘀等。

熄风汤由地龙、川芎、僵蚕、槐米、白蒺藜等 5 味组成。临床根据不同病机，常配伍有：

肝肾阴虚，风火相煽加山栀、丹皮、钩藤、黄芩、茜根等；气阴亏虚，筋脉失养加黄芪、丹皮、防风、桑枝、二至丸等；瘀阻脉络、血行不畅加黄芪、当归、桃仁、红花、参三七等；痰湿阻络合黄连温胆汤；妇人冲任失调引起高血压合二仙汤等。此外，在用熄风汤时，常加青葙子 30g，昆布 20g，对降血压有较明显效果。

例 1：张某，男，54 岁。

患高血压多年，近 1 个月来经常头昏，面部唇舌及上肢发麻，步履不稳，脉弦，舌红苔薄黄，血压 24/14.4kPa。属肝肾阴虚，风阳内动，治宜平肝熄风。处方：

炙地龙 12g（包煎）　槐米 20g　川芎 10g　僵蚕 12g　白蒺藜 20g　黑山栀 9g　钩藤 9g　丹皮 9g　青葙子 30g　昆布 20g

服 5 剂，面部上肢发麻有明显好转，头昏消失，血压降至 18.7/12kPa。仍用原方续服，先后共服 20 剂，症状完全消失，血压稳定。

例 2：宫某，女，58 岁。

有高血压病史 10 年余。症见头昏，上肢发麻，指尖尤甚。左右部掣动，时发时止。神倦乏力，脉弦细，舌苔薄白，血压 26.7/14.4kPa。属气阴两亏，瘀阻脉络。治宜益气活血，行瘀通络。处方：

炙地龙 12g　川芎 10g　僵蚕 10g　槐米 30g　白蒺藜 20g　青葙子 30g　昆布 3g　黄芪 3g　桃仁 10g　红花 9g　姜黄 10g　参三七粉 3g（吞）

服 5 剂，四肢发麻、面部掣跳明显好转，血压 21.3/13.3kPa，复诊以原方去姜黄加天麻 9g，再服 7 剂后，内风症状完全消失，血压仍然如故。再用熄风汤加青葙子、昆布、马兜铃、桑寄生、桃仁、红花，续服 20 剂余，症状稳定，血压接近正常。余在临床常用马兜铃降血压，效果较好。

王士福

或用辛凉或用升阳
镇肝熄风需酌四降

王士福（1920～　　），天津中医学院教授

高血压是指体循环动脉血压高于正常，它是个常见的临床症候群。据数十年临床体会、观察，多数高血压患者经用西药久服不效，方寻求中药治疗。若只从降压效果看，中药不及西药降压之效速、简便、价廉，但久服西药不效者，中药对此却有显效。而其中之妙在于辨证精确，针对性强，治法不一，而不在于堆砌具有降压药理之中草药成方。临床所见患者所服之方中，多属滋阴、潜降、镇肝、熄风之类，其中合于中医传统辨证者则效，若悖者则不效，有的反见血压上升。爰举数案，以陈管见。

风邪干清　　治以辛凉　　非轻不效

某女，26岁，怀孕25周，因患高血压，住院于某妇产科医院。血压诊时为22.7/13.3kPa，下肢微肿，尿蛋白（＋）。西医诊断：妊娠高血压综合征。诊见头胀微痛，微咳，微渴，身重乏力，四肢酸楚，纳呆，下肢微肿，面现燥色，大便正常，小便涩少，舌苔薄白，脉右浮而微数，左

脉微现滑象。

在此之前，院方已请两位老中医诊治，服中药十数剂不效。观前方均以高血压论治，不外"羚羊钩藤汤"、"镇肝熄风汤"加渗利之品加减变化。据患者云："服药后更觉周身酸懒无力，头目不清发胀，也吃不下饭，血压也不降。"

再观前医所书病例，其脉诊为"弦而微数"抑或因其高血压以脉符证，故以"浮"为"弦"，"头胀微痛"诊为肝阳上亢，故以高血压论治，而忽略中医辨证法度。

按此之"头胀微痛"即叶天士《温热论》所谓之"风邪干清"也；"微咳"、"微渴"二证，即吴鞠通《温病条辨》中所谓之"咳，热伤肺络也；渴，微热不甚也。"；"头胀微痛，身重乏力"者，即薛生白《湿热论》中所谓"身重头痛湿在表分"也。

脉证合参，此属风热挟湿之邪伤及上焦肺卫，法以辛凉略加甘淡渗利，并宗吴氏"上焦如羽，非轻不举"大法，切忌重镇。药用：

桑叶 60g　菊花 30g　金银花 60g　连翘 30g　杏仁 20g　苦桔梗 20g　荆芥穗 15g　马兜铃 30g　藿香 15g　薏米 20g　通草 10g

上药初煎取 800ml，二煎取 400ml，合为 1200ml，1 日分 4 次服，3 小时服 1 次，每次服 300ml。

服 3 剂后再诊，诸症悉愈，血压降至正常 17.3/9.3kPa，尿检亦正常。又以上方小其剂之半，去藿香、薏米、通草之芳香甘淡，清余邪以收功。后闻患者足月产一男婴而无恙。

吴氏"银翘散"银花用量为 1 两，"桑菊饮"桑叶用量亦 1 两，合今之 30g，今何故倍量用之？

吴氏之时，人口少，药物产量亦低，采药必以其地，必按其时，要求"地道药材"，银花必待含苞待放之时采之，桑叶必经霜之后采之，方有药效，今日不全可为也，故以倍之量，以补效之不足，岂能泥于吴、叶书中之量！余向以量大常为他人所讽，惜讽者未虑及此。

吴氏"银翘散"分服法甚是合理，今人多忽略，治外感温热病，亦即感染性疾病，余体验，需大剂量分服法，其效倍之，否则量微未达有效量，不能控制感染热势之发展，每日 24 小时只服 1～2 次，又未能维持 1 日有效浓度，其方再好、再精，亦难取得理想之效。

浊阴不降　治以辛温　力升清阳

1985 年，应诊于天津中医学院第二附属医院，该院同仁介绍一高血压久治不效患者，女性，53 岁，患高血压已 7 年，经中药治疗月余，血压波动，初为 24/14.7kPa，近期已达 29.3/16kPa。西医诊断：Ⅱ级动脉硬化。观前方多为滋阴、潜降、熄风之剂。

现诊：头目眩晕，时而心悸多汗，周身乏力，下肢微肿，面色晦暗失华，舌质淡嫩有齿痕少苔。其脉，浮取沉而细；沉取脉来有鼓指而疾之势，其去势则缓。余云："此患者当舒张压过高"，结果 24/17.3kPa，众惊问何以诊得。曰：古时并无血压计，更无收缩压、舒张压，或高压、低压之称，但早在《黄帝内经》时已掌握脉有"来""去"之别，所谓来者，收缩也；去者，舒张也。此患者之脉，在《素问·脉要精微论》中记载颇详："来疾去徐上实下虚为厥巅疾"。

据多年临床体会，高血压患者脉见来疾去缓者多见舒张压高，若脉见弦劲鼓指者为常脉，若现沉、涩而沉取鼓指者，多为Ⅱ级以上动脉硬化症，预后不良，古人谓之"脉症不符"，称之为"逆"。

《素问·脉要精微论》所云："上实下虚为厥巅疾"者。

此言之"厥"即《素问·生气通天论》中"煎厥"、"薄厥"是也。又如《素问·阴阳应象大论》云"厥气上行，脉满去形"，据王冰注解释"厥气逆也，逆气上行，满于经络则神气浮去，离形骸矣"。

又《素问·脉要精微论》云："厥成为巅疾。"王注解释："厥为气逆也，气逆上而不已则变为上巅之疾也。"《黄帝内经》时代我们中华民族祖先早已认识此类疾患在"上巅"，即今之脑血管疾患也。"脉满"即今之高血压疾患。

以上所云之"煎厥"，"薄厥"，其病机属阴虚阳亢为患。

该患者之病机由于心阳不宣，过服滋阴潜降剂，又伤阳气，致使清阳之气被抑不升，故症现心悸多汗，周身乏力，脉现沉细，舌淡少苔，一派阴翳之象。清阳不升则浊阴不降，故症现头目昏眩，面色晦暗而失华。

皆知肾阴不足，肝阳上亢可导致高血压眩晕之症。岂不知阳气被抑而不升，浊阴不降，亦可导致高血压眩晕之候，若以血压计为依据是同为高血压症，若按中医传统辨证，二症异同水火。此病机在《素问·四气调神大论》有论述"天明则日月不明，邪害空窍，阳气者闭塞，地气者（阴气）冒明"，此即喻该症阳气闭塞而不升，阴气冒明而不降之病机。方用：

熟附子 3g　桂枝尖 10g　生黄芪 60g　淡干姜 6g　云茯苓 20g　茅苍术 30g　炙甘草 10g

此方以苓桂术甘宣心阳。据临床者多年体会，用苍术较白术效佳，尤对心悸，脉结代或参伍不调，若配之得当，确有良效。其调整心律之有效量为 30g，临床多年使用从未发现古人所谓"燥"象及其他副作用。

复以四逆汤助阳以消阴翳，方中附子为君，据《本经疏证》云："附子能益火之源以消阴翳，夫阴翳者阳不足，阴不能运化也。……阳虚阴壅非异故，均可用附子助阳以逐阴，是即所谓消阴翳。"又柯琴谓："附子非干姜则不热。"故四逆乃助阳气消阴翳之祖方。据临床体验，若治寒痹消四末之寒邪，需用附子 10g 以上方可见效，若治阳气被抑而不升，浊阴上壅而不降之心悸眩晕，或以真武汤从阴引阳以治水者，用量当为 3g，多者不超过 6g，则效显而无副作用。

重用黄芪者，配四逆升清阳以降浊阴。余体会，黄芪具有益气和升阳作用，益气之效在 30g，升阳之效须倍之宜 60g，若用 20～30g 则反起升压作用。

所谓清阳不升所致之高血压，其症重点掌握乏力、舌淡少苔、脉沉或虚大三点脉症及舌诊，重加黄芪每取捷效。

该方服 4 剂后再诊，血压降至 21.3/13.3kPa，多汗已愈，头目眩晕减轻，周身乏力见效，唯时而心悸、微肿。

二诊：于前方去干姜加白芍 20g，生姜 3 片，大枣 8 枚，合前方桂、草共成桂枝汤以调其营卫。此遵《难经·十四难》经旨："治损之法奈何？然，损其肺者益其气；损其心者调其营卫"。临证常以调营卫法加减治疗冠心病之心悸、胸闷、短气，较之当前活血化瘀套法平稳而有效。

其微肿者，因肾阳不足，不能化气，气不化水而肿，故于方中加芍药、生姜，合前方附子、苍术、云苓又成真武汤。真武乃消阴翳化水源仲景名方，如《名医方论》赵羽皇云："盖五苓散行有余之水，真武行不足之水，两者天渊。总之，脾肾双虚，阴水无制而泛溢妄行者，非大补坎中之阳，大健中宫之气，即用车前、木通以利之，岂能效也。"故该患者阴壅阳不足之微肿，非诸利水药能效，观前医之方多用车前、木通、泽泻肿不消者，乃对症用药之弊。

此方继服 7 剂再诊，血压已降至 21.3/12.0kPa，诸症悉减，后用苓桂术甘、黄芪建中、肾气丸诸方随症加减以收功。

阴虚阳亢　镇肝熄风　需酌四降

曾治一高血压患者，男性，58 岁。症现眩晕目瞀，时而头项作痛，耳鸣，心中烦热，口渴，多梦易惊，便燥溲黄，面似酒醉，唇绛舌尖，苔黄厚，其脉两部均弦劲而大，其热上入鱼际。察其脉正如《难经·三难》所谓："脉有太过，有不及，有阴阳相乘，有覆有溢。……遂上鱼为溢。"此即"溢脉"。据徐灵胎《难经经释》说："鱼，即鱼际。上鱼，浮至鱼际，太过之甚也。"据多年临床体会，高血压症见此脉多阳亢之极候，其血压在 26.7kPa 以上，并随时有脑卒中之可能。现测其血压果为 29.3/14.7kPa，观前服之方为镇肝熄风汤加减：

元参 15g　天冬 15g　茵陈 15g　钩藤 15g　生杭芍 15g　生石膏 30g　知母 15g　生赭石 30g　磁石 30g　羚羊角粉 2g（冲）

上方服 7 剂血压不降，诸症不减。某同仁问余："此方何以不效？"曰：以症为阴不足于下，阳过亢于上，其气有升无降，治疗当以"降"为先。此方乃张寿甫镇肝熄风汤加减，可谓方症相符，何以不效？乃不甚理解张寿甫老先生组方中"四降"协助之妙！

余以镇肝熄风汤治疗高血压、脑血栓形成、脑出血数十年有成有败，逐渐研究有所领悟，方中所设诸降药可分四类，各具妙用。

1. 石类：其性沉重，故具有自上而下沉降之功效。如生赭石、磁石、生石膏、紫石英之类。宜用于气火升腾有升无降之实热阳亢证。

2. 介类：其性自下而上具有潜降之力。如生牡蛎、龟板，他如玳瑁、紫贝齿、珍珠母、石决明之类。其味咸寒具有滋阴潜阳之功，适用于肾水不足阴虚阳亢者。

3. 化石类：其性收摄而潜镇，具有安神镇惊，收摄浮越上亢阳气之功。如生龙骨、生龙齿之类。适用于阴虚阳亢，浮阳上越，神不守舍多梦易惊，烦躁不寐之证。

4. 木类：其性虽降而缓，具有引诸药下行、引降之力。如牛膝，或沉香之类。诸降类药，虽性专力猛，设无木类引降，引诸降药协同下行，则其效不显。

以上"四降"协同：有自上而下沉降者；有自下而上潜降者；有收摄浮越上亢之气者；又有引导诸药下行直达病所者。其病机虽是有升无降，其势疾急，"四降"协同再配以滋阴、清热、熄风之品，焉有不效之理。此外，前方尚有病重药轻，病急疾而用缓之弊，亦是不效之因。处方：

元参 60g　丹皮 30g　生地 30g　赤白芍 30g　生石膏 60g　知母 30g　茵陈 15g　黄芩 30g　生赭石 30g　龟板 30g　生龙齿 30g　珍珠母 30g　牛膝 30g　菖蒲 20g　羚羊角粉 3g（冲服）　生甘草 10g

此方基本为镇肝熄风汤，其理法略有不同。患者烦热口渴，面红唇绛舌赤，乃气营俱热之象，故仿吴鞠通之气血两燔，治法用玉女煎。所不同者，此非由温邪传变而来，乃源于平时烦劳，肾水暗耗而不足，木失所涵，肝风内动，化火上亢，风火相煽，水源将涸所致。用药不当或稍缓稍轻，不足以减其焰，恐有卒中之变。故用茵陈、杭芍、甘草以缓肝之急；加黄芩以清肝胆之热；元参、生地、丹皮、赤芍滋阴增液，凉血散血；加"白虎"以清气分之热，更以"四降"协同以折其上亢之势；羚羊角清肝热以熄风；以龙齿易龙骨，以珍珠母易生牡蛎者，因患者易惊多梦，此因魂随肝阳而动，神因热势而浮之故，易珍珠母以镇其动，生龙齿以敛其浮；加菖蒲者又寓安宫之意。

二诊：服上方 5 剂，腑气已通，病热俱缓，诸症悉减，血压降至 24/13.4kPa，诊其脉虽尚有弦劲，"上鱼"之势已缓多，黄厚之苔已去大半，气营俱热之势已退。

上方乃"急则治标"法也。此证之风火由藏阴而起，其势已缓，当用缓肝之急以熄风，滋肾之液以充其源为法，"四降"尚不可减。方用：

元参 60g　生地 30g　麦冬 30g　生赭石 30g　生龙骨 30g　生牡蛎 30g　龟板 30g　桑叶 30g　黑芝麻 30g

此方减"白虎"黄芩之清热及羚羊角之清热熄风。神安魂归故多梦易惊证消，龙齿、珍珠母易为生龙牡。加麦冬者取其"金水相生"以增液。又肝为"将军之官"，直折其亢不可久用，久则伤其条达之机，恐生他变，故加桑、麻合芍药、甘草以柔之、缓之。缓肝之用可熄其风；柔肝之体可制其亢。此仿叶天士治中风肝阳上亢治本之法也。

此方服 7 剂后，血压已降至 21.3/10.7kPa，证、脉皆平。后以熄风潜阳之龙、牡，滋阴增液之生地、元参，缓肝急之杭芍、生草，柔肝、养肝之桑麻、二至、当归、牛膝之类加减为法以收功。

当今多以镇肝熄风汤治高血压症，所谓"镇"即镇压也，"肝为将军之官""心为君主之官"，此为医者皆知之词。若"将军"之势亢极不可挡，大有危及"宫城"推倒"君主"之势时，用"镇肝"法最为有效。

若"将军"之体亢，其用疾；或用亢体虚，或其气不舒等等，而尚未危及"君主"，用"镇"则不效，反而伤及"将军"之性。治疗之法：亢者缓之，疾者柔之，用亢而体虚者养之，不舒者可疏导之。

关于治肝之法，王旭高《西溪书屋夜话录》中论之甚详，可读。又如叶天士《临证指南》中风目，治曹姓例曾云：“知风火由脏阴而起，刚药必不见效，缓肝之急以熄风，滋肾之液以驱热，治法大旨如此。”

临床曾见到很多高血压病例，久用镇肝熄风而不效者，恐不甚理解《内经》指肝为“将军之官”，心为“君主之官”及“镇”肝法之意也。

（王铸斌　整理）

俞长荣

不远辛温遵经旨 但求潜降难为功

俞长荣（1919～ ），福建中医学院教授

1963年余在福建省人民医院时，曾治1例头痛女患者王某，小学教师。自诉平时血压较高，头痛时作时止，已历数年。此次发作持续3天，痛从前额连及巅顶，剧痛时则呕吐清涎白沫。脉细缓，舌偏淡苔薄白。诊为阳明中寒，厥阴独胜，肝邪挟胃浊上扰清窍，宗仲景法，与吴茱萸汤。当时有实习学生在侧，提醒道：病人有高血压，用此药是否合宜？对曰：高血压不一定都属热证，亦有属寒者，本例寒邪上扰阳明，吴茱萸汤方证相符，用之无妨。嘱服2剂。次诊时患者告云，服药1剂，呕吐涎沫解除，头痛减轻，再剂，头痛基本缓解，遂按原方嘱续服3剂。过半年许，患者以他病来诊，询知原症均未再发。本例初诊只据证施治，未考虑高血压，及至病情好转，又为当时治疗前后未测量血压而感到遗憾。此事后来时有反思。

1975年5月22日诊一刘姓病者，男，43岁，汽车驾驶员。因头晕年余并进行性加重而被迫暂停行车而休息。主诉头晕并头顶枕后痛，晕甚则呕吐清涎痰水。血压18.7/13.3kPa。脉左细右小弦，舌淡红苔白厚。诊为脾虚肝强，

寒饮上逆，清阳受扰，与吴茱萸汤加白术、半夏、泽泻。服2 剂，头眩痛均减，呕吐缓解，续服 4 剂，诸症解除，血压正常，半个月后恢复行车。

本例与王某病机类似，主方相同，疗效均较满意。刘某加了几味药，其降压作用虽不能完全归功吴茱萸汤，但它至少有一定作用。到 80 年代，书刊上，有吴茱萸药理实验，认为有降血压作用，所以近年来对寒饮胃浊上逆的高血压病使用吴茱萸汤就不足为奇了。由此可联想到，中医应用某药某方治好某种病，经过实验室找到依据，就很自然地被认为"符合科学道理"；如果找不到依据，就有这样或那样的不同看法。其实，中医临床与实验室之间尚有一定距离（至少现阶段是如此）。比如，就个人目前所能看到的资料，已知经实验室试验能降压的中药不下百余种，但临床实践不一定都有效；而有些中药有降压作用，但与实验室试验结果并不一定吻合。此说毫无贬低实验研究之意，而是认为：中药的作用是多种多样的，进入人体经分解吸收后其作用机制也比较复杂，特别是许多药组成方剂后其作用机制更是需要探讨。如附子、肉桂，从单味药看并无降压作用，但配合其他药就不一样了。

1974 年 1 月 5 日曾治林某女患者，43 岁，外科医生。眩晕 1 个月，伴心悸易惊，性情急躁，夜睡多梦，胸膈痞闷，食欲尚可，大便较干。血压在 21.3～18.7/14.9～14.7kPa 之间，服降压药能暂时下降但又随后回升。半年内曾晕厥 2 次。西医拟诊为植物神经紊乱。患者面部微浮，舌淡苔白厚，脉象细缓。疑是肾阴亏虚，肾阳不足，水火失济，肝木失涵。阴虚阳浮而为晕，阴阳不相接续而为厥。法宜滋阴温阳，养肝纳肾。与金匮肾气丸改汤加牛膝、女贞、蒺藜。共服 20 剂余。至 2 月 20 日复诊，据云在一个半月中，晕厥无发作，血压基本正常（未服其他降压药），除自觉胸前区稍有压束感外无其他伴症，唇红，舌象接近正常，脉仍细缓。继以济生肾气汤善后调理，至 3 月中旬诸症消失，血压正常，已重操外科手术。

有些人认为高血压是"血热"，既是血热，当然就要用平肝降火，养阴凉血药物。一遇见高血压病人就从已知能降压的中药中采用辛凉、苦寒之品，跳不出"见病套药"框子。当然临床所见，高血压病属肝肾阴虚，肝阳上亢或肝火上炎，肝风内动者确实很多。但任何疾病都有寒热虚实之别，高血压病阴虚阳亢者固多，而阳虚阴盛者亦非少见，亦有阴阳两虚者。上述林某即属阴阳两虚证。如果按现代说法，林某的高血压是因植物神经紊乱引起，由于通过中医调整阴阳，改善了植物神经调节功能，从而使血压恢复正常。

董某，男，55 岁，福州市外贸局干部。平素血压较高，经常服益寿宁等降压药及杞菊地黄丸之类，血压仍持续在 21.3～20/13.3～12kPa 之间。1973 年春，出现头晕头痛，站立不稳，血压升高至 26.7/14.7kPa，服降压药血压略降，但眩晕不能解除，更易数医，疗效不显。同年 11 月 18 日前来就诊，主要症状为眩晕站立不稳，甚则欲仆，睡眠欠佳，小便频且量多，余沥不净，下肢欠温。血压 22.7/14.7kPa。舌边尖红、苔白厚，脉濡细。认为下元亏虚，肾阴不足，阳不潜藏。先拟填阴潜阳以固其下，与六味地黄汤去苓、泽，加菟丝、枸杞、苁蓉、牡蛎。服8剂，眩晕减轻，血压下降至 20.0/12.6kPa，但小便仍如前，下肢仍欠温。患者毕竟下元亏虚，肾气不充，虚阳上浮，思真阳以肾阴为宅，仍宜滋肾益阴，加桂附引火归元，据其窟宅而招之，庶阴阳和合则安。方拟济生肾气汤，嘱2～3天服1剂，连服1个月。1974年1月15日再诊，眩晕解除，下肢稍温，除仍有小便余沥不净外无其他不适。血压基本正常。仍宜补肾固摄以善其后。至是年2月下旬询知，眩晕未再发，血压经几次复查均在正常值范围。随访3年，血压稳定。

　　用桂、附、萸、姜治阳虚或中寒的高血压病，并非我的创见，近年来书刊亦有介绍。只因当前中医界中尚有部分同仁（尤其是年轻一代）片面地把高血压认为"血热"，过分依赖实验室报告，不重视中医基本功训练，忽略了中医临床思维和辨证手段，简单地采取以病套药办法，不能不令人深思！

王仲英

风阳痰火为祟　清脑熄风是法

王仲英（1907～1986），甘肃名医

病邪入脑是高血压的基本病机。脑为元神之府，只需清阳之气以熏养，而不容半点阴浊之邪以侵犯，邪犯则病发矣。如《灵枢·大惑论》云："邪中于项，因逢其身之虚，其入深，则随眼系以入于脑，入于脑则脑转，脑转则引目系急，目系急则目眩以转矣。"丹溪云："无痰不作眩。"这里所谓"风"与"痰"，皆可当"邪"解。如无肝风之上行入脑，无气之与血并走于上，无痰浊之阻脑络，高血压病何由而作；且其肝风、痰浊、气血并上，三者之间，又相互为因。如情志抑郁，忧思恼怒，逆其肝气，使肝失疏泄，肝气内郁，形成有余之气，气有余便是火，气盛导致火盛，形成肝阳亢盛，肝风内动。阳亢风动，伤阴耗津烁液成痰，于是肝风挟痰浊，挟火邪，鼓动气血，上乘脑络，冲犯清阳之地，从而形成高血压。

清脑熄风法药用紫石英、磁石、桑叶、菊花、菖蒲、白蒺藜等，以清（脑）热、熄（肝）风为宗旨，方中紫石英、磁石熄风潜阳；桑叶、菊花清热散邪；白蒺藜熄风通络；菖蒲化痰浊，清脑开窍。如肝肾阴虚加生地、玄参、桑椹子，肝阳亢甚加钩藤、珍珠母，四肢麻木加桑枝、僵蚕，心悸失眠加柏子仁、远志，纳差加佩兰、鸡内金，痰浊甚加竹茹、半夏。

例1：杜某，男，50岁，干部。

头晕头痛数年，时好时坏，近来加重，并发耳鸣眼花，四肢麻木，经中西医治疗，疗效不著，于1979年3月12日前来就诊。症见面赤口渴，失眠多梦，心烦急，舌红、苔黄厚腻，脉弦长有力，血压24/13.3kPa。此乃阴虚阳亢，肝风内动，风阳犯脑所致。治宜清脑熄风，滋阴潜阳。处方：

紫石英15g　灵磁石18g　桑枝18g　生地18g　桑叶10g　菖蒲5g　白蒺藜9g　白薇5g　蝉蜕5g　牛膝9g　菊花9g　地龙6g　炒远志6g

5剂，每日1剂，水煎，分3次服。

3月20日二诊：上方服后，诸症俱减，血压下降至18.6/12.0kPa。舌尖红赤、苔薄黄，脉沉弦。但食不佳，仍用前方，参以运脾健胃法，处方：

紫贝齿12g　紫石英12g　薄荷6g　钩藤6g　僵蚕6g　代代花6g　苦丁茶6g　地龙6g　杭菊花9g　连翘9g　佩兰9g　鸡内金9g　黄连3g

上方连服10剂余，诸症消失，血压稳定，停药观察半年，血压未再上升。

例2：王某，男，48岁，干部。1979年9月18日初诊。

患高血压、动脉硬化已3年，经中西药治疗，症状时好时坏，近日加重。症见头晕目眩，耳鸣耳聋，两手发麻，心烦口渴，夜不安寐，寐则神魂飞扬，面似火烧，食欲不振，小便短赤，大便干燥，2日1行，舌尖红，苔黄厚腻，脉弦长而数。血压 25.3/14.7kPa。证为肝风挟痰火，上逆犯脑。法宜熄风降痰，清脑安神。处方：

紫石英 15g 煅磁石 18g 桑枝 24g 菖蒲 5g 蝉蜕 5g 僵蚕 5g 白薇 5g 白蒺藜 9g 柏子仁 9g 阿胶珠（烊化）9g 远志 6g 地龙 6g 桑叶 6g

上方服 5 剂后，症状明显好转，血压降至 20/12kPa，效不更方，经用本法前方，嘱服 1 个月。后随访，血压一直正常。

江世英

治重肝脾肾　药贵甘柔平

江世英（1920～ ），广州中医药大学教授

审度病机　重视肝肾脾胃

高血压的发生，与阴阳失调、气血紊乱有关。其病机涉及肝肾脾胃，病理上又相互影响。如七情伤肝，肝郁化火，火盛灼津，则肝阳上亢；劳欲过度，高年肾衰，阴精亏耗，水不涵木，则肝用失于承制，亢而为害；恣食肥甘或饮酒过度，损伤脾胃，脾失健运，痰浊内生，挟肝风而上扰清窍，皆可发生高血压病眩晕、头痛。在病机转化上，肝阳上亢，化火动风，下灼肾阴，可致肾阴亏虚；而肾阴亏虚，水不涵木，肝失所养，则肝阳更亢。如此二者形成恶性循环，经久不愈。阴耗过度，又损及阳，则可出现肾阳不足；或阴亏于前，阳损及后，而成阴阳两虚证。脾为后天之本，升降之枢，过食肥甘厚味，酿成内热，热盛伤阴。肾阴为各脏腑阴液之泉源，肾阴不足，致肝阴不足，水不涵木，则虚阳上冒，发生高血压眩晕、头痛之证。因此，高血压病眩晕、头痛与肝肾脾胃关系最为密切，其病机可概括为"病变在肝，根源在肾，关键在脾"，明乎此，则临

证时宜多从肝脾肾三脏进行考虑，复其阴阳，调其血气，则证合病机，药中肯綮。

辨病识证　分清虚实兼夹

临床一般将本病分为肝火亢盛、阴虚阳亢、阴阳两虚、痰浊壅盛四种证型。但细究其证，则不出虚实两端。实证多以肝风痰火为主，而虚证则以肝肾脾胃气血不足多见。如肝火亢盛和痰浊壅盛两证属实；阴虚阳亢与阴阳两虚证为虚。正如《玉机微义》说："眩晕一证，……所谓虚者，血与气也；所谓实者，痰涎风火也。"但虚实二证并不是一成不变的，虚证可转化为实证，实证可转化为虚证，或虚中夹实，或实中夹虚，或虚实互见。临床所见血虚肝旺证及气虚痰阻证皆为虚中夹实。因此，临证时务宜详审，辨明虚实及其转化、兼夹，才不致贻误病机，患"虚虚实实"之戒。

治重三脏　甘柔平和为贵

高血压病所致眩晕头痛，其病机重在肝脾肾，其治疗以调肝、益肾、理脾为重点，知常达变，灵活施治，方能切中要害。所谓调肝，是用柔养肝体、甘寒清肝、降气平肝的药物，用以治疗肝火亢盛，阴虚阳亢，肝气升发太过的病证。常用柔养肝体药物如生地、山萸肉、杞子、白芍、木瓜、五味子、山楂之类；甘寒清肝的药物有桑叶、夏枯草、甘菊、葛根、丹皮、钩藤、山栀子、白蒺藜等；降气平肝熄风潜阳常用珍珠母、石决明、生龙骨、生牡蛎、磁石、代赭石之属。

益肾宜甘温滋养，阴阳兼顾。因高血压病之阴阳两虚，多由阴损及阳所致。肾为肝之母，肾阴是各脏阴液的泉源，对肝的涵养最为重要，故益肾是本病治疗的关键，尤其是对于病情顽固，反复不愈者，益肾不但可缓肝熄风，而且在巩固疗效方面显得更为重要。常用益肾补阴药有女贞子、旱莲草、熟地、首乌、桑椹、桑寄生、山萸肉等；益肾补阳药有巴戟、杜仲、覆盆子、菟丝子、淫羊藿之属。

理脾，宜使用消食导滞，升清降浊的药物。脾胃为后天之本，气血生化之源，饮食失调与高血压密切相关。脾胃损伤，气机升降不利，疏泄郁滞，则风动痰生。故治疗本病调理脾胃则显得更为重要。正所谓"治肝不应，当取阳明"。脾得健运，则木得疏泄，前人有云"柔肝当养胃阴，疏肝当通胃阳"。通过滋养胃阴以荣肝体，通胃腑以疏泄肝气，脾健则升清降浊，枢机得利，则风痰自平。常用药物有山楂、谷芽、山药、莲子等药，临床还可配合化痰降浊药，如法夏、橘红、川贝、胆星、枳壳、茯苓之品，随证选用。

此外，夹食滞可加谷芽、麦芽、山楂、鸡内金、神曲；兼瘀血可加田七末、丹参之类。部分病人如湿浊较甚可配合利尿降压，选玉米须为主，既不伤阴，又能利尿降压。

《素问·脏气法时论》云："肝苦急，急食甘以缓之。"由于高血压病眩晕头痛，多因阴虚在先，若用苦寒药物直折其火，虽然可暂时收到降火之效，但久用过用可加重体质的削伐，有促使其向阴阳两虚转化之弊。肝脏的特点是体阴用阳，其气易逆，故采用柔养肝体，甘寒清肝之法，则肝体得以柔润，肝气冲和，条达疏畅，无冲逆之变。同时忌用辛散走窜之品，以防助火气逆发生变证。总之，高血压病眩晕头痛证，处方用药应做到"降不伤气，补不燥肝，滋不碍脾"为原则，用药宜柔不宜刚，宜滋不宜燥，宜和不宜伐，处处以甘柔平和为贵，方为上策。

例1：韩某，男，60岁，广东省某公司干部。

患者有高血压病史10余年，前月患脑血栓经某医院抢救治疗，症状缓解而出院。于1978年1月10日来我院急诊室诊治。测血压30/20kPa。现症：性情躁急，头痛头晕，项强，舌颤，右半身偏瘫，步履不正，需扶持方能勉强徐行，神志恍惚，难寐多梦，食欲锐减，大便正常，夜尿较多，舌质偏黯红，脉弦有力。此属眩晕并中风后遗症。治宜开窍救逆，镇肝熄风，疏通经络。处方：

怀牛膝9g　山楂子12g　夏枯草12g　菊花12g　白芍15g　猪笼草20g　桑寄生30g　茯苓10g　菖蒲6g

1月25日二诊：服药7剂后血压25.3/18.7kPa。头痛头晕稍减，项背仍觉强痛，右上下肢活动不灵，夜寐多梦，舌脉如前。处方：

草决明30g　葛根30g　生牡蛎25g（先煎）　田七花6g　猪笼草20g　旱莲草15g　熟地15g　白芍15g　夜交藤15g　杭菊花12g　杞子9g

2月1日三诊：服上药7剂。测血压27.2/17.3kPa。头痛头晕减轻，项背强痛有所好转，右半身上下肢活动较前有力，然步履不稳，难寐少梦，食欲渐增，舌质黯红，苔微黄，脉弦。守前方加减治疗 1 个月余，诸症日见好转。

3月8日四诊：血压 17.3/11.3kPa。无心慌心跳，情况良好，体力渐增，行动自如，饮食如常，二便调，舌质红润，脉平。处方：

杞子 12g　泽泻 12g　熟地 20g　茯苓 20g　山药 15g
菊花 15g　山萸肉 10g　丹皮 10g　玉米须 30g

继服 1 个月，以巩固疗效，查访患者已康复，未复发。

本例患者平素性情容易急躁，肝阴暗耗，加之精神冲动，肝火偏亢，风阳升动上冲巅顶而致眩晕、头痛。又因肝阳上亢，肝火过盛，致肝风内动，"血之与气，并走于上，则为大厥"。经脉阻滞，终致偏瘫。今患者素体亏虚，水不涵木，肝体不足，肝火偏亢，皆属下虚上盛，本虚标实之证，故治宜标本兼顾，法在开窍救厥，镇肝熄风，平肝潜阳，滋水涵木，疏通经络。后宜着重补水制火，养阴益肾，使邪气得祛，正气得复。方内加玉米须者，取其行水利湿，使其降压而不腻湿伤阴，知常达变，以收速效。

例 2：冯某，女，39 岁，工人。

素有眩晕，每因恼怒而增剧，面色潮红，少寐多梦，心慌心跳，舌质红，脉弦细数。血压 25.3/14.7kPa。属肾水亏虚，水不涵木，肝体不足，肝阳上亢，下虚上盛，本虚标实之证。治宜平肝潜阳，祛水涵木，佐以镇肝熄风。处方：

熟地 15g　山药 30g　山萸肉 10g　茯苓 15g　泽泻 12g　丹皮 10g　杞子 12g　龙骨 30g（先煎）　牡蛎 30g（先煎）　莲子心 6g

复诊：服药 4 日，血压 22.7/13.3kPa。眩晕稍减，基本能寐，但仍有多梦，面红，心慌心跳，舌脉同前。处方：

熟地 20g　山药 15g　茯苓 20g　泽泻 10g　丹皮 10g杞子 10g　菊花 12g　玉竹 30g　猪笼草 20g　夏枯草 20g

三诊：服药 4 天，血压 21.3/12.6kPa。眩晕减轻，面色潮红显减，已能安寐，心跳减轻，舌质红，脉略弦细。处方：

熟地 20g　山药 15g　茯苓 20g　丹皮 12g　白芍 15g钩藤 12g　菊花 12g　草决明 20g　桑寄生 15g

四诊：服上方 4 日后，血压 17.3/10.6kPa。诸症悉平。照上方继服 10 剂，以防复发。

（江英能　整理）

刘渡舟

高血压，不可胶执法重镇
三草汤，平中见奇守病机

刘渡舟（1917～　），北京
中医药大学教授，著名中医学家

治疗高血压病，坚持辨证论治原则，且不可拘于重镇诸法。

抓主证　平淡奏奇效

高血压病依临床表现的不同，可分属于眩晕、头痛、呕吐等病证。对高血压病的诊治，应根据病人的不同表现，抓住反映疾病基本规律的证候，解决病人的主要矛盾。只要正确地运用中医诊治的基本原则与思维方法，根据不同的主症进行辨证、立法、组方、投药，即使是一些平淡无奇的小方，也能起到神奇之效，既缓解症状，又降低血压。

例1：赵某，男，51岁。

患者体格肥盛，患高血压病已多年，血压 18.7/13.3kPa。近日来恶心，胸脘痞闷，偶尔作痛，呕吐频作，且头昏眩晕，视物摇坠，心慌心悸，周身困重，脉沉，舌苔白腻。为风湿痰浊上扰之证，采用小半夏汤加味。处方：

茯苓 30g　半夏 12g　生姜 12g　枳壳 10g　陈皮 10g
泽泻 10g

此例主症明确，病人虽觉眩晕，但恶心呕吐频作，最为患者所痛苦。统观脉证，其呕眩起因于胃中停饮。选用小半夏汤加茯苓汤，此方在《金匮要略》中治疗"卒呕吐，心下痞，膈间有水，眩悸者"，主症与本案相合，再加泽泻，取仲景泽泻汤之意，主治"心下有支饮，其人苦冒眩"。另以陈皮、枳壳，理气和胃。患者服药 3 剂后，呕痞眩悸皆减，惟时有嗳气。膈间痰水交阻，气机不利，故上方去陈皮、枳壳，加旋覆花、代赭石，和胃降逆。三诊时，再加藿梗、佩兰，醒脾理气化湿，诸症均先后减轻、消失，血压亦降至 17.3/12.0kPa。

泻心火，攻下效桴鼓

高血压病亦常见起于火热之患，厥阴风火，上逆于头，阳郁于上而不能下达，引起头晕头痛，耳鸣目赤等症状。此属阳热亢盛，风火上逆之证，若单用重镇之品，往往不能起到潜阳降逆的目的，此时当知泻心。盖心属火，为阳中之太阳，泻心即是泻火，火降则亢阳亦降。且心之火为君火，肝之火为相火，君火一降，相火亦随之下行。而心为肝之子，肝为心之母，治肝泻心，又属"实则泻子"之法，泻火以制阳，引阳气下行。再者，心主血，火逆则血涌，火降则血凉脉通，血得以下行，血压亦随之而降；心又主神明，火亢则神乱，火降则神安，神安则脉静血压平。心与火、血、神相关，故泻心能起到降压的作用。

例2：冯某，女，58岁。

患高血压病已10年余，血压常在21.3～23.9/14.6kPa之间波动。就诊前日起，左半身无力，活动不利，如被风吹状，耳鼻灼热，口苦舌干，心烦，面部烘热，下肢发凉，食欲不振，脉弦有力，舌质红，苔黄腻而干，血压30.6/17.3kPa。证属火动于内，阳亢于上，治当泻火，投大黄黄连泻心汤。处方：

大黄6g　黄芩10g　黄连10g

以滚开水渍之代茶饮。

服药3剂，每日排便2～3次，面热大减，黄腻苔亦仅见于根部，血压亦降至29.3/16kPa。遵仲景之训"舌黄未下者，下之黄自去"，故再投原方3剂，仍渍后代茶饮。药后血压再降至26.9/14.6kPa。诸症均有所减轻，虽每日排便增至3～4次，但泻后反觉左半身有力，无身疲、脚软之感，舌仍红，苔薄黄腻，脉沉有力，看来尚耐攻伐，仍守上方，嘱其隔日1剂，以泻尽亢火。

自拟方　三草随机变

余常用自拟三草汤（即夏枯草、龙胆草、益母草三草，配以芍药、甘草）治疗高血压病。方中夏枯草清肝散结；龙胆草清泻肝经之火；益母草为厥阴血分之圣药，性善行走，能行血通经；重用芍药，和营敛阴，缓急解痉；以甘草调和诸药。此方适应范围较广，在基本药物的基础上，尚可随证加减，如加牛膝引火下行，加石决明、珍珠母平肝潜阳，加黄芩、栀子清肝火，加大黄泻实热，加丹皮凉血，加钩藤、菊花熄风，加茯苓、泽泻、滑石利湿，加茺蔚子治目珠疼痛，按之如石，加石斛、玄参以养肝阴。石斛是滋阴良药，不仅滋养胃阴，亦能补肝肾之虚，多用于肾阴不足，肝阳上亢，虚火妄动者；且滋阴不碍邪，可用于阴伤有湿邪者。

例3：张某，男，70岁。

头痛两侧为甚，以手抚之，则头皮皆痛，耳鸣，胸闷气短，叹息则舒，脉弦，舌质紫黯，苔白，血压25.9/12.5kPa，属气郁化火上炎之证。处方：

枳实6g　陈皮9g　柴胡9g　甘草6g　石决明30g　白芍10g　夏枯草10g　益母草10g　龙胆草3g　牛膝10g　丹皮10g

药后诸症皆减，但未根除，头两侧游走之疼痛仍时时发作。故以后三诊均以三草汤加减，使头部侧痛大减，血压亦降至22.7/12kPa，惟觉巅顶发凉而痛，且年事已高，故以育阴助阳，补肾固本之法收功。

在治疗高血压病的过程中，还应重视调治病人的睡眠，保证病人获得比较充足的休息，以助于恢复血压。临诊时，可根据不同情况，分别配合应用半夏秫米汤、温胆汤、黄连阿胶鸡子黄汤等方。且半夏能交通阴阳，是治疗失眠的佳品，但用量须大，当用15～20g。若能与夏枯草相伍，更有妙意，半夏禀夏气方生，喜阳而恶阴；夏枯草至夏则枯，喜阴而恶阳，2药性异，交通阴阳，阳得以入阴，阴得以守神，故能起到安神催眠的作用。

魏长春

欲期降压唯求本　燮理阴阳以应机

魏长春（1899～1987），原浙江省
中医院主任医师，临床家

高血压早期患者，体质较强的病因，多数为肝阳偏胜，胆火内炽，临床表现为目眩晕胀痛，耳鸣，口苦，烘热，头重足轻，手足麻木，大便秘结，脉来弦大有力，舌质深红或绛，治宜平肝泻火用黄芩泻火汤。药用：

黄芩 9g　生白芍 9g　生甘草 3g　龙胆草 3g　焦山栀 9g　钩藤 9g　怀牛膝 15g

治疗高血压的总原则，应从《内经》治病必求其本与治病必求其因二项入手。"求本"是辨明病人体质阴阳虚实，"求因"是探索为什么会产生这种病，查清其成病的原因和有无其他兼症夹症，随症用药。总之要从整体着手，不能只顾降压。

黄芩泻火汤适用于高血压初起肝胆实火为患，黄芩、芍药、甘草、龙胆草、焦山栀泻火，钩藤平肝散风，怀牛膝降压。这方是新病实症治法。

一般肝阳上升的高血压症，表现为头痛眩晕，行走欲仆，烦躁失眠，性情急躁，脉象弦硬，舌红。治用降压调肝汤为主。方用：

谷精草 30g　旱莲草 30g　夏枯草 12g　野菊花 9g
广地龙 9g　钩藤 9g　决明子 15g　怀牛膝 15g　桑寄生
15g

一般性高血压多因郁怒不乐，阳不秘藏，发生内风，攻
冲成病。降压调肝汤，是从平靖肝风着手，使内脏阴阳协
调。方中的谷精草、旱莲草、夏枯草熄风降压，决明子、广
地龙柔肝降压，野菊花散风降压，怀牛膝引药下行，以治
头脑胀痛，桑寄生养血散风降压，钩藤平肝熄风。诸药合
用，以达到平靖内风，降低血压而归于平的目的。

高血压日久体虚，肾亏肝阳上升，症见头目晕眩，头
痛欲仆，四肢麻木，心悸夜不安眠，脉象弦细或滑大，舌
红干燥为下虚上实之症，治宜滋阴潜阳清上实下。方以杞
菊地膝煎为主，药用：

枸杞子 9g　白菊花 9g　大熟地 15g　怀牛膝 9g　旱
莲草 30g　桑枝 30g　山茱萸 9g　泽泻 9g　决明子 9g

杞菊地膝煎是纳气归根，上病治下的方法。杞子补肾
填精，纳气强心，益肝明目；白菊花养肝散风，治头脑眩
晕作痛；熟地补血固精；怀牛膝引头脑郁热下行；旱莲草
滋益肾阴，凉脑明目；桑枝散风平肝以治肢麻；山茱萸补
肝以熄头风脑痛；泽泻滋阴泻火，治头眩耳鸣；决明子明
目益肝，治头风热痛，全方以补虚培本为主。

慢性肾炎，病程久，内脏阴阳失调，症见血压升高，头
晕痛，小便短少，体肿，口干，大便微溏，行动气促，脉
象沉迟，或沉细，舌淡苔白。乃命门火衰，三焦气化失职，

无排尿能力。必需通阳利尿，升清化浊，以利滞水，以平血压，宜用瞿附通阳汤加味：

瞿麦 9g　熟附子 9g　淮山药 12g　茯苓 12g　天花粉 9g　车前子 9g　路路通 9g　怀牛膝 24g　椒目 3g　生黄芪 15g

瞿附通阳汤系治慢性肾炎（水肿）的经验方，今增加怀牛膝的药量，以增强导下之力，使头脑积瘀身中积水下行，增加生黄芪以温补肾脏之气，升清化浊，调理内脏，三焦通调则血压平。

病人素体胃阳虚，中气不足，内蕴痰水，呕吐涎沫，使肝气厥逆上冲，头痛眩晕，四肢酸麻，脉弦或沉紧，舌质淡白。此肝胃气化失调，使血压不正常，时高时低，治宜温暖肝胃和中降逆，方用吴茱萸汤加味：

吴茱萸 3g～6g　西党参 9g　生姜 6g　红枣 6 枚　姜半夏 9g　怀牛膝 9g　决明子 9g

吴茱萸汤方出张仲景《伤寒》《金匮》两书，治干呕、吐涎沫，头痛症，今用治高血压胃阳不足，有水气及肝气上逆症。以萸姜参枣 4 味温中平肝降逆，加姜半夏消痰厥，头晕痛，怀牛膝引药下行，起降压之效，决明子治头风痛，此是虚寒体肝胃失调方。

凡病都有兼症及夹症，高血压病兼痰火，头眩胀痛，喘咳气急，咳痰黄白厚粘，眼睛高突，脉象滑大，舌红苔黄白厚粘。疗法宜清降痰火为主，用雪羹汤加味，使肺气清肃，血压自然平靖。药用：

陈海蜇 60g（洗净）　鲜荸荠 7 只（洗去泥）　海藻 9g

　　昆布 9g　　决明子 9g　　黛蛤散 12g　　桑枝 30g　　桑白皮
9g　　马兜铃 9g　　黄芩 6g

　　雪羹汤由海蜇、荸荠 2 味组成，见清代王晋三《古方
选注》，治痰火咳逆，兼能平肝柔坚，今以治高血压和动脉
硬化夹痰火症，佐海藻、昆布咸以软坚。黛蛤散是煅蛤壳
与青黛合剂，消痰火治喘逆，决明子、桑枝平肝熄风，桑
白皮、黄芩、马兜铃清肺降压，善化痰火，以平咳喘，肺
主一身之气，肺气清肃下降，痰火自消，血压自然下降。

柴浩然

虚实为纲每权变　为防反跳更细斟

柴浩然（1923～1993），原山西运城地区中医院主任医师

柴浩然老中医从医50余年，潜心致学，勤于实践，积累了丰富的临床经验。本文重点介绍其治疗高血压病以及治疗高血压"反跳"的经验：

治疗高血压病四法

高血压的病因病机较为复杂，柴老在临床实践中，主张辨证以虚实为纲，分析不同的病因病机，确立相应的治疗大法。一般来说，偏于实证者，多由素体阳盛，肝气偏激，或七情所伤，忧郁恼怒过度，使脏腑功能失调，气血逆乱，以致肝失疏泄，阳热亢盛，或化火、生风，或伤阴、耗血，或酿痰、致瘀，形成以肝火炽盛、肝阳上亢为主的证型，兼夹风、火、痰、瘀等以实为主的病因病机。偏于虚证者，多因年高体衰，肾虚精亏，虚阳失潜，或阴虚及阳，以致阴阳失衡，水火不济，形成以阴虚阳亢，阴阳两虚为主的证型，兼夹痰浊上逆，阳虚水泛等以虚为主的病因病机。基于上述认识，柴老认为，以虚实辨证为纲，实责之于肝，虚责之于肾，有利于确立不同的治疗大法，兼

顾各种错综复杂的病情需要。至于病程日久，实证转虚；或病情变化，虚中夹实，仍可根据虚实之纲，权衡两者的主次、轻重、缓急，兼顾治疗。

基本治法：柴老以虚实为纲，确立以下4种基本治法：

一、清肝泻热法

适用于肝火炽盛、攻冲头目之高血压病者，症见头痛且胀，口苦咽干，胸中烦热，急躁易怒，夜寐不安，大便干结，小便短黄，舌红苔黄，脉弦滑而数。柴老常用自拟经验方（基本方）：

龙胆草 6～9g　杭白菊 9～15g　钩藤 12～18g　竹茹 15～24g　地龙 9～12g　生地 15～24g　决明子 15～30g　山栀 9～12g　黄芩 6～9g　元参 9～15g　甘草 6g（大便秘结甚者，加大黄 6～9g）

二、平肝熄风法

适用于肝阳上亢、气血上逆，甚或肝风内动之高血压病者，症见头晕头痛，心烦耳鸣，面红目赤，失眠健忘，恶梦纷纭，甚或眩晕欲仆，头痛如掣，双手颤抖，语言不利，步履不稳，舌红苔白，脉弦数或弦长有力。柴老常用自拟经验方（基本方）：

珍珠母 24～30g　生石决明 24～30g　生白芍 15～18g　夏枯草 15～18g　天麻 6～9g　钩藤 12～18g　磁石 15～30g　生牡蛎 15～24g　生龟板 15～24g　甘草 6g

三、滋阴潜阳法

适用于肾阴不足、虚阳失潜之高血压病者，症见头晕目眩，咽干耳鸣，两目干涩，视物昏花，失眠寐浅，烦躁易怒，腰膝酸软，肢麻震颤，舌红或绛，少苔或无苔，脉弦细或细数。柴老常用自拟经验方（基本方）：

蒸首乌 18～24g　女贞子 9～15g　细生地 9～15g 杭白菊 9～15g　旱莲草 9～12g　桑寄生 9～15g　怀牛膝 9～15g　珍珠母 15～30g　制龟板 9～15g　枸杞子 9～15g　炙甘草 6g

四、补阴和阳法

适用于肝肾不足、阴阳两虚之高血压病者。症见头晕耳鸣，心悸失眠，健忘目干，腰腿酸软，下肢不温，夜尿增多，舌淡红，苔薄白，脉沉细弱。柴老常用自拟经验方（基本方）：

熟地 15～24g　山萸肉 6～9g　仙灵脾 9～15g　杜仲 9～12g　桑寄生 9～12g　巴戟天 9～12g　怀牛膝 12～15g　制龟板 12～15g　珍珠母 15～30g　炙甘草 6g

在上述 4 种基本治法的用药基础上，柴老临证中常常根据病人年龄性别的不同，体质禀赋的差异，兼夹病证的多寡，知常权变，灵活加减，以应对错综复杂的病情需要。

肝火炽盛或肝阳上亢之高血压病，均与七情所伤密切相关，又随情志波动加重，在阳热亢盛，气血逆乱之中，每寓肝失疏泄条达之病机；加之清肝泻热药苦寒降泄，平肝熄风药质地重坠，有悖肝之疏泄的生理特点，酌情加入白蒺藜、佛手、生麦芽、川楝子、绿萼梅、玫瑰花等舒肝解郁之品，既能顺遂肝木之性，又可消除胸胁胀闷、时欲太息等兼症。

高血压证属肝火炽盛、肝阳上亢者，灼伤阴血，内扰心神，或肾阴不足，心神失养，每兼心悸、失眠、寐浅、多梦等神志不安之证，而神不守舍，虚阳浮动，又不利于肝火清泄，或肝阳的平潜，使高血压病加重。所以，柴老根据心神不安的轻重不同，酌情选用琥珀、建莲子、夜交藤、柏子仁、合欢皮等养心安神之品。

高血压病程日久，络脉瘀阻，伴有肢体麻木，甚或活动失灵等症，柴老多根据其轻重程度不同进行选药，一是善用藤类药，如养血通络的鸡血藤，清热通络的忍冬藤，祛风通络的青风藤、海风藤、络石藤等，此类药品通络化瘀，且性质平和，宜于长期配用。二是选用秦艽、豨莶草、嫩桑枝等辛寒或甘寒祛风湿，通经脉之品，可避免温燥之弊端。三是择用乌梢蛇、桃仁、红花等活血通经之品，以畅血行，但此类药多为暂用，不宜长期服用。

肝火炽盛或肝阳上亢，往往灼津成痰，形成痰火交炽或风痰上扰等兼夹病证，出现恶心呕吐、时唾痰涎、脘腹痞满、舌苔黄腻等症，柴老在清肝泻热或平肝熄风的同时，酌情配入川贝、胆星等清热化痰之品，或合以小陷胸汤（黄连、半夏、瓜蒌）清热化痰，宽胸散结。另外，对于痰湿内生，上蒙清窍为主而夹肝胆上亢之证者，柴老则用温胆汤加天麻、珍珠母，亦常收显效。

高血压不论何种证型，若兼有胸闷、胸痛、气短、心悸、舌质紫黯、脉弦涩等心脉瘀阻之证，则可酌加丹参、郁金、桃仁、红花、赤芍、枳壳等行气活血，祛瘀通脉之品。

此外，对于其他兼症，若面肌痉挛、口角抽动者，酌配僵蚕、全蝎；下肢浮肿、小便不利者，酌伍丝瓜络、路路通、泽泻、茯苓、益母草；胃纳呆滞、饮食减少者，酌加炒内金等。

治疗高血压"反跳"的经验

高血压"反跳"，一般是指高血压在用中医清肝泻火、平肝熄风、滋阴潜阳等常法，或使用西药降压之品治疗中，初用效果明显，渐用微效或无效，甚至出现血压增高、波动较大、持续不降的临床现象。柴浩然老中医从辨证论治着眼，不拘泥于常法常方，针对高血压"反跳"的不同病因病机，总结出以下 7 种治疗方法。

疏肝理气，将顺肝木之性：本法适用于肝郁气滞，化火上冲所致的高血压或其"反跳"者，症见头痛头胀，胸胁满闷，时欲太息，烦躁易怒，失眠寐浅，乳房胀痛，舌红苔薄黄，脉弦而数。此证虽有肝火上冲，初用清肝泻火之法即效，但因肝火乃肝失疏泄，气郁化火所致，屡用清肝泻火之法，其苦寒清降，有悖肝的疏泄条达之性，使肝气愈郁愈逆，血压波动较大，不时出现"反跳"。这种情况，尤其是在情志不遂，忧思恼怒，或正值经前期、更年期、精神过度紧张时，更为明显。对此，柴老主张以疏肝理气为主，将顺肝木之性，常用逍遥散或四逆散加天麻、钩藤、菊花、夏枯草等。

行气活血，调理气血郁滞：本法适用于气血郁滞，肝阳偏亢所致高血压病；或中风瘀血阻络，肝阳上亢，血压波动不稳定者。症见头晕头痛，胸胁刺痛，肢体麻木，或半身不遂，唇色紫暗。舌有瘀斑瘀点，脉弦涩或弦细涩。此证由于气血郁滞以至气血逆乱，上冲于脑，而使肝阳上亢加重。若单纯平肝潜阳，气血逆乱得不到恢复，往往出现血压波动较大，甚或反跳。对此，柴老强调以行气活血为主，调理气血郁滞，常用血府逐瘀汤加天麻、钩藤、珍珠母等平肝潜阳之品，使血压恢复正常。

降胃安冲，有利肝阳下潜：本法适用于胃气不降，冲气上逆所致高血压病者，症见头痛眩晕，胸闷不舒，嗳气频作，食用胃脘痞满顶胀，甚或时觉有气从小腹或胃脘上冲胸咽或头部，而症状加剧，血压波动者，舌质淡、苔薄白，脉沉弦。因胃气以下行为顺，冲气以敛藏为常。肝阳上亢，易引动胃气、冲气上逆，而胃气、冲气上逆，又能助长肝阳上亢，故长期服用平肝潜阳之剂，未顾及胃气不降冲气上逆，往往出现高血压"反跳"现象。对此，柴老认为以降胃安冲为主，则有利于肝阳的下潜，常用《金匮》奔豚汤加生代赭石、生龙骨、生牡蛎等平肝潜阳之品，使血压恢复正常。

温肝散寒，以利浊阴下降：本法适用于肝胃虚寒，浊阴上逆所致高血压"反跳"者，症见巅顶头痛，眩晕时作，干呕或多吐涎沫，或口中粘滞多唾，胸膈满闷，胃脘痞塞，吞酸嘈杂，舌淡苔白滑，脉沉弦滑。形成本证，一是长期服用平肝潜阳，清热镇逆等重坠寒凉之剂，损伤脾胃，内生寒湿痰浊，随肝气上逆；二是素体阳弱，肝郁不畅，中焦升降失司，痰浊内生，而随厥阴肝经上逆；三是久病不愈，年高阳衰，体质从阴化寒，以致阴寒痰浊之邪上逆，阻塞清窍。对此，柴老治从温肝散寒，使浊阴之邪下降，常用《伤寒论》吴茱萸汤合半夏白术天麻汤治疗。

温化痰饮，斡旋中焦气机：本法适用于脾胃阳虚、痰饮中阻、气机升降失常所致高血压"反跳"者，症见头晕嗜睡，头重如裹，心悸短气，胸胁胀满，倦怠乏力，舌淡体胖，苔浊腻或滑润，脉沉弦滑。中焦为气机升降枢纽，脾胃阳虚，痰饮内停，阻滞中焦，使升降失常，清浊相混，而上干清窍。若临床忽视辨证论治，视血压高低印定眼目，不仅血压降不下来，还会出现"反跳"现象。对此，柴老辨证求因，治从温化痰饮，斡旋中焦气机，常用《金匮》苓桂术甘汤合泽泻汤加味。

温阳利水，以助膀胱气化：本法适用于肾阳不足、膀胱气化不行、水气上凌或浊邪上逆所致高血压"反跳"者，症见头晕头痛，畏寒肢冷，小便不利或夜尿较多，下肢或全身浮肿，舌淡白、苔白润或水滑，脉沉弱或沉弦迟。高血压病属于肾阳不足、水气上凌之证，临床虽较少见，但未切中病情，不仅徒劳无功，还往往出现"反跳"现象。对此，柴老大胆使用温阳利水之法，以助膀胱气化，常用《伤寒论》真武汤加味。

解表散寒，疏通太阳经输：本法适用于高血压病兼夹风寒外感，营卫失和，太阳经输不利而到高血压"反跳"者。除高血压常见症状外，又增恶寒发热，肢体酸楚疼痛，后头部胀痛较甚，且有紧束感，或颈项僵直疼痛等。高血压患者兼夹外感，临床较为多见，若属风热外感，疏散风热之桑叶、菊花，蝉衣、僵蚕之类，每兼有清热平肝之功，可与高血压辨证用药相得益彰。若属外感风寒，皮毛闭塞，太阳经输不利，往往会使血压增高，出现"反跳"。对此，柴老认为，只要有风寒表证，即可使用解表散寒之法，表实宜用《伤寒论》葛根汤，表虚则用桂枝加葛根汤。

上述柴老治疗高血压"反跳"的经验，是在运用清肝、平肝、潜阳、熄风等常法治疗效果不佳，根据审证求因而得的变法。常法与变法实为辨证的统一，都是因人而异，针对不同病因病机而采取的具体治法，可谓高血压病的"同病异治"。

（柴瑞霁　整理）

陈苏生

肝阳上亢　　温阳潜镇

陈苏生（1908～　　），中国中医研究院研究员

吾师陈苏生先生甚得近代名医祝味菊善用温阳镇潜法拯救急危重症之薪传。

高血压常见肝阳上亢诸征象，时人常用平肝熄风，但每多乏效者。先生圆机活法，治以强肾为主，佐以温阳潜镇而收效。

萧某，男，32 岁。1963 年发现高血压，住院治疗 3 个月，好转出院，但血压仍在 19.5/14.kPa，并伴腰久痛未愈。次年 4 月来诊，主诉苦于失眠，服安眠药数年而失效。头昏且痛，紧按则舒，口干唇燥，大便秘结，小便夜多，脾胃寒痛。法予强肾潜阳。药用：

制川附子 12g　磁石 30g　枣仁 15g　远志 6g　熟地 30g　石斛 30g　白术 15g　桑寄生 12g　川断 9g　怀山药 15g　牛膝 12g　甜苁蓉 9g　蔓荆子 9g　车前子 9g　五灵脂 9g

水煎服。另以川连 2g，肉桂 2g，共研末，装胶囊同服。

服药 8 剂，血压即下降，稳定在 18.2/12.8kPa 左右。以后每隔 3～5 天即服前方，长期失眠亦基本痊愈。调治 1

月即正常上班工作。后因疲劳血压又升，但再服此方又趋下降。

方中附子、磁石实关键所在，2 药相须为用，由于但温而不潜，则浮阳不戢；但潜而不温，则气抑不畅，故附子与磁石，犹肉桂之于黄连，亦具"交泰"之意。

（陈明华　整理）

万友生

阴风上逆　温肝可平

万友生（1916～　），江西中医学院教授

万某，男，51岁。1963年2月19日初诊，患高血压病久治少效。现血压高达31.2/18.2kPa，头晕甚而巅顶重痛喜按，头皮麻木，切以指甲不知痛痒，两目迎风流泪，怯寒特甚，每当天寒风大即不敢外出，如受寒即胸胃隐痛，口淡出水，饮食喜热恶冷，时或噫气吐酸，大便时结时溏（溏时较多）而粪色淡黄，小便不利而尿色清白，面色晦暗浮肿，声音重浊，舌黯淡润滑，脉弦动而迟。万氏认为证属肝经阳虚阴盛，阴风内动，浊阴向上冲逆所致。法当温肝降逆以熄风。方用吴茱萸汤加味。

吴茱萸15g　生姜15g　大枣15g　党参15g　黑锡丹3g

连服5剂，头晕稍减，血压稍降；再进5剂，头晕续减，巅顶痛除，头皮麻木和怯寒明显减退，精神见好，口味见佳，但血压仅降至28.6/15.6kPa。

二诊因根据近时一般新经验而加入青木香15g，以期增强其降压之力，续进5剂。方喜血压降至20.8/14.3kPa，不料更进5剂后，头晕复增，血压复升至23.4/15.6kPa。

三诊因虑其久病阳损及阴，恐非纯阳方剂所能收其全效，乃改投阴阳兼顾的肾气丸方：

熟附子 15g　肉桂 10g　熟地黄 15g　山茱萸 10g　山药 15g　茯苓 10g　丹皮 10g　泽泻 10g　牛膝 10g　车前子 10g

仅服 1 剂，即大感不适，头痛胸胃痛复作，怯寒复甚，饮食复减，便闭尿少，血压复升至 26.0/15.6kPa，坐卧不宁，夜难入寐。可见阴未受损，阴药难投，仍属阴盛阳虚之候，仍应坚持前法。

四诊加大吴茱萸汤方剂：

吴茱萸 24g　生姜 30g　大枣 90g　党参 30g

更加旋覆花、代赭石各 30g，服 1 剂后即得安睡良久，醒来大便 1 次，先硬后溏，小便畅行 2 次，精神饮食又转佳，胸胃痛又减，但噫气吐酸仍甚；再进 2 剂，血压降至 24.7/15.6kPa，胸胃痛渐除，惟大便又闭。

五诊守四诊方再进外，另用二贤散（陈皮 15g，甘草 15g）泡汤代茶，又进 2 剂后，大便通畅，面部浮肿渐消，精神饮食更佳。更进 4 剂后，面部浮肿更见消退，头晕渐除（晨起已不觉晕），寐安纳佳，大便成条日 1 行，血压降至 23.4/15.6kPa。守方再进 6 剂，头晕基本解除，已无沉重感，头皮麻木消失，面部气色好转，精神睡眠饮食二便均正常，脉已不迟，弦象减退，惟血压未见续降。

六诊乃于四诊方中加重代赭石为 60g，再进 6 剂，血压降至 19.5/11.7kPa；更进 12 剂，血压稳定在 18.2/10.4kPa；继续服至 4 月底，血压一直正常，诸症全除，上班工作。

本案以头晕巅顶痛为主症。其症有阴阳之辨，头晕巅顶痛而拒按，喜冷恶热，脉弦数等，属阳证，一般称之为"厥阳头痛"；头晕巅顶痛而喜按，喜热恶冷，脉弦迟者，属阴证，一般称之为"厥阴头痛"。三阴经脉惟厥阴有一支与督脉会于巅顶，故厥阴病无论阳盛阴虚而阳风上逆或阴盛阳虚而阴风上逆，都可发生头晕巅顶痛症。但阳风上逆的，必阳亢而热，治宜滋肝助阴抑阳以清降之；阴风上逆的，必阳虚而寒，治宜温肝助阳抑阴以温降之。本证多见于西医所称之高血压病，并以肝风阳证治宜清降者居多数，但肝风阴证治宜温降者也非罕见。本案显然属于后者。至其所兼见的面色晦暗浮肿、两目迎风流泪、口淡出水、饮食减少而喜热恶冷、受寒则胸胃隐痛、噫气吐酸、二便不利等症，则是由于厥阴阴盛阳虚，木邪侮土，土虚不能制水，浊阴或随阴风冲逆而上泛，或随木郁气滞而内结所致。这和《伤寒论》厥阴病篇所谓"干呕，吐涎沫，头痛者，吴茱萸汤主之"，是完全符合的（厥阴病有外感和内伤之辨，本证属于内伤杂病的厥阴病证之一，它和属于外感热病发展到最后阶段的厥阴危急重证有别，不可混淆）。所以经用温肝降逆的吴茱萸汤方后，即获得预期的效果。本案之所以能够达到治愈的目的，虽然主要是坚持了大剂吴茱萸汤以温肝降逆，但加用大剂旋覆花和代赭石以化浊平冲也起了一定的辅助作用。万氏在总结本案经验教训时指出，虽然现代药理研究证明青木香能降血压，但因其性寒冷（《中药大辞典》指出"虚寒患者慎服"），只适宜于高血压阳证，而不适宜于高血压阴证。所以本案久用（10 剂 150g）后血压复升，当时不但未见及此，反而虑及阳损及阴，竟改用肾气丸兼顾阴阳，以致阴风变盛，几乎功败垂成。由此可见，中医临床只有严格遵从中医理论以辨证立法选方择药，才能提高疗效。如果离开了中医理论，硬套西医病名而不辨证分型，生搬药用成分而不辨药性，"中为西用"而"对号入座"从事临床，则不但难以提高疗效，而且有时难免产生不良后果。

张海岑

病审风痰火　治求肝脾肾

张海岑（1916～　），河南省中医研究院研究员

余业医 50 年，屡有高血压病人就诊，尤其晚近时期，案头诊籍之中，仍以高血压病居多。余据长期临证体会，认为高血压病源出多端，病机万变，非一证能盖全，非一方能竟病。其病总以风、痰、火为其祸根，三者之中，或其一而致病，或二者合而为患，亦或三者杂至终酿成病。治则之中本此三者，莫不奏效。

本病与"风"之关系甚为密切。而风有内外之分，高血压病之风系指内风。风的产生与肝有直接关系。"诸风掉眩，皆属于肝"，不但指出了风与肝的关系，亦说明了在风的概念下所出现的眩晕、肢体震颤、麻木等临床表现属于肝经病证的范畴。上述风的证候，是高血压病的常见症状。而甚者酿成肝风内动，则见昏厥、抽搐、口眼㖞斜等，则是风证的进一步发展，正合经论"诸暴强直，皆属于风"之说。

"痰"既为高血压病的病因之一，亦为其病理产物。本病之痰除狭义之痰外，亦包括因痰为患之眩晕、心悸、气短、神昏等证。而痰的产生每每与肺、脾、肾等功能失常

有关。盖肺失宣降则可停聚成痰；脾虚运化无力，水湿不行亦可成痰；脾虚运化无力，水湿不行亦可成痰；肾阳不足，水不化气亦可成饮成痰。而本病因于痰饮者，与脾肾关系尤为密切。痰浊随气之升降无处不到，上犯于头则眩晕。特别是年老体胖之人多湿多虚，大凡脾肾不足，水湿不化，痰浊壅滞而形成高血压。痰浊上冒则头晕、心悸；痰迷心窍则神昏，痰阻经络则半身不遂。故《丹溪心法》有"无痰不眩"的记载。

"火"为五志过极所生。朱丹溪有云"气有余便是火"，即指出了脏腑功能失调，阳气郁结化火的病机。本病之火多与肝肾有直接关系。若素体阴虚，肝阳上亢，或忧郁恼怒，气郁化火，上扰清空而眩晕；又有肾水不足，无以涵木导致肝火上炎，进而火极生风，出现火与风的证候。故丹溪又有"无火不晕"之说。

临床所见风、痰、火三者每每相互影响，且又易于转化。风善行而数变，尤其是在风火相煽，火借风势，风助火威的情况下，予示着本病来势凶猛，变化急剧；痰郁化火，火灼津液为痰，痰火互结，蒙蔽清窍，以致昏迷抽搐，这种症状在高血压脑病和脑卒中是多见的。

余经过几十年的临床实践，体会到对高血压病的治疗，可划分为肝阳上亢、肝肾阴虚、阴阳两虚、风痰湿阻四个类型予以辨证施治。究其病因病机为风、痰、火所致，治疗当宗"治风先清热，热清风自灭"，"治风行活血，血活风自绝"，"虚者补之，实者泄之"，"闭者通之，脱者固之"的原则，拟定总的治法是：滋肾平肝，育阴潜阳，镇肝熄风、利湿化痰、开窍醒脑、回阳固脱、镇肝熄风、活血通络等。宗急则治标，缓则治本的原则，治标可用泻火、熄风、平肝、潜阳、豁痰、开窍等法，治本多以滋阴、柔肝、育阴、益气等为法，具体当辨证施治，灵活运用。

如患者头痛头晕，面红目赤，且烦躁易怒、口干口苦等，多系肾阴亏于下，肝阳亢于上之证，属肝阳上亢型，当滋水涵木，育阴潜阳为治，用建瓴汤加减。其中头晕头痛脑胀较甚者可加双钩、白菊花、夏枯草、草决明等以清肝火。本型常见耳鸣心悸，可加用柏子仁、女贞子、龟板、杜仲以补肾强心宁志。他如面红目赤，便秘者，辅以黄芩、麦冬、大黄、麻仁清热通便，或以龙胆泻肝汤平肝泻火。

肝肾阴虚型高血压，除头晕头痛耳鸣眼昏外，常出现心悸失眠、烦热善怒、腰酸乏力等。证属阴虚阳亢，心肾不交。自拟育阴平肝汤治疗，每每良效。药用生地、玄参、麦冬、女贞子、白芍、黄精、夏枯草、石决明、熟枣仁、柏子仁、五味子、夜交藤、甘草。以滋肾柔肝，育阴潜阳，交通心肾之法。此类高血压较其他几型难愈，因阴虚燥火，心烦失眠者居多，疗效不易巩固。部分高血压并伴有神经衰弱者多见此型。故治疗时应考虑病者的情志因素，予以调节，使之保持乐观情绪，配合药物治疗则病可向愈。

曾诊治患者王某，女，48岁，自述头晕头痛耳鸣，视物昏花，心烦失眠2年有余，近2个月加重，并感烦热，腰膝酸软，诊前曾突然昏仆，醒后来诊。查血压20.1/14.4kPa，舌质淡红，苔薄白，脉细缓。辨证为肝肾阴虚，投以育阴平肝汤。5剂后头晕头痛大减，脉较前略大，舌正常，血压 20.0/12.0kPa。同法又服 10 剂，诸症悉退，眠安食增。继上方加减改为丸剂，2 个月后，脉和缓有力，血压 16.5/10.9kPa。1 年后随访血压正常。

至于阴阳两虚型，见症颇多。常见头晕眼花，头重脚轻，步态不稳，心慌气短，五心烦热，口燥咽干，畏寒肢冷，或夜尿增多，阳痿滑精等，可用安神定志汤加减。临床常见中年妇女冲任失调，应合二仙汤以调冲任。

另有患者除头痛头晕目眩，又见四肢麻木拘急，或痰多身重，或胸闷食少，甚则昏厥、偏瘫、口眼㖞斜等，首当平肝熄风，豁痰开窍，以防脑卒中的发生，

余以为高血压病在早期多仅是肝肾阴阳失调，故在辨证施治时，首当抓住主要矛盾，以滋肾平肝，育阴潜阳，尽快恢复肝肾阴阳动态平衡，防止病情发展。若能合理治疗，大多可愈。若失治误治，一旦病情进一步发展，肝阳暴亢，化风化火，风火相煽，挟火挟痰，痰阻脉络，侵脑闭窍，而出现剧烈头痛，肢体麻木，甚至中风昏厥，㖞僻不遂等症。治疗急当平肝熄风，豁痰开窍，以挽危局。

（张国泰　整理）

汪履秋

自拟降压汤治疗高血压

汪履秋（1919～　），南京中医药大学教授

　　高血压病之发病机理，汪老归纳为气、火、风、瘀四个方面。他认为气为血之帅，血为气之母，惟气能帅血，血不能帅气，气调则血和，而趋于平衡。若失其度，自会导致气之升逆，血行紊乱，形成高血压病。气有余，便是火。汪老说：阴虚而火旺者为阴虚之火；因气之郁滞蒸发而来者便是气有余所生之火。因为火性炎上，由此而引起血压的高亢，风之旋扰，也是不容忽视的。风应乎木，或因情志刺激，忧郁恼怒，或因思虑过度，长期精神紧张，均能造成气郁化火，阳欲上动，动则带风，风从体内旋扰，从而引起血压的高亢。由于气血失其和，阳亢化火动风又冲激气血，汪老认为血之瘀滞也是造成血压高亢的主要病机。气升血逆而致血瘀络痹。不仅使血压居高不下，而且还会造成血之与气，并走于上之变局。

　　由于高血压病的发病机理为气之升逆、火之炎上、风之旋扰和血之瘀滞，故其治疗法则汪老也从风、火、气、瘀着手。为此他创立了平肝熄风、苦泄泻火、降气镇逆、化瘀和络四法并用的治则。他认为从其病程经过而言，高血

压病患者，一般初起及中青年患者，以阳亢居多，加之今人体质禀赋偏盛，平素常嗜食肥甘辛辣，或纵情饮酒，所以实证占先。逐渐发展，也有部分患者形成阴虚阳亢。阳亢主要为心肝阳气偏盛，表现的病候还是以肝经为主，涉及心、肾。汪老认为，气、火、风、瘀常相互转化、并见。所以在治疗上就应四法并用，缺一不可，在此基础上，再适当变通。

汪老从长期临床实践中，针对高血压病风、火、气、瘀的病机特点，自拟降压汤。该方由：

钩藤 12g　白蒺藜 10g　石决明 15g　夏枯草 15g　黄芩 10g　小蓟 15g　旋覆花 6g　代赭石 30g　桃仁 10g　红花 10g　槐花 15g　豨莶草 15g

方中重用代赭石、配合旋覆花加强镇逆降气之功。用黄芩的苦寒，夏枯草清热散郁，二者合用，共奏苦泄泻火之能。石决明功能平肝熄风，钩藤功在清热平肝，白蒺藜也有平肝降压之功。桃仁、红花活血化瘀可使血行通畅，防止血脉瘀阻。槐花性味苦寒，功能清热平肝、凉血，能增强毛细血管抵抗力、改善毛细血管壁的脆性。豨莶草、小蓟凉血、通络，药理报道有降压之功。该方溶平肝熄风、苦泄泻火、降气镇逆、化瘀和络四法于一炉，临床用来治疗阳亢体实的高血压病人，确实能使肝火得降，气血得平，血压很快下降。

（仇新印　整理）

高诗江

疏肝调血汤　治疗高血压

高诗江，陇上已故老中医

先父诗江公对于高血压病的诊治，每以调肝为首务，疗效满意。

一、气郁血逆，疏肝调血为法

《素问·标本病传论》曰："肝病头目眩，胁支满。"盖肝为厥阴风木之脏，职司疏泄，喜条达而恶抑郁。若肝失疏泄，气机郁阻，久则气郁血逆，而致血脉失调，血压升高。临床多见头痛头晕，胸胁闷胀，情绪低落，纳食减少，甚则两胁窜痛，舌淡红或偏红，脉弦或沉弦。先父对其理法分析颇有见地，他说："怡愉快乐为肝德，忧愁郁怒则肝病，此证肝气怫郁于先，血脉失调于后，治当遵循《内经》'木郁达之'之旨，以疏肝调血立法，庶乎肝木畅达，气血调顺，则血压自降。"因此，他临证恒用自拟验方疏肝调血汤：

柴胡 10g　香附 10g　郁金 10g　苏梗 10g　川芎 10g　当归 10g　白芍 10g　薄荷 6g

观古人平肝之法，乃芳香鼓舞，舒而平之，故方中以柴胡、香附、郁金、苏梗、薄荷芳香鼓舞，疏肝解郁，当归、川芎、白芍调和血脉，全方共奏疏肝调血之功。根据先父临证经验，若疏肝不应，则必有营气痹窒，脉络瘀阻，于上方中加入桃仁、红花活血通络，多有效验。

例1：汪某，男，48岁。1972年4月12日初诊。患高血压病2年余，平时血压波动于22.0～20.0/13.3～12.6kPa。刻诊：血压21.3/13.1kPa，头痛，以巅顶为重，胸闷心烦，恶心纳减，两胁窜痛，尿黄便调，舌偏红苔薄，脉弦。辨证为气郁血逆。投以疏肝调血汤加炒山栀、姜竹茹、桃仁、红花各10g。服药5剂后，血压降为20.0/12.6kPa，诸症明显改善。守方续服10剂余，血压稳定于18.7/12.0kPa，诸症释然。后改服逍遥丸巩固善后。

二、阴虚火旺，滋肾凉肝建功

肝肾同居下焦，相火寄焉。肝藏血，肾主精，平时肝肾相济，精血互生，是以前贤有"乙癸同源"之说。若情志失调，肝郁化火，灼伤肝阴，或恣情淫欲，耗竭肾水，以致肝肾阴亏，相火用事，鼓动血脉，煎熬血液，从而导致血压升高。临床多见头痛头晕，目眩耳鸣，面部潮热，口苦咽干，心烦不寐，腰膝酸软，尿黄便结，舌红苔薄或黄，脉弦细数。先父对此治疗体会尤深，他说："此乃水亏于下，火僭于上，宜甘凉益肝肾之阴，俟水火既济，血脉宁静，则升者自伏。若误投苦寒直折之品，徒伤脾阳，未有不偾事者。"他临证治之概从滋肾凉肝立法，每用自拟验方滋肾凉肝汤：

生地15g　旱莲草15g　女贞子15g　枸杞子15g　玄参10g　桑叶10g　菊花10g　泽泻10g　石决明30g

方中生地、玄参、二至丸、枸杞子、泽泻滋肾泻浊，桑叶、菊花、石决明凉肝潜阳，共建滋肾凉肝之功。

例2：梁某，男，52岁。1974年10月7日初诊。素嗜烟酒，发现高血压病4年余，平时血压波动于24.0～21.3/13.3～12.6kPa，曾服西药降压，但疗效不显，故求治于中医。刻诊：血压23.3/13.3kPa，头痛头晕，耳如蝉鸣，间有面部潮热，失眠健忘，口苦咽干，腰酸腿软，尿浊便结，舌红苔薄黄，脉弦细数。辨证为阴虚火旺，用滋肾凉肝汤加炙远志10g，服药10剂，血压降为21.3/12.6kPa，头痛头晕，面部潮热明显改善，夜能安寐，余症亦见减轻。药证合拍，又进此方30剂余，血压稳定于20.0/12.0kPa，诸恙悉平。遂改杞菊地黄丸巩固疗效。

三、肝阳化风，镇肝熄风贵速

《内经》云："诸风掉眩，皆属于肝。"大抵肝为风木之脏，体阴用阳，主升主动，其经脉循行起于足大趾，散布胸胁，上行巅顶。若肝阳上亢，久则阳热动风，血随风激，循经攻冲头目，则血压陡升，有中风之险。临床多见头目胀痛，眩晕欲仆，鼻衄耳闭，面赤如醉，胸闷呕恶，甚则四肢抽动，昏不识人，舌红苔黄，脉弦长有力。先父尝云："治肝阳化风最是紧迫，急当重镇以潜阳，盖以阳潜则风静，倘若抱守滋水涵木，养血熄风，专事柔静，不用重镇，则缓不济急，中风之祸不远矣。"故此，他临证喜用张锡纯镇肝熄风汤化裁施治。对于病情急危者，每投以重剂。若合并意识障碍属于闭证者，用生大黄10g，煎水化服安宫牛黄丸1丸，清心醒脑，每获佳效。

例3：方某，男，56岁。1978年4月2日初诊。罹患高血压病6～7年，平素经常头痛头晕，一直间断服药治疗。近1周工作繁忙，睡眠减少，自觉头痛目胀，眩晕欲仆，胸闷恶心，遂在家休息，并自服降压药。发病当日晨起，患者头目胀痛较剧，而后眩晕仆地，昏不识人，面赤如醉，四肢抽动，由家人急送来院，测血压30.7/16.0kPa，神识转清，头目胀痛大减。其后2天血压波动于26.7～24.6/14.7～14.0kPa，余症如故，乃邀请中医会诊。刻诊：血压25.3/14.2kPa，眩晕不能起床，面赤如醉，夜难入寐，间有四肢抽动，恶心纳差，尿黄便结，舌红苔黄，脉弦长有力。辨证为肝阳化风。仿镇肝熄风汤加减。药用：

生龙骨30g　生牡蛎30g　生石决30g　生赭石30g
生龟板30g　夜交藤30g　天麻12g　白蒺藜12g　钩藤（后煎）12g　生白芍12g　泽泻12g　怀牛膝12g　玄参12g　生麦芽12g

每日2剂，每剂水煎2次混匀顿服。服药6剂，患者血压降为23.3/13.3kPa，眩晕大减，面赤已退，夜能安眠，余症亦有改善。遂改此方为每日1剂，水煎分2次服。原方又服20剂余，血压稳定于21.3/12.6kPa，诸症消失而出院调养。

四、肝旺脾虚，培土缓肝则效

肝主藏血，脾主运化。肝藏血充足，则能疏泄，有助于脾之运化；脾运化正常，生血有源，则有助于肝之藏血。肝脾生理相关，病理亦相互影响，故仲景有"见肝之病，知肝传脾，当先实脾"之训。高血压病患者，由于肝旺日久，肝气横逆克伐脾土，或医治失当，过用寒凉败胃，均可影响脾胃运化功能，以致肝脾同病，升降失宜。临床除见血压升高、头痛头晕、失眠多梦等肝旺表现外，尚可见腹胀纳少、呕恶便溏等脾虚症状。先父认为，此证多见于久病高血压者，治疗关键在于培土以宁风，健中而缓肝。他临证治之惯用自拟验方培土缓肝汤：

太子参 10g　茯苓 10g　白术 10g　山药 10g　陈皮 10g　木瓜 10g　乌梅 10g　白芍 10g

方中太子参、茯苓、白术、山药、陈皮培土宁风，木瓜、乌梅、白芍酸敛缓肝，合而共奏培土缓肝之功。

例 4：杨某，男，66 岁。1975 年 3 月 19 日初诊。患高血压病近 10 年，平素血压尚稳定，近 1 年来血压波动于 24.0～22.7/13.3～12.6kPa。刻诊：血压 22.9/13.1kPa，头痛头晕，失眠多梦，腹胀纳少，大便溏稀，每日 2～3 次，舌淡边缘有齿印、苔薄白，脉弦细。辨证为肝旺脾虚。遂拟培土缓肝汤加木香 9g，砂仁（后煎）3g，夜交藤 15g。服药 5 剂，血压降为 22.0/12.6kPa，头痛头晕、腹胀便溏减轻，纳食增多。共守方服 20 剂余，血压稳定于 21.3 / 12.0kPa，诸症而平。

（高振华　整理）

刘渡舟

虚审阴、阳、气　实辨风、火、痰

刘渡舟(1917～　),北京中医药大学教授,著名中医学家

　　眩晕要与头昏相鉴别,头昏在古书中也称"昏冒",指患者感觉头目昏糊不清,如压如裹、如醉如迷。金人成无己在《伤寒明理论》中所谓"昏迷"者,即是指的这种症状。他说:"运为运转之动,世谓之头旋者是也;冒为蒙冒之冒,也谓之昏迷者是也。"

　　古人对眩晕病因病机的认识大多以虚实分之,其属实者无非风、痰、火;其属虚者多为阴阳气血不足。古人所谓"无痰不作眩"、"无风不作眩"和"无虚不作眩"的说法,正是这种认识的反映。根据临床观察,眩晕的中心病位在于脑。头为清空之地,脑为元神之府。清空之地决不能容邪,如果邪气扰之则可能作眩;元神之府需要阴阳气血营养,所以阴阳气血不足亦可能导致眩晕。在实证眩晕之中,由风、火、痰所致者最多,这是因为头为至高之地,唯风与火能抵达,而痰既能生风,又能随风而升。故熄风、清火、化痰是实证眩晕的三大治法。在虚证中,由气虚、血少、阴亏和阳弱所致者皆较常见。

　　需要注意的是,临床上常见有虚实夹杂的病证,其中

因虚而生风者与阳虚而夹饮者较多。因而在治疗上，补虚与熄风、温阳与化饮往往同时并用。

刘氏受张仲景学说的影响较大，故他特别强调少阳风火上旋以及阳虚水饮上逆在眩晕发病中的重要性。证之临床，这两种类型的眩晕在实际病例中也确实占相当大的比例。少阳属东方风木，内藏相火，喜条达而恶抑郁，若少阳郁勃，相火内发，则少阳风火上旋，干扰清空，导致眩晕。《伤寒论》263 条提出"少阳之为病，口苦，咽干，目眩也"，其中目眩一症的提出就是对这种病变规律的把握，说明了少阳抑郁致眩的某种必然性。至于阳虚不化，寒饮上干头目而致眩，其病变机理是十分明了的。

刘氏在临床上对眩晕一证，主要分为如下几种类型进行辨证论治：

风 证 眩 晕

少阳胆与厥阴肝互为表里，应东方风木。风木之气善动，动则为眩为晕。故肝胆病有产生眩晕的倾向，这种眩晕可以称之为"风证眩晕"。少阳证眩晕的临床表现特征一般符合《伤寒论》所总结的"柴胡八症"，即口苦、咽干、目眩、往来寒热、胸胁苦满、默默不欲饮食、心烦喜呕、脉弦。在杂病临床上，往来寒热常常不见。此外，对此类型病证特征的认识，还要遵循《伤寒论》第 101 条所言"伤寒、中风，有柴胡症，但见一症便是，不必悉具"的原则，不要拘泥于八症必备。治之宜用小柴胡汤疏泄少阳，清泻相火，少阳气畅则相火温煦，相火温煦则风不上旋，而眩晕止。若相火内郁过甚，导致腑气不通，形成结实，出现舌苔黄，大便干秘，心下急结，呕吐频，用大柴胡汤疏泄少阳，兼通腑泻热。

厥阴肝风眩晕每由肝血不足或肝火上炎引起，而肝气郁结也是导致肝风眩晕的常见原因。肝火化风作晕者用羚角钩藤汤，肝脏阴血不足作眩者用镇肝熄风汤，肝气郁结作眩者用逍遥散或丹栀逍遥散。刘氏治疗阴血不足而肝气偏盛的眩晕每每重用归、芍，因此二物能养阴血而敛肝气。刘氏追忆说，早年治一人患眩晕，知其肝血不足而肝阳不潜，用药似无不妥，却屡治罔效。后患者易医治之得愈，觅得其方而视之，所处方药基本相同，唯其方重用"白芍一两"，自斯始知收敛肝气，平抑肝风要重用芍药。

火证眩晕

火性上炎，火能生风，风火上干清空则眩晕作矣。此种眩晕必见一派火热之象，如心烦口渴、便秘尿黄、头昏或胀痛，舌红苔黄、脉洪大或滑数。此证往往有突然昏倒，牙关紧闭，或舌謇语强，宜用黄连解毒汤清热降火。火甚者可再加龙胆草以加强泻火之力；如果大便燥结，在黄连解毒汤的基础上加入大黄一味，是为栀子金花汤。如此火清则阳潜，阳潜则风自熄，而眩晕自止。然火甚者多见阴伤，清热用苦寒，熄风用甘寒，因而在火甚伴阴伤时，一方面要用芩、连、山栀清热泻火，一方面要用生地、白芍、玉竹、丹皮养阴制热，另外羚羊角、石决明、钩藤等凉肝熄风之品亦应斟酌加入。

痰（饮）证眩晕

痰饮眩晕是眩晕的一大类型,临床上所见到的病证又可以分为水饮眩晕和痰证眩晕二类。若水蓄下焦,气化不行,水气上冲头目而见眩晕者,其特征有小便不利,小腹满,口渴喜饮者,治之用五苓散化气行水。《金匮》载五苓散主症时言"有巅疾","巅"指头目,故巅疾包括眩晕在内。若水饮停于中焦,上冲头目而致眩晕者,其特征有心下逆满,气上冲胸,胸闷短气,治之用苓桂术甘汤温心脾之阳而消饮。如果水饮在上,局灶性地阻碍头目,以致于"其人苦冒眩"而无他症者,则用《金匮》泽泻汤直捣其穴。五苓散中包含有泽泻汤,而刘氏在使用苓桂术甘汤时,若见苔白而厚,舌体硕大者,每于方中加入泽泻一味,亦是用泽泻汤之意。若阳虚较甚而病及命火者,其眩晕必伴跗肿,小便不利,心悸,四肢逆冷或四肢沉重疼痛,或下利,甚至身体振振然动摇,欲擗于地,此证则要用真武汤温阳利水。其方术、附并用,包含有《近效》术附汤之义。若脾虚不运,化生痰饮,阻碍头目,致令清阳不升而作眩晕者,则用东垣半夏白术天麻汤。

虚证眩晕

临床上常见有气虚眩晕、阴血虚眩晕和阳虚眩晕。阳虚眩晕多为水饮作祟,即真武汤所主之证,已如上述。单纯血虚者见面色萎黄,舌淡脉细,用四物汤加荆芥穗治之。中气虚陷而致眩晕者,用补中益气汤。气血两亏者,用八珍汤双补气血。若中气虚而兼有痰饮者,则用半夏白术天麻汤,已如前述。

江尔逊

风火痰虚相兼为患
驱清豁补数法一方

江尔逊（1917～　），乐山市人民医院主任医师，临床家

　　眩晕乃常见而多发之缠绵痼疾，根治颇难。其发作属于急症，病者头晕目眩，甚至感觉天旋地转，伴恶心、呕吐、耳鸣耳聋等，竟有卧床不起者，急需止之；亦有发作可自行缓解者，临床所见极鲜；又有重症予西药之镇静、安定、止吐剂及抗胆碱能药而收效甚微者，每转诊于中医。余接治此病甚众，尝推究其不能速止之故，而有千虑之一得。

　　何谓眩晕？眩者眼目昏花，晕者头脑晕转。细检历代方书，恒有将头昏、头重足轻（无旋转之感）亦赅于其中者，广义之眩晕也。而现代医学之"眩晕"，则分为"真性眩晕"与"假性眩晕"，堪称泾渭分明。其真性眩晕，亦称"旋转性眩晕"，由前庭神经或内耳迷路病变所致，临床表现为：头晕目眩，并感觉自身旋转，或周围景物旋转，伴恶心、呕吐、耳鸣耳聋、眼球震颤、头痛、共济失调等，此为真性眩晕之特征。中医学之眩晕，亦宜以此为龟镜，而避免定义过宽之嫌。晰言之，即将头昏、头重足轻而无旋转感者排除于"眩晕"范畴之外。名正自然言顺，识证方

有准的。

　　运用中医学理论辨识真性眩晕，理应参验历代医家之论说。然如前所议，方书所称之眩晕多为广义，因此，参验历代医家之论说，应予具体分析，含英咀华，切忌信手拈来，生吞活剥。如"无风不作眩"、"无火不作眩"、"无痰不作眩"、"无虚不作眩"等学说，虽各具至理，然未免失之偏颇；且均以眩晕之广义立论，若移来阐释真性眩晕之病因病机，又难免失之笼统与抽象。而仲景论眩，多从少阳相火上炎、痰饮上逆立论，主用小柴胡汤、苓桂术甘汤、泽泻汤、小半夏加茯苓汤等，颇与真性眩晕之特征相契。而此等少阳火升、痰饮上逆之证，犹有扑朔迷离之处，即其脉象及舌象无定体。舌苔腻，固为痰饮之征；而不腻或竟无苔者，亦未必非痰饮也。临证曾治不少病者，舌淡红苔薄白或无苔，补气血罔效，滋阴潜阳亦不效，改用涤痰逐饮，驱风清火反奏全功。陈修园论眩，以风为中心，以火、痰、虚串解之，颇能阐幽发微，切中肯綮。其曰："风非外来之风，指厥阴风木而言"，木旺则生风也；因厥阴风木"与少阳相火同居，厥阴气逆，则风生而火发"也。虚者，"风生必挟木势而克土"，又"肾为肝母，肾主藏精，精虚则脑海空虚而头重"，子盗母气也。痰者，"土病则聚液成痰"也。究之，风火痰为眩晕之标，脾肾虚为眩晕之本。故陈修园总括之曰："其言虚者，言其病根，其言实者，言其病象，理本一贯"（《医学从众录·眩晕》）。可见修园之论甚妙，若用来阐释真性眩晕之病因病机，可谓若合符节。然眩晕之发作，并非风、火、痰、虚四者单独为患，而是综合为患。尝览历代之论，多有偏责于虚者。如张景岳云："眩晕一证，虚者居其八九，而兼火兼痰者，不过十中一二耳"（《景岳全书·眩晕》）。然证诸临床，真性眩晕发作之时，无不呈现一派风火痰上扰之象，岂独脏腑气血阴阳之虚？而修园谓虚为眩晕之病根，暗寓其为潜在之病因。"无虚不作眩"之说，即是此意。反之，唯责风火痰之标象，而不孜孜顾念其本虚者，亦为一隅之见。此识证之大要也。

真性眩晕系风火痰虚综合为患，属本虚标实之证，治宜标本兼顾。而历代有悖逆于标本同治者，亦可引以为鉴。如陈修园尝讥评曰："河间诸以，一于清火驱风豁痰，犹未知风火痰之所由作也。"又曰："余少读景岳之书，专主补虚一说，遵不效，再搜求古训，然后知景岳于虚实二字，认得死煞，即于风火二字，不能洞悉其所以然也"（《医学从众录·眩晕》）。然修园治眩晕，或遵丹溪之法，单用大黄泻火；或径用一味鹿茸酒、加味左归饮、六味丸、八味丸补肾；或径用补中益气汤补脾，亦未尝标本同治。程仲龄、叶天士倡言标本同治，如健脾益气合化痰降逆，滋养肝肾合平肝潜阳等，平正公允，堪称良法。然若移来平息真性眩晕之发作，犹嫌缓不济急，难求速效。近世论治眩晕，或偏重于治标，如从痰挟肝气上逆施治而用旋覆代赭汤，从"支饮眩晕"施治而用泽泻汤等；或倡言发作期治标用温胆汤，缓解期治本用参芪二陈汤等，各有千秋，可资考验。余临证有异于诸贤之处者，在于其发作期即主张标本同治，熔驱风清火豁痰补脾之法于一炉，庶其迅速息止之。待眩晕息止之后，再缓治其本。或疑曰：前言本虚，责之脾肾；今言标本同治，何补脾而遗肾乎？答曰：眩晕发作之际，痰饮上逆之象昭著，而直接补肾之药，不仅缓不济急，且多有滋腻之弊，反而掣肘，难求速效。必待其息止之后，再议补肾可也。屡见有选用六味、八味、左归、右归以期息止眩晕者，结果收效甚微，实用之不得其时也。故余治本，着重于脾。而所谓补脾者，运脾和胃也。运脾可化痰饮，和胃能止呕逆；脾运昌能御肝木之乘，风木不得横恣；风木静，相火守谧。如是，则风火痰上逆之标象可除。此乃直接治本而间接治标，一举两得，何乐而不为之？

余临证既久，参验先贤论治眩晕之要，自拟"柴陈泽泻汤"以治眩晕。此方即小柴胡、二陈、泽泻汤合方另加天麻、钩藤、菊花而成。药用：

柴胡 10g　黄芩 6～10g　法夏 10g　党参 12～15g　甘草 3～5g　大枣 10～12g　生姜 6～10g　陈皮 10g　茯苓 15g　白术 10～15g　泽泻 10～15g　天麻 10g　钩藤 12g　菊花 10g

其中小柴胡汤旋转少阳枢机，透达郁火，升清降浊；二陈汤化痰降逆；泽泻汤涤痰利水。方中尚寓有小半夏加茯苓汤，亦可化痰降逆，豁痰止呕；又寓有六君子汤运脾和胃以治其本。加天麻、钩藤、菊花者，旨在柔润以熄肝风。以上药味虽平淡，而实具卓效。临证体验以来，凡真性眩晕之发作者，以此为基础，随证化裁，服 2～4 剂，多能迅速息止之，历用不爽，故敢确切言之。待眩晕息止之后，再详察五脏气血阴阳之虚而培补其本，以收远期之疗效。此外，根据"异病同治"之原则，可以扩大本方运用之范围。

如曾治高血压之眩晕及脑动脉供血不足之眩晕，凡具有真性眩晕之特征性证候者，均投以本方，亦收迅速息止之效。

王某，女，61岁，门诊号224271。1985年4月29日初诊。

患眩晕病10年余，1个月之内必发1～2次，发时中西药并投，中药曾用过补中益气、左归、右归、三甲复脉汤等，效均不著；且停药数日亦常卧床不起。今眩晕发作已4日，起床即感天旋地转，频频呕恶，耳鸣，有闭塞之感，泄泻水样便（1日3次），纳呆，口干苦不欲饮，舌边尖红，苔白厚欠润，脉弦弱。此为风火上炎，挟痰饮上蒙清窍；脾失转输，迫水饮下趋大肠所致。苔白厚欠润者，为水饮未化，而脾阴已伤之兆。投以柴陈泽泻汤加山药、滑石、白芍。处方：

柴胡10g　黄芩6g　法夏10g　党参15g　甘草5g　大枣10g　生姜6g　陈皮10g　茯苓15g　白术15g　泽泻15g　天麻10g　钩藤12g　菊花10g　山药30g　滑石30g　白芍15g

服药1剂，眩晕息止。泄泻如泡沫状，1日2次。3剂服尽，泄泻止，白日不卧床，纳增，耳鸣止，仍有闭塞感，口仍干苦不欲饮，舌尖红，苔薄白。上方去山药、白芍，加蔓荆子10g，竹茹12g，石菖蒲6g，北沙参15g，藿梗10g，续服3剂，诸症渐退。后服香砂六君子汤加味治其本，连服12剂告愈。随访1年眩晕未再复发。

（余国俊　整理）

杜雨茂

肾阴中气两虚　温润升降并举

杜雨茂（1934～ 　），陕西中医学院教授

正虚眩晕，历代至今大都分为气虚、血虚、阴虚、阳虚等四种证候进行辨证施治。在临证中常遇到一种医籍中不甚论及的特殊证候，即"肾阴中气两虚"的眩晕。本证多发生于中年以上的人，临床表现较为复杂。主症为头晕目眩，甚至视物旋转，朝暮较著，遇劳加剧，目涩耳鸣，并常伴见腰膝酸软，心烦少寐，气短倦怠，纳谷不馨，面色少华，或两颧时泛红。舌淡红，苔薄或腻，脉多虚弦或弦缓尺弱。血压偏高或不高，细析此证的形成，多由患者原本肾阴和中气两亏；或先患肾阴虚之眩晕，医者过用滋腻清降，戕伤中气而致；或本为气虚眩晕，服用温补之剂太过，耗及肾阴而成。肾阴虚则肝失涵养，肝阳上亢；中气亏虚则陷而不举，清阳不升。脑为髓之海，又为诸阳之首，肾阴清阳不能正常地上奉于脑，加之肝阳上亢之扰，发生眩晕在所必然，且病情多较重。

初遇此证，在立法施治时踌躇不定，顾虑柔润与甘温难伍，潜降与升浮相悖，未可合并而用。乃先予育阴潜阳，再益气升清；或先益气升清，再育阴潜降。如此施治多例，

皆未取效。后再三揣度，悟及应遵循审证求因，审因论治，有斯证则用斯药之旨，将上述两法合并应用，既滋水涵木潜阳，又甘温益气升清，取杞菊地黄汤合四君子汤加味作主方。药用：

生地 12g 山药 10g 山黄肉 10g 茯苓 10g 丹皮 9g 枸杞 12g 杭菊 9g 党参 12g 白术 12g 炙甘草 6g 黄芪 30g 怀牛膝 12g 龟板 15g

每日 1 剂。必要时随症稍事化裁：头晕甚者加天麻；纳呆者去山药、丹皮，加白蔻；大便不畅或干燥者去山药，加草决明。一般 6 剂后可小效，10 剂后可显效。显效后再视患者病情的好转情况，酌予调整药味和药量。如肾阴亏已不著，适当减少育阴潜降的药味与药量；如中气虚基本好转，适当减少益气升清的药味与药量，连续服用至痊愈。再注意调摄，以冀巩固。曾宗此法治疗肾阴中气两虚眩晕证，屡有效验。

尹某，男，49 岁，某部队技术干部。

患眩晕 3 个月余，住本部队医院治疗。查其血压忽高忽低，一般波动在 17.3～20/10.7～13.3kPa 之间，血清胆固醇及甘油三脂略偏高，眼底动脉变细，动静脉有交叉压迹，余无阳性所见。乃按高血压及动脉硬化治疗，历时 2 个月余效不显。有时血压在正常范围，而眩晕依然如故，因而转来求治。患者自感头晕而时昏瞀，凝视稍久则感物体浮动，晨起为著，上午 10 时后渐减，至黄昏后又加重，两目干涩，时耳鸣，稍劳则前症更加重。并见心烦不宁，手足心热，腰膝酸软，四肢倦怠，时自汗出，面色不华，眼圈发青，舌淡红苔薄黄而腻，脉虚弦。据其证脉分析，符合肾阴中气两虚之眩晕，给予前述主方加酸枣仁15g。服12剂后显效，继而宗原方随症稍事出入加减，共服药60余剂而病愈，血压亦恢复正常，随访3年未复发。

郭维一

虚实夹杂　务求其本

郭维一（1930～　）陕西榆林地区中风神经病医院主任医师

眩晕证的诊治和诊治其他病证一样，应从中医学整体观念出发，弘扬中药优势，四诊贵乎"合参"，切勿以一代三，论治基于"证"，亦勿囿于"病名"，选方遣药宜乎"活"，莫拘泥于"偶、奇"或"古今"，如此，方能中鹄。

临床所见眩晕，每每症情夹杂，病因多端，病名（西医）迥异，然不离虚、实二字。虚者，多见阳虚、气虚、阴虚、血虚，有的独见，有的并见，指其本虚；实者，风、火有之，痰浊较多，言其标实。二者往往互见，虚实夹杂，虚者为主。基于此，论治应着眼于病之根本，勿忽视病之标象，此符合"治病必求于本"的经旨；立法应源于证，不受病名束缚或左右；选方应恪守"一把钥匙开一把锁"，妙组"活"方，不被偶方、奇方或经方、时方所限；遣药之道以胜病为宜，不囿书本之量。临证时如此论治，方能左右逢源，获理想疗效。

例1：蔺某，女，60岁，1983年6月19日初诊。

患者于12年前做胃癌切除术后，时感头昏，自认为虚

弱为患，间断地自服一些滋补药品。今年 5 月下旬，骤然
头昏加重，视物旋转，卧床不起，伴恶心呕吐，吐物多为
白色粘液，气短乏力，口干不饮，纳差食少，二便尚可，多
项检查除血压偏低外，未见异常。曾治未效，今日搀扶来
诊。观其舌，舌淡苔白水滑，按其脉，沉细而弱，右关细
濡，查血压 12.0/8.6kPa。此为虚中挟实，气虚是本，水湿
为标。治宜益气健脾，渗利水湿。药用：

　　炙黄芪 30g　泽泻 30g　党参 15g　当归 15g　焦术
15g　陈皮 10g　菊花 10g　钩藤 10g　天麻 6g　升麻 3g
　柴胡 3g　炙甘草 3g

　　6 剂，日 1 剂。

　　6 月 23 日二诊：药后眩晕十去七八，呕吐停止，精神
稍好，惟口干不饮。药症合拍，守原方加麦冬、五味子各
10g，取参麦饮之意。连服 6 剂后，自觉无不适，血压升为
13.3kPa/9.3kPa。继以调理脾胃以善后，追访未复发。

　　本例未受西医病名（低血压）束缚，又莫拘泥痰湿之
型，而是以症定型、立法、遣药，其效昭彰，愈出必然。

　　例 2：白某，男，52 岁，地区公路总段干部。1984 年
6 月 29 日初诊。

　　患者素有高血压病史，血压常在 17.3～20/12～
14.7kPa 之间。近月来，自觉头昏、头闷、头沉较前增重，
左右转动或俯首时头昏较甚，伴脘腹痞闷，腰酸膝软，肉
瞤筋惕，嗜睡懒动，四肢不温，饮食、二便尚可，形体丰
腴，舌体微胖，边有齿痕，苔白湿润，中心微厚，脉沉迟
细濡，血压 18.7/14kPa。证属脾肾两虚，水气不化，升降

失调为患，治当温补脾肾，化气蠲饮，调其升降。药用：

党参15g　附子15g（先煎30分钟）　焦术12g　陈皮10g　茯苓10g　干姜10g　天麻10g　钩藤10g　杭芍10g　磁石30g（先煎30分钟）　甘草3g

7月2日二诊：服药3剂后头昏稍减，原方加菖蒲继进3剂。

7月6日三诊：药后脘痞消失，嗜睡减少，余症减不足言，反觉口中干燥。虑其药虽对症，且不胜病为然，仍守原方加生地15g，泽泻30g，附子叠增为30g（先煎30分钟）。调治月余，头昏闷沉基本消失，精神转佳，血压稳定在17.3/13.3kPa。

本案治疗时坚持中医四诊，进行辨证施治，没有因西医病名左右辨证。然始服药，疗效所以不显，缘由患者初诊时言及昔日惯用类似六味地黄汤等滋阴药品，一见方中配有姜附，坦然提出质疑，虽经推理解释，勉强持方配药。复诊时知患者煎时仍疑姜附之辛热，遂拣出姜附各半，故药后病无起色，非药之过，乃人之为也。殊不知药不胜病，病自当不去之理也。释疑后，遂守原方增附子为30g，病方渐愈。临床实践证明，药不胜病，用不如不用，非有识有胆，效难能如此。

例3：高某，女，62岁，米脂县城关镇居民。1984年9月22日初诊。

素患高血压病，血压常波动在20～26.7/12.6～14.7kPa之间。自诉经常头昏，近来加重，昏甚欲倒，头重脚轻，心慌气短，精神萎靡，腰脊困楚，脚手心热，口干且苦，夜间尤甚，舌体瘦色淡，苔少乏津，脉沉细略弦数，查血压 22.6/14.6kPa。西医诊断为"高血压"，中医辨为阴虚于下，阳浮于上之眩晕症。治宜滋阴潜阳，平肝宁心。药用：

　　　　熟地 24g　山药 12g　山萸 12g　丹皮 10g　泽泻 10g
　　茯苓 10g　远志 10g　五味子 10g　元参 15g　生白芍 15g　柏子仁 15g　肉桂 5g　生石决明 30g　紫石英 30g 生龙骨 30g　生牡蛎 30g（后 5 味先煎 30 分钟）

　　服药 3 剂后诸症均减，继进原方。10 月 6 日自觉诸症基本消失，走路也不觉头昏，精神转佳，血压稳定在 18.7～20/12～13.3kPa。嘱其回家间服六味丸，多食黑豆粥，调养善后。

　　本案系高血压病，未执套方治之，而是着眼于"证"，追溯其因，缜密组方，执一方临床治愈，此谓"一线疗法"，若执套常法，其效恐不能如此满意。

　　例 4：赵某，女，33 岁，榆林火电厂工人。1984 年 10 月 4 日初诊。

　　患者 1979 年某月因孩子生病着急，忽然觉头昏眼花，昏不识人，心慌心烦，恶心呕吐，即住县医院，诊为"美尼尔氏综合征"，中西药治疗病情好转出院。嗣后，每年发作二三次，秋天易发，曾多方治疗终未治愈。3 天前眩晕又发，经友人介绍，家人搀扶来诊。刻下头昏目眩，视物旋转，如坐舟车，心烦性急，面部烘热，两耳痒痛，时如蝉鸣，口干口苦，小便短赤，闭目觉舒，动则晕剧，舌红苔薄黄，脉左关弦数，余脉微数。证属肝火炎上，兼夹饮邪，上扰清空。治当体用同调，肝胃同治。药用：

泽泻 30g　生白芍 30g　柴胡 10g　黄芩 10g　栀子 10g　龙胆草 10g　车前子 10g（包煎）　木通 10g　当归 10g　甘草 10g　生地 12g　焦术 12g

日 1 剂，继进 8 剂，诸症顿失，追访至今未复发。

本案眩晕证属久治未愈的美尼尔氏病，缘由昔医多用头痛医头之法，治其标，故治而不愈。此次治其本根，揉龙胆泻肝汤、芍甘汤、泽泻汤为一方，共奏调其体用，健脾利水，和脾抑肝之效，药服 8 剂而病愈。若非探本溯源，灵活组方，实难如此。

例 5：李某，男，48 岁，干部。1984 年 4 月 25 日初诊。

10 年前在西安开会期间，突然发生头昏耳鸣，视物旋转，动则昏甚，胸闷泛恶，时吐粘液，西安某医院诊断为"内耳眩晕症"，经治疗病情缓解。嗣后，间有发作，病情同前。近几天工作繁忙，睡眠很少。今日下午主持大会时，突然发病，立即乘车回家，即邀诊治。诊见：面色㿠白，闭目卧床，呕吐时作，两耳蝉鸣，心烦不安，时有汗出，口干欲饮，饮而不多，脚手心热，舌质淡红，苔心白厚，根部微黄，脉弦细濡数。证属痰饮聚于中，肾阴虚于下，肝气冲于上所致。治宜分步调治，先宜清化痰浊，调其枢机治其急；后宜滋养肝肾，潜镇浮阳图其本。药用：

竹茹 15g　沙参 15g　陈皮 10g　半夏 10g　枳实 10g　茯苓 10g　焦术 10g　麦冬 10g　菊花 10g　钩藤 10g　天麻 10g　泽泻 30g　甘草 3g

4 月 28 日二诊：药进清化痰浊，益气养阴，熄风平肝之剂后，眩晕大减，呕吐停止，步前意续进。

5月3日三诊：眩晕渐平，余症大减，已能下床活动，惟感倦怠嗜睡，脚手心热，舌红苔白，脉细数略弦。治拟滋阴敛阳，固本善后。药用：

熟地 15g　女贞子 15g　旱莲草 15g　山萸 12g　枸杞12g　炙龟板 30g（先煎）　磁石 30g（先煎）　焦术 10g五味子 10g　泽泻 20g

连进 6 剂后诸恙悉除，精神尚可，正式上班。

本案眩晕属西医内耳眩晕病。其病机复杂，治疗分步，遵叶氏"治痰需建中，熄中可缓晕"之旨，先投加味温胆汤治其标急，药后眩晕大减；后本"缓肝之急以熄风，滋肾之液以驱热"，疗其本虚的同时，防木克土于未然，佐以泽泻汤，治疗有序，其效较捷。

以上所举病例，均经现代医学诊断为：高血压病、低血压病、内耳眩晕病等，病名不同，统属中医学眩晕范畴。诊治过程既没有胶柱西医病名，也没有拘泥中医分型，而是立足于"证"，以证定型，详析病机。临床证实，其病机虚多实少，或本虚标实，以虚为纲，着眼于病之根本，勿忽视病之标象，视症而施治，方能得心应手。守方与易方当于治疗过程中权衡，当病机未转变时，应守方一治到底，勿为辨证而辨证，随意改弦易辙，犯庸人自扰之弊；而当病机已转变时，莫固执偏见，该变不变一意孤行，或病机复杂，分步调治时，必须应机而变。

李鸣皋

息风，治胃不治肝
平眩，疗血亦疗风

李鸣皋（1918～　），南阳地区医院主任医师

眩晕肝风　降胃捷功

经云："诸风掉眩，皆属于肝。"《临证指南医案》曰："头为六阳之首，耳、目、口、鼻皆系清空之窍。所患眩晕者，非外来之邪，乃肝胆之风阳上冒耳……其症有夹痰、夹火、中虚、下虚，治肝、治胆、治胃之分。"由此看出眩晕虽多肝风，然而临床则常见夹胃中浊气同行，中焦升降失常，风阳自然难靖。不治肝而治胃，投半夏泻心汤，以降逆和胃，使胃气降而眩晕止。晕甚者加泽泻、白术。

例1：郑某，女，78岁，农民。1983年诊。

患者素有眩晕史，诊前5天，突然眩晕发作，自述天旋地转，如坐舟车，动辄加剧。伴呕吐频频，食则吐甚，大便4日未行，舌红苔滑腻，脉弦滑。患者多处求医，均以平肝熄风而为治。观此患者属高龄气血虚损之体，虚风上逆，胃浊阻于中焦所致。投半夏泻心汤和胃降逆。

半夏12g　黄芩10g　黄连9g　党参10g　白术10g

泽泻 20g　甘草 6g　生姜 3 片为引

药进 3 剂，眩晕止，饮食如故，二便自调而告痊愈。

外伤瘀血　活血通络

外伤所导致的眩晕，系外伤后，经多方救治，伤情渐愈，但头晕之症长期难平。此乃瘀血内阻，脉络闭塞，气血运行阻滞不通所致。这与《医学正传》"外有因坠损而眩晕者，胸中有死血迷闭心窍而然"的论述颇为一致。临床表现特点多见眩晕伴头痛，失眠心悸，舌面多有瘀点，脉多细涩。治应以活血通络为主，使瘀血祛除，新血得生，脑有所养，眩晕自愈。

例 2：张某，男，干部。1958 年诊治。

因外伤致晕厥。经急诊抢救后，神志清，外伤愈合，但觉眩晕不能睁眼，且入夜头痛，失眠心悸，伴见口唇紫黯，脉见细涩。此乃瘀血内阻，脑失所养之貌。投以：

丹参 30g　川芎 12g　赤芍 12g　红花 9g　桃仁 12g
苏木 6g　白芷 9g　菖蒲 9g　远志 9g　马尾连 9g

上方随症变化加减，服药 20 剂余，诸症尽除。

痰浊中阻　活血利水

眩晕系痰浊中阻者，临床多见平素忧思，劳倦，饮食不节，损伤脾胃，运化失职，水津不得通调输布，湿聚痰生，痰浊中阻，风火乘机而起，上蒙清窍，眩晕骤作。正如《丹溪心法》云："头眩，痰加气虚并火，治痰为主……无痰不作眩，痰因火动。"历代医家多以燥湿祛痰，健脾和胃视为正治。临床循规,收效甚微。细思之,此类患者均见肥胖之躯,痰浊中阻乃属脾失健运之因,致清阳上升,浊阴不降的阴阳升降失调之果。气者阳也,血者阴也。血为气之舟,血活则气充,气充则脾旺,脾旺则湿化,湿化则痰无由以生,眩晕则无由以作矣。故对痰浊中阻之眩晕的辨治,常以活血兼以利水为首选法则。

例3:邢某,男,干部。1983年仲夏诊治。

患眩晕月余,多处求医罔效。查阅病历均为平肝潜阳之古方。诊见患者除眩晕外,时时呕吐痰涎,伴心悸怔忡,肢倦少食,舌苔白腻且润,脉弦滑。证属痰浊中阻,上蒙清窍。药用:

川芎15g　赤芍10g　红花9g　菊花12g　葛根15g
钩藤12g　泽泻20g　苓皮30g　白术12g　川牛膝15g
半夏12g　生姜3片为引

上方服用周余,诸症悉除。

阴虚阳亢　活血熄风

阴虚阳亢导致的眩晕,多由平素情志不遂,肝气郁结,郁久化火伤阴。或肾液亏损,或病后阴津未复,导致肝肾阴亏于下,风木之阳上亢,累扰头目,眩晕旋生。所以《类证治裁·眩晕》云:"良由肝胆乃风木之脏,相火内寄,其性主动主升;或由身心过动,或由情志郁勃,或由地气上腾,或由冬藏不密,或由高年肾液已衰,水不涵木,或由病后精神未复,阴不及阳,以致目昏耳鸣,震眩不定。"故此类患者临床常以眩晕、耳鸣头胀痛,失眠多梦,伴腰膝酸软，目赤口苦，舌红苔黄，脉细数为特征。治以平肝潜阳，众医皆知。然而治风先治血，血行风自灭也早为古训。所以每见此证，即以活血熄风为主，兼以平肝潜阳，则收立竿见影之效。

例4：王某，男，干部。1984年春诊治。

患者平素有烟酒嗜好，与人争吵后，诱发眩晕。诊见眩晕，动则眼黑欲仆地，伴头胀痛，失眠腰痛，目赤口苦，舌红苔薄黄，脉细数。证属阴虚阳亢，上扰清窍。药用：

川芎12g　赤芍12g　红花9g　葛根15g　双丁15g
菊花12g　旱莲草20g　女贞子20g　石决明20g　夏枯草20g　茺蔚子9g

用上方活血熄风，平肝潜阳，服药3剂，眩晕停止。改用一贯煎加味养阴柔肝以善其后。

上述眩晕四证，临床屡见不鲜。

（李临恭　李临端　整理）

丁光迪

眩痛多风不尽风，谨守病机求变通

丁光迪（1918～　），南京中医药大学教授

头痛与眩晕，可以分别出现，亦可成为一个病，在临床上较多见，亦易确认。至其病情，风、火、痰、虚为患，最属常见；而风有风寒、风火之别，火有实火、虚火之异，痰有痰饮、风痰不同，虚有气虚、血虚分证，这些亦是人们所熟悉的。但至具体病例，尚较复杂，不仅发病的程度轻重大异，而病人的个体差异以及如何抓住重点，亦每每出入。前人强调辨证施治，是从实践体会出发的，根据这种精神，试举数例介绍如下。

风火上窜要在泻肝

风火头痛眩晕，多从头痛开始，尤在头额巅顶部位，或偏侧头额剧痛，痛时引及筋脉抽搐、跳动，头身转动，即眩晕耳鸣。目瞋火出，有时眼白赤赤，痛处似乎欲裂。有时欲得紧缚，或捶击才缓，得冷敷亦可稍舒。心烦躁怒，面赤气粗，口渴溲赤，大便多秘。脉弦数，舌赤痛眩每为猝发，或呈反复发作性。病情多为实证，正如《难经》所说："东方实，西方虚"。治宜"泻南方，补北方"。张子和亦谓：

"泻火则木自平，金自清，水自旺也。"因此病是以火为甚，心肝之火俱旺，其风是从火而出，不能见痛即止痛，见眩即治风。

治疗常用龙胆泻肝汤，大便秘结则改用当归龙荟丸去麝香，加乳香、赤芍作汤剂，并送服六味地黄丸剂10g。头痛眩晕，筋脉挛引甚者，再加羚羊角粉2g调服；目赤耳鸣，头偏侧痛甚者，加怀牛膝30g，乳香10g。主旨是以苦泻火，以柔制刚，亦即泻南补北的方法。得效后改用丹栀归芍六君出入调理，苦味治火之后，一定要用甘药顾护脾胃。

例1：朱某，男，52岁，干部。

高血压已三四年，但自觉无甚异常。自去年冬天工作劳累，突然头痛脑动，目眩旋转，几欲跌倒，经休息治疗，又继续上班，今春正在开会，突又发作，卧床不起，起则天旋地转，头痛欲裂。平时性情急躁，作事不肯稍缓。体丰能食，大便时秘，小便赤。脉弦滑数，舌赤苔黄腻根厚。血压25.3/14.6kPa。病属风火头痛，急则治标，泻火以顾阴。用当归龙荟丸方法去麝香、木香，加制乳香、赤白芍、竹沥、半夏、炙甘草作汤剂。六味地黄丸10g另吞，2剂。

二诊：药后大便畅行3次，神倦入睡，微微得汗，醒后觉饥，进稀粥甚适，头已不痛，能起床，血压亦降。脉弦减缓，黄厚苔尽脱，舌红稍暗，欠津。火去风清，阴津损伤之象显露，转与养阴固本，清金制木以消余焰。处方：

　　丹皮　黑山栀　白芍　川芎　炙甘草　北沙参　麦冬
　　白术　茯苓　牛膝　女贞子　墨旱莲草
　　以此治本顾标，调理而平。

例 2：张某，男，46 岁，教师。

半侧头痛已多年，初时每年发作三四次，因其母亦有此病，不甚介意。近年频繁发作，发时先耳鸣，脑中轰然，随之左半头面掣痛，血管跳动，不能伏枕。或时头额欲得缚紧，或加捶击，才觉稍舒。目如欲脱，牙齿亦震痛。烦躁不寐，大便艰行。每发一次，剧痛四五天，甚至十日左右方衰。幼时有中耳炎，但经某医院五官科、神经科检查，无特殊病灶发现，诊断为血管神经性头痛。针刺、服药、西药镇痛，暂时缓解，而病发如旧。诊时病势正甚，头痛昏晕，不能站起，不愿多言，多言或闻噪音头痛更甚，密闭窗户灯火而卧。舌红脉弦。分析病情，属于风火郁极，上僭于脑，致发偏头痛。治以泻火缓急。处方：

川牛膝 15g　赤芍 15g　白芍 15g　川芎 5g　生甘草 5g　炙甘草 5g　制乳香 10g　柴胡 5g　藁本 10g　当归龙荟丸 20g（分 2 次吞）

复诊：服药 2 剂后见效，日大便三四次，疲乏欲睡，微微汗出，醒时头痛几平，诊时已能自述病情，欣称从未有过如此爽快见效。转为养血清肝而愈。

痰饮上逆尝用控涎

例 3：余某，男，56 岁，老药工。

形体肥胖，春天以后，终日头晕，如在舟车之上，视不清明，常欲瞑目；瞑目则又易瞌睡，并作鼾声，口角流涎。其时小便滴沥，时自心悸，欲睡不实。饮食尚可，但不能多食、暴食，否则易吐，吐后又反觉舒适。有时心胸痞闷，脘腹气滞，自以指头探吐，吐出清黄水，亦觉舒畅。大便时溏，偶见粘液。脉弦滑，间有歇止；苔腻水滑，舌胖而暗。证属痰饮上逆为患，病本在中焦，治以蠲饮和胃法，执其根本，药分两步，汤丸并进。

汤剂：淡以渗湿。用泽泻汤合苓桂术甘汤，加半夏、生姜、防己、椒目、菖蒲、远志。

丸剂：苦以导饮。用控涎丹。先用 5g，逐日递增 1g，最多加至 15g，再递减至 5g。控涎丹制作：白芥子用量比甘遂、大戟加重一倍，白芥子生用，亦能催吐。枣泥为丸，枣泥用量与药末等同。服法，每日清晨一次，服后先取吐，吐后自能泻下。下利多，则停药一二日，药量亦不再增加。

如此 20 余日，吐下 10 余次，吐下后头目转清，愈吐下纳食愈香，后以淡剂收功。曾经复发，仍用此法，见效更快。

本例为痰饮上逆致眩晕，汤丸并进而取效。正如张子和云："饮当去水，温补转剧。"此论颇具深意。"陈莝去而肠胃洁，癥瘕尽而荣卫昌，不补之中，有大补者存焉。"这种治法，常移用于胃下垂病之有积液潴留者，屡获效验。饮逆眩晕与风痰眩晕，二者迥异。前者病本在饮，病位在胃；而后者是风与痰相兼，病位在肝脾，虚实异治，不能混同而言。病情属饮，邪实病痼，吐下是个妙法，一般祛风和胃，疗效很差。

上气不足大补心肺

例 4：金某，男，59 岁，教师。

患心肌梗塞病以后，经常头昏眩晕，住院年余，经中西医药治疗始能维持。出院后 3 天突然眩晕目黑，卧床不能起，起则头脑如空，耳鸣欲倒。瞑目畏光，欲得安静，短气不欲言。身如在浮云中，软散如瘫。畏寒，心慌。脉细而迟，（心率 50 次/分）按之微弦，舌嫩少苔，隐紫。血压 12/8kPa。心电图未恢复正常，左心功能不全 Ⅱ°。证属气虚眩晕，荣卫不足，心肺两虚。治以益气升阳，养心复脉。方用生脉散、当归补血汤合川芎散出入。处方：

西洋参 15g（另浓煎频饮）　麦冬 20g　五味子 5g　黄芪 50g　当归 10g　炙甘草 7g　炙远志 10g　石菖蒲 10g　柴胡 5g　防风 10g　川芎 7g　赤芍 10g

两日服完 3 剂，得熟寐，眩晕亦安。后方小其制，去柴、防，调理而愈，无大反复。血压上升至 16/10.6kPa。

以往对气虚眩晕，多谓清阳不升，重在中焦；而此例病在心肺，同中尚有异，临床多变，实不能囿于成见。药用大补心肺之气，兼以生脉，佐以升阳，重点亦较一般之升阳益气为异，这是从具体病情出发的。临床诊治，需循大法，但决不能作为套法，更不能框死，应灵活处理。

虚风上浮培土植木

例 5：张某，男，干部。

在 50 岁时因患十二指肠球部溃疡、胃下垂、胃中潴留积液，手术治疗。术后胃病好转，但形气未复，时作眩晕，发时不能自主，曾经跌倒多次。平时行动，亦只能缓慢，动作稍快或急站起，亦目黑头晕。纳谷尚可，但疲乏无力，大便时结时溏。易于感冒，时自形寒、低热。脉细缓，不耐按，舌嫩少苔。复查胃肠，基本正常，心率较慢，血压偏低，贫血。证属中气不足，清阳不升所致之眩晕。因气血阴阳俱虚，病本在中焦。故治拟培土植木，气血兼调，并且食药方法，适其胃喜（病人喜食香燥之品）。

方用《金匮要略》薯蓣丸全方，去干地黄、阿胶、杏仁、大枣。

依原书用量，共为细末，炒微黄。另用冻糯米炒黄磨粉，与前药等量，和匀，再微炒香，去火气收藏。每日服2～3次，每次20～30g。用大枣20个，生姜3片，煎浓汤调服，或上火微沸服。药后吃枣肉。

一料连服一月，自感甚适，眩晕次数显著减少，并且减轻。又服二月，病即向愈，形气俱佳，直至离休，身体尚健。

虚风眩晕，临床并不少见，尤其脾胃不足之体，最易罹患。证情并不过于复杂，而治疗往往效差，并多反复。如此例，已逾年不愈。症状见于头目，病本实在中焦，用薯蓣丸治疗最为合拍。仲景谓其治"虚劳诸不足，风气百疾"，正合虚风病情。观其用药，《本经》谓能"补虚羸，除寒热邪气，久服耳目聪明。"《别录》更谓"主头风眼眩"。乃治虚风眩晕之妙药。伍以理中，姜、枣、豆卷、神曲，调补脾胃，振奋中阳，升发营卫气血之源，是抓住根本。同时用柴胡、防风、川芎，搜风又能升清阳；桂枝汤和营卫，使升发之气大旺，气虚得复，则虚风亦自靖。更用当归、麦冬协同芎、芍，滋阴养血，使气行而血亦旺，肝脾得以两调。方药路子清楚，易学易用。在此去地黄、阿胶、杏仁，是嫌其阴柔油润，易于下行，有碍于升发阳气，这是为本病的从权之法，并非对原方之改变。此法屡见效果，顺此略释其义。

总之，眩晕是风病，一般常用平肝熄风，或益气补血，养肝明目，固然是多见，临床亦有效。但眩晕亦不尽是风病，不全属于肝阳，上述诸例，即是其证。应该知常达变，灵活处理。《素问·至真要大论》云："谨守病机，各司其属。有者求之，无者求之，盛者责之，虚者责之。必先五脏，疏其血气，令其调达，而致和平，此之谓也。"信乎确论，临证务需识此。

钟一棠

眩晕难守一法　用药尚需入微

钟一棠（1914～　），宁波市中医院主任医师

因痰作眩　辨源以治本

"无痰不作眩"。然痰乃病理产物，成因不一，或饮食不节，肥甘厚味太过，脾运失健，聚湿成痰；或肺失宣降，水津留结而为痰；或气虚，津不化气而为痰；或邪热灼津而成痰等等，自非一端。而痰浊一成，阻滞经络，清阳上升，清空之窍失其所养，则见头晕目眩。治疗上，必辨其起痰之源而后治之，才能击中要害，药到病除。

例1：叶某，女，47岁。

头晕目眩，甚则卧床不起，起则房旋，反复发作越2载。近日眩晕又作，视物旋转，耳鸣，胃纳不佳，恶眩呕吐，肢体困乏。西医诊为内耳性眩晕。察舌淡苔白腻，脉濡滑。此为痰浊蒙阻，清阳不升之候。治宜化痰宣窍，升清降浊。处方：

姜半夏15g　茯苓20g　泽泻15g　炒白术10g　陈皮6g　枳壳6g　九节菖蒲5g　僵蚕10g　清甘草3g

服药5剂，眩晕大减，既以原方出入调理而安。

若脾气亏虚，运化失职聚湿成痰，清阳不升而致眩晕者。治宜益气健脾，化痰升清。

例2：王某，男，43岁。

患者平素体弱，眩晕时作。近日头晕目眩，不能站立，恶心，耳鸣，便溏，日2～4次，纳差，神疲乏力，面色少华，舌淡红苔腻，脉缓。此脾虚失运，痰湿犯扰所致。治宜益气健脾，化痰升清。处方：

党参20g　炒白术15g　茯苓15g　陈皮6g　姜半夏15g　荷叶6g　葛根15g　泽泻10g　薏米30g　甘草3g

服药14剂眩晕及诸证均平。

若气郁痰滞而致眩晕，每于化痰之中加入顺气开郁之品，如郁金、柴胡、陈皮之类；若痰郁化火，或火热灼津成痰而致者，每用黄连温胆汤加入菊花、竹叶等品；若肝风挟痰上犯者，可用半夏白术天麻汤加味；若风、火、痰三者交结为害者，其眩晕之作，每较剧烈，有翻船倒屋之感，治疗必三者兼顾，以清热化痰熄风为法，习用竹叶、竹茹、黄芩、杭菊、天麻、钩藤、柴胡、白芍、半夏、夏枯草之类。

此外尚有湿热侵犯肝胆而致眩晕者，临床亦屡见不鲜，此时治疗又当清热化湿，疏肝利胆。

例3：张某，女，49岁。

近1周来，头晕且胀，甚则屋旋，恶心欲吐，口干而苦，晨起又感右肋下胀满不舒，胸闷心烦，纳谷不香，腰背酸胀，肢体困重，舌红苔黄，脉滑数。追述原有胆囊炎病史。此湿热侵犯肝胆，上扰清空所致。治宜清热化湿，疏肝利胆。处方：

　　柴胡 10g　黄芩 15g　白芍 20g　半夏 10g　茯苓 15g

　　菊花 10g　天麻 10g　泽泻 10g　薏米 30g　枳壳 10g

蒲公英 30g

　　服药 5 剂，头晕胀见瘥，余症亦减，乃于原方去蒲公英、天麻，加六曲、陈皮。继服近旬而安。

眩由虚起　须分精气血

　　眩晕因虚而致，临床屡见，但辨证用药须辨虚之性。其虚约有三端：一曰肾精亏虚。盖肾主藏精生髓，肾精亏虚，则髓海空而脑转耳鸣。二曰上气不足。多为劳倦太过，中气不足，清阳之气不能上荣于脑使然。正如《灵枢》所言："上气不足，脑为之不满，耳为之苦鸣，头为之苦倾，目为之眩。"三曰血虚。李东垣云："思虑劳倦则伤脾，脾为气血生化之地，今血虚不能上荣于脑，则眩晕作矣。"当然三者之间亦每互相影响，盖气为血帅，血为气母，精能生血，血能荣精。脾虚化源不足，气血俱虚；房劳思虑太过，精血共伐，故治疗时必须明辨三者之轻重而后施治，方能中的。

　　对气虚者，予益气健脾，升清荣脑；血虚者宜养血，然养血之中，每加益气之品，使气血有互生之妙；对气血两虚者，则益气养血互施。但在具体运用时，从培补后天入手，滋化源而促气血之生。

　　例 4：韩某，女，49 岁。

　　眩晕时作，遇劳加剧，多行则子宫脱垂，恙已逾年，伴神疲乏力，面色萎黄，大便时稀，形体消瘦，经断 3 载，平时带下量多，色白如水样，舌淡红苔白，脉细弱。此上气不足，中气下陷之象。治宜益气升清荣脑。处方：

党参 30g　黄芪 30g　炒白术 10g　升麻 10g　柴胡 10g　当归 20g　荷叶 6g　葛根 15g　枳壳 6g　甘草 3g

服药 7 剂，眩晕渐减，且未见子宫脱垂。乃于原方调理近月，体健而安。

例 5：裘某，女，24 岁。

头目昏晕近旬，缘由日夜诵读而始，形瘦，心烦少寐，面色不华，神疲乏力，肢体酸软，纳欠香，二便尚调，口干，舌淡红苔少，脉细。此心脾两亏，气血不足之证。治当益气健脾，养血安神。处方：

党参 20g　黄芪 20g　当归 25g　炙甘草 3g　辰茯苓 15g　炒枣仁 20g　柏子仁 20g　杞子 20g　小麦 30g　陈皮 6g　红枣 5 枚

此方连服 25 剂，诸恙悉平。

对于肾精不足，髓海空虚而致之眩晕，用药除培补肾精外，必知肾乃水火之宅，肾精亏尚有偏阴偏阳之别。对阴精不足者，宜滋补肾阴，且肝肾乙癸同源，精血有互生之妙，习用枸杞、生熟地、女贞子、墨旱莲、首乌、白芍、当归等滋补肝肾之品；偏阳精亏损者，用药每宗叶天士温柔通补下焦之法，药用甜苁蓉、菟丝子、仙茅、仙灵脾、补骨脂、覆盆子、杜仲等。对培补肾精之药，力避滞腻呆补，必补中寓通，可加陈皮、谷麦芽等健脾开胃药。

例 6：张某，男，58 岁。

自述近年来眩晕时作，近日加重，伴听力下降，记忆力锐减，精神萎靡，腰背酸楚，夜尿频多，舌淡胖苔白，脉沉细。此老年肾精亏损，髓海不满之证。治宜宗叶天士温柔通补之法。处方：

甜苁蓉 20g　大熟地 20g　山药 20g　菟丝子 20g　制首乌 20g　仙茅 20g　仙灵脾 20g　桑螵蛸 20g　陈皮 6g　甘草 3g

服药 7 剂，眩晕即减，后于原方出入服用近 2 个月，康复如前。

平肝止眩　别虚实轻重

叶天士云："所谓眩晕者，非外来之邪，乃肝胆风阳上冒耳，甚则有昏厥跌仆之虑。"盖肝为风木之脏，内寄相火，体阴而用阳，主升主动。若忧郁、恼怒太过，肝气郁结，气郁化火，肝胆之火上升，此为实也。治宜平肝清火止眩，但需别轻重用药，轻者用清胆汤加减（青蒿、菊花、竹叶、薄荷、荷叶、苦丁茶、姜半夏），此方风热外感致眩亦宜之。重证则用加减天麻钩藤饮（天麻、钩藤、生石决、桑寄生、黄芩、炒山栀、夜交藤、益母草）。

例 7：喻某，女，36 岁。

平素抑郁易怒，近月来头晕且胀，心烦易怒，口干而苦，夜梦纷纭，每次经临乳房胀痛，经量多色红，舌红苔薄黄，脉弦稍数。此肝火上扰之象。治宜清肝止眩。处方：

天麻 10g　钩藤 10g　菊花 10g　生石决 30g　丹皮 15g　夜交藤 20g　杞子 20g　竹叶 1g　甘草 3g

服药5剂，诸症见瘥，再予10剂症平。

因肝致眩，属实者固有之，而下虚上实者更为多见。盖肝藏血，血舍精，肝肾同源，肾阴亏损，肝血不足，木少滋养，阴不维阳，肝阳上亢，甚则阳化生风，发为眩晕。治宜滋肾养血，平肝止眩，每用熟地、萸肉、山药、丹皮、茯苓、泽泻、杞子、磁石、天麻、制首乌、黑芝麻之类治之。

例8：王某，男，67岁。

高血压病史10年余。近20天头昏晕、眼如压，午后加重，目涩，耳鸣，腰背酸楚，口干而燥，夜寐欠宁，神疲，纳食一般，大便干燥。曾服复方丹参片、复方降压片等西药未效。血压24.8/14.4kPa。舌嫩稍红苔光，脉弦细。此肝肾亏损，水不涵木，肝阳上亢之证。治拟滋养肝肾，平肝潜阳。处方：

熟地20g　丹皮15g　杞子20g　菊花15g　制玉竹15g　麦冬15g　决明子10g　桑寄生15g　灵磁石30g　天麻10g

上方服用近月，血压正常，诸症悉平。

病机复杂　勿拘泥常法

眩晕之证病机若一，治之易愈，惟临床见症纷繁，病机错杂者，必细心辨证，分清虚实，抓住主症，或融多法于一炉，或按缓急先后施治，务使药证得宜，才能机圆法活，不落习俗。

例9：俞某，女，68岁。

于1个月前不慎触电，虽经治疗但未康复。现觉头晕目眩，持物不稳，走路前趋，如有人推，胸脘不适，手指发麻，夜寐欠佳，纳谷不香，言语略謇，舌淡边紫苔腻，脉细。此为气血亏虚，痰瘀阻络。治当益气化痰，养血活血。处方：

陈皮 6g　姜半夏 15g　茯苓 20g　薏米 30g　丹参 30g　当归 25g　葛根 20g　党参 20g　苍术 10g　甘草 3g

服药 5 剂，眩晕即减，诸症好转，于原方去苍术，加桂枝 10g，僵蚕 10g，服 20 余剂诸症渐平。

例 10：徐某，男，79 岁。

头晕目眩，耳鸣，步履蹒跚，历 20 年余。近 5 天来加剧，四肢麻木不利，脘腹胀满，大便 4 天未行，口干而苦，纳谷不进，胸闷不舒，舌红苔黄略腻，脉沉弦结。此为老年肝肾亏虚，复因阳明燥结。治宜先润肠通腑。处方：

瓜蒌皮 15g　瓜蒌仁 15g　枳壳 10g　槟榔 15g　元参 15g　六曲 15g　谷芽 15g　麦芽 15g　黄芩 10g　麻仁 20g

服药 5 剂，便通腹胀减，苔亦化，惟眩晕尚作，舌红苔薄，脉弦结。治宜滋补肝肾，佐以润肠和胃。处方：

制首乌 20g　杞子 20g　菊花 10g　山药 20g　白芍 20g　女贞子 15g　元参 15g　麻仁 20g　生牡蛎 30g　谷麦芽 30g　陈皮 6g　甘草 2g

服药 10 剂，眩晕大减，诸症亦改善，乃于原方出入调理而愈。

（王邦才　整理）

麻瑞亭

健运中州复升降 调畅肝胆祛滞郁

麻瑞亭（1903～　），西安市中医院主任医师

眩晕，系因脾湿胃逆，浊阴不降，清阳不升所致。盖平人中气健旺，脾升胃降，肝胆调畅，精血温暖于下而下实，神气清凉而上虚，上虚下实，五官空灵，则眩晕不作矣。若因情志刺激，或因饮食劳倦，或纵欲伤精，致肝脾肾俱伤。况肝木生于肾水而长于脾土；肝藏魂，魂为神之初气；肾藏精而生髓，脑为髓之海；脾居中州，以灌四旁，为气机升降之枢。如脾肾虚，则肝气郁陷，清阳不升，髓海不足，而作眩晕，症见脑旋轻飘，视物动荡，可谓之虚眩。多系血压偏低，或为脑供血不足，或为美尼尔氏综合征等。如肾虚脾湿，肝气郁滞，肝胆失调，脾胃不和，则胆胃上逆，肺失降敛，相火不藏，浊阴上逆，亦作眩晕。症见眩而头痛，昏瞀不清。多系高血压。

浊 阴 上 逆

胃主降浊阴，胃气旺，则气机顺降，胆、肺随之亦降而精盈。脾湿肝郁，则胃气滞塞不降，阻碍胆木下行之路，其气逆而化火，刑逼肺金，致使肺热而失其清肃降敛之常，

浊阴弥漫于上而发眩晕。症见头目晕眩，头痛胸闷，口苦心烦，头重脚轻，步履不稳，或见血压升高，或腰痛、两腿酸软无力，或脘胁胀闷，作酸易怒，或当脐跳动，硬而压痛。脉见濡涩或弦牢或伏涩，关寸大；舌苔白腻或黄腻，舌边尖红。治以健脾疏肝，平胆和胃，清肺理气，宽胸降逆。药用：

茯苓 9g　焦白术 9g　黄芩炭 9g　炒杭芍 9g　首乌 12g　广橘红 9g　炒杏仁 9g　法半夏 9g　炒杜仲 12g　川郁金 9g　夏枯草 12g　茺蔚子 12g　白蔻仁 6g

方中茯苓、焦术健脾和胃；黄芩炭、炒杭芍、制首乌平胆疏肝；川郁金、橘红、杏仁、半夏清肺理气，宽胸降逆；白蔻仁和胃调气；杜仲、夏枯草、茺蔚子温肾潜阳，利尿降压。

血压高，大便干结者，加决明子 15～20g，平肝滋肝，润肠通便。舌质红，苔黄腻者加麦门冬 9～12g，川黄连 3g，清心以降浊。胃酸缺乏者，加炒五味子 9g，以疏肝敛肺。脾湿重者，加建泽泻 9g，以利湿。血压不稳者，去茺蔚子，加补骨脂 6～9g，温肾潜阳以稳压。血压不高，大便干结者，去夏枯草、茺蔚子，加肉苁蓉 15g，炒麻仁 9g，滑肠以通便。血压不高头目昏闷不清，恶心呕吐者，去夏枯草、茺蔚子，加粉葛根 9g，广藿香 6g，煨生姜 9g，和胃降冲，醒脑以止呕。血压不高，失眠遗精者，去夏枯草、茺蔚子，加生龙骨 12g，牡蛎粉 15g，以敛精藏神。血压不高，心慌悸不宁者，去夏枯草、茺蔚子，加柏子仁 9g，北沙参 12g，以养心润肺。

忌食辛辣燥烈及高脂饮食,以清淡饮食及植物油为宜。避免情志刺激及劳累,保持情志舒畅。

清 阳 下 陷

脾主升清阳,脾气旺,则肝木条达,清阳升而神旺。脾湿肾寒,则肝木郁陷而清阳不升,神魂俱虚,故症见头目晕眩,精神不振,动则心慌气短,喜独居静坐,恶闻人声,闭目不语,甚则穴地而安;血压偏低,肝脾不升,胆胃虚逆,症见恶心欲吐,怕见羞明。可因光亮而致吐呕,吐出物极酸苦,头脑空虚晕动,重则跌仆。肾虚不藏,阳不归根,故症见耳内轰鸣,失眠多梦。脾肾虚寒,虚阳不潜,故脉细濡,寸关略大,或见弱象,舌苔白薄腻或厚腻。治以健脾疏肝,清肺降逆,交济心肾,滋益精血。药用:

茯苓9g 粉甘草6g 炒杭芍9g 生地炭9g 全当归9g 广陈皮9g 炒杏仁9g 法半夏9g 川郁金9g 牡蛎粉12g 柏子仁9g 北沙参12g 缩砂仁6g 广藿香6g

方中茯苓、甘草健脾和中;杭芍、当归、生地炭舒肝润燥熄风;沙参、郁金、陈皮、杏仁、半夏,清肺理气降逆;藿香和胃止呕,醒脑;柏子仁养心安神;牡蛎粉敛精藏神;缩砂仁健脾行瘀。

脾湿重者,去甘草,加建泽泻9g,以利湿。上热者加黄芩炭6～9g,以清相火。中气虚弱者,加红人参6～9g,以补中益气。下寒者加炒干姜3～6g,以温下。痰涎粘稠,咳吐不出者,加淡竹茹9g,或加白芥子3～6g以利痰。痰涎多者,加炒葶苈子6～9g,豁痰以利窍。咳嗽剧者,加川贝母 6～9g，清肺以止咳。当脐硬、压痛、跳动者，加石菖蒲 9～12g，川黄连 3～6g，以敛肺清心。舌苔粘腻，小便黄者，加焦山栀 6～9g，清心以降浊。

忌食生冷，大辛大热之品，以营养丰富，易于消化之食物为宜。居处宜安静。

临证所见，因浊阴上逆引起的眩晕，约十之七八，多见于血压偏高。系因脾肾两虚，肝胆燥热所致，本虚而标实。因清阳不升引起的眩晕，约十之二三，多见于血压偏低。系因脾肾俱虚，肝郁不升，清阳不展所致，标本俱虚者多。既因清阳不升，又因浊阴不降所引起者也有之，但为数不多。可因情志不遂，饮食不节，寒温不适等因素而发病。头晕时剧时轻，血压不稳，忽高忽低，各有兼症，也不尽相同。所以在临床上，当据其脉症，详审病机而施治之。且不可一见"眩晕"二字，即因"肝阳上亢"一语横塞胸中，肆用寒凉伐泄镇摄之品，徒伤中气。致使升降紊乱，中下愈加寒湿，浊阴愈加逆上，眩晕不唯不减，反而愈加。

浊阴上逆者，当降浊阴。浊阴者，即指肺胃之痰涎湿浊，亦指胆胃心肺之郁热；降浊阴者，即指化痰去垢利窍，亦指清降胆胃心肺之郁热，使君相二火下潜于肾以暖之，则肾脏温暖而下实，上焦清肃而虚灵，眩晕自止。但不可过降，过降则碍清阳之上升。清阳不升者，当升清阳。清阳升则心肾交泰，魂畅神旺，眩晕自止。但不可过升，过升则碍浊阴之下降。

升清降浊之机，在于中气之健旺。执中州而驭四旁，则清升浊降，眩晕焉能不瘳？！健运中州以复其升降，调和肝胆以去其郁滞，交济水火以复其既济，实为治疗眩晕之大法。脑为髓之海，清阳不升而致眩晕耳鸣者，多系肾虚而脑髓减，在用上方治疗时，温肾补脑之品，亦应酌情配伍，则疗效更佳。

颜德馨

眩晕执七法　临证细度量

颜德馨（1920～　　），上海铁道大学教授，著名中医学家

头为天象，诸阳会焉，若六气外袭，精血内虚，阴亏阳亢，瘀阻清窍，清阳不运，皆可导致眩晕，故治疗应详察病因，并根据病程之久暂，病证之虚实而灵活施治。

疏 散 风 邪

"伤于风者，上先受之"，"高巅之上，惟风可到"。风邪上犯巅顶，阻遏头部经脉，则见头目眩晕而痛，吹风受凉加重，或恶风寒，舌苔薄白，脉浮等症。治宜疏散风邪，使经脉通畅，气血调和，则眩晕自止。临床常用川芎茶调散加减，若眩晕不愈，反复发作者为风邪潜窍入络，可加蜈蚣、全蝎、僵蚕以搜风通络；或加入活血之品，如红花、桃仁、当归等，即"治风先治血"之意。风邪每挟湿邪为患，证见头眩如蒙，肢体困重，舌苔厚腻，则配以泽泻汤、羌活胜湿汤以祛风化湿。

例1：孙某，男，62岁。

眩晕耳鸣，甚则头痛，延绵年余，叠进补肝益肾之剂未愈，查血压18.7/11.5kPa。脑血流图示脑血管弹性减退，供血不足，诊断为脑动脉硬化症。患者头重如裹，畏风恶寒，四肢困重乏力，胸痞食差，时时恶心欲吐，入夜少寐，脉细弦，舌胖苔白腻。风邪痰湿阻遏阳分，清阳受蒙，若从肝肾不足论治乃实其所实。治宜疏风通络，化痰祛湿。药用：

川芎茶调散 12g（包煎）　　泽泻 30g　白术 30g

服药 1 周，眩晕渐止，胃纳见振，药证既符，即嘱患者取川芎茶调散与平胃散交替服用，治疗 2 个月，诸症均退。

平 肝 潜 阳

肝乃风木之脏，体阴用阳，其性刚，主动主升，若烦劳过度或情志郁勃，久则气郁化火生风，皆使肝阳偏亢，内风上旋，正如《类证治裁》所云："风依于木，木郁则化风，如眩如晕。"症见头目眩晕，头胀而痛，易怒失眠，面红口苦，脉弦，舌红苔黄。治宜平肝潜阳，每取介类镇潜，以平熄肝风，或佐咸降，以清泄阳热，常用羚羊饮子加紫贝齿、磁石、石决明、钩藤、天麻等。风火相煽，必挟风壅之痰热上扰巅顶。治此宜半夏白术天麻汤加减，既化痰浊，又平肝阳。

例 2：张某，男，75 岁。

有慢性肾炎病史多年，近来因面目浮肿，头晕目眩加剧入院，经用利水之剂，浮肿已退。但眩晕跌仆，血压偏高，查心电图有房性早搏，脑血流图异常，提示脑动脉硬化。患者头目眩晕，甚则跌仆，言语含糊，面红，脉弦滑，舌红苔薄黄腻。肝阳化风挟痰浊上扰。治宜平肝潜阳，宣化痰浊。药用：

天麻 3g　钩藤 9g（后下）　夏枯草 30g　法半夏 9g　陈皮 6g　茯苓 9g　甘草 3g　枳实 9g　竹茹 6g　川芎 9g

服药 10 天，眩晕逐渐消失，再未跌仆，病情稳定，带药出院，巩固疗效。

育 阴 潜 阳

肝藏血而属木，肾藏精而主水，肝肾同源，精血互生。若肾水不足，木失涵养而阳浮于上，龙雷之火上升，则目眩头晕，故《医学正传》云："真水亏欠，或劳役过度，相火上炎，亦有时时眩运。"此证多见于老年阴亏或素体肝肾不足者，阴亏于下，虚阳上扰，证见眩晕欲仆，头重脚轻，耳鸣失眠，腰膝酸软，脉细弦，舌红苔少等症。治宜泻南补北，每用二至丸、知柏地黄汤滋阴降火，配以龙骨、牡蛎、石决明、决明子等以平潜肝阳。

例 3：陈某，男，59 岁。

有高血压病史多年，近期复发，血压 24.8/16kPa，患者面色潮红，头晕目眩，头额两侧胀痛不已，下肢行走如踏棉絮，胃纳如常，大便干燥难解，脉弦细而数，舌红苔薄黄。水亏于下，火升于上。治宜养阴潜阳。药用：

生石决 18g（先煎）　生牡蛎 24g（先煎）　制首乌 12g　女贞子 12g　旱莲草 12g　鲜石斛 9g　决明子 12g　夏枯草 9g　黄芩 6g　川牛膝 9g　车前子 9g（包）

服药 6 剂后血压降至 20/13.3kPa，头晕头胀见减，大便转润，惟两足乏力。原方加杜仲 12g，黑料豆 12g，续服 10 天，诸症消失，血压恢复正常，即嘱服二至丸善后，随访多年，疗效巩固。

养血柔肝

肝藏血，血虚则厥阴化风上扰，风性动，故见眩晕时作，面色萎黄，口唇爪甲少华，肢体颤抖，脉细，舌淡等症，此乃《证治汇补》所谓："眩晕生于血虚也。"血虚生风，非真风也，类似风动，故又名内虚暗风，治此决非单纯潜镇所能奏效，当宗"肝为刚藏，非柔不克"，"血行风自灭"之意。治以养血柔肝法，药用生地、阿胶、当归、白芍、首乌、杞子、菊花、黑芝麻等。

例 4：阴某，女，43 岁。

生育大出血后，头晕头痛，经常飘然欲跌，甚则晕倒，患者面色苍白，神疲乏力，动则心悸，胃纳不馨，入夜少寐，脉细小弦，舌淡苔薄净，营血不足，虚风内动。治以养血柔肝，潜阳安中。药用：

生地 9g　阿胶 9g（烊）　白芍 6g　当归 6g　制首乌 12g　川芎 2.4g　生牡蛎 15g（先煎）　灵磁石 15g（先煎）　党参 9g　白术 9g　谷芽 12g

服药 1 周眩晕减轻，精神好转，胃纳亦振，原方继续治疗 1 个月而愈。

益气升阳

脾胃为一身气机之枢纽，敷布精微于全身，脾升则健，胃降则和，若中气不足，脾胃功能失常，升降之机紊乱，清阳之气不能上荣，则"上气不足，脑为之满，头为之苦倾，目为之眩"，症见眩晕绵绵，遇劳更甚，少气懒言，脉细，舌淡苔薄等。治当补中升阳，《证治准绳》益气聪明汤最为合拍，药用黄芪、党参、升麻、葛根、蔓荆子、细辛等，或用补中益气汤加减。

例5：俞某，女，54岁。

头目眩晕半年，甚则昏厥，伴肢体抖动，心悸惕惕，查心电图及脑电图均正常，X线摄片提示第5颈椎肥大性改变，诊断为颈性眩晕，收住病房。患者面色萎黄少华，脉细软，舌淡苔薄白。脾虚清阳不升，气虚瘀血阻滞。治当益气升阳，活血化瘀，益气聪明汤加味。药用：

黄芪12g　党参9g　炒升麻4.5g　葛根9g　蔓荆子9g　白芍9g　炙甘草2.4g　通天草9g　细辛4.5g　橘红4.5g　水蛭粉1.5g（吞）

服上药4剂后，眩晕减轻，昏厥未作，上方去橘红续服10剂余，治愈出院，门诊随访未见复发。

化痰和中

《证因脉治》谓："饮食不节，水谷过多，胃强能纳，脾弱不能运化，停滞中脘，有火则灼炼成痰，无火者凝结为饮，中州积聚，清阳之气窒塞不通，而为恶心眩晕矣。"痰饮壅阻中焦，清阳不展，症见眩晕如坐舟车，胸脘满闷，恶心呕吐，脉滑，苔腻等。治宜化痰和中，对痰热中阻者，用黄连温胆汤或清震汤加减；对痰饮上泛者，则取泽泻汤加味治之。

例6：张某，女，47岁。

患内耳眩晕症有年，近月阵作，头目眩晕，心烦易怒，胸腹饱胀，清晨痰多，恶心欲吐，食欲不振，四肢关节酸楚作痛，脉细弦小数，舌红苔腻。肝胃不和，痰热中阻。治宜升清降浊，清震汤加味。药用：

炒升麻9g　苍术9g　白术9g　荷叶1角　桑枝15g
枳壳6g　桔梗4.5g　陈皮6g　油松节9g　白蒺藜9g
料豆衣9g

服药7剂后眩晕即瘥，惟关节酸痛如前，转以祛风通络之剂治之。

通 窍 活 血

头为诸阳之会，若因清窍空虚，外邪得以入踞脑户，阳气被遏，气血运行受阻，瘀血交滞不解，或因外伤跌仆，瘀血停留，阻滞经脉，清窍失养，亦致眩晕。症见眩晕持续不已，并有头痛，巩膜瘀丝缕缕，脉细涩，舌紫或见瘀斑等症。《医学正传》云："外有因坠损而眩晕者……是宜行血清经，以散其瘀结"，常用通窍活血汤或桃红四物汤加减治疗。

例7：张某，男，32岁。

2年前头部外伤后，经常头晕头痛，诊断为脑震荡后遗症。患者右侧头晕头痛，伴有恶心呕吐，脉弦细，舌紫苔薄腻。外伤损及脑络，瘀血阻滞，肝胃气机失和。治宜活血通窍，平肝降胃。药用：

丹参 12g　当归 9g　赤芍 9g　川芎 15g　桃仁 9g
红花 9g　珍珠母 30g（先煎）　代赭石 30g（先煎）　制南
星 6g　炒竹茹 6g　姜半夏 9g　制川乌 6g　蜈蚣 2 条

服 4 剂，头晕头痛明显减轻，恶心亦少见，原方续服
半月，诸症渐消，随访 2 年未复发。

（颜乾麟　整理）

吕同杰

重在脾胃　斡旋升降

吕同杰（1929～　　），山东中医药大学教授

眩晕一证，历代医家论述颇多，《内经》有"诸风掉眩，皆属于肝"及"上气不足"、"髓海不足"诸论。河间独取经旨，以风火立论；丹溪偏重于痰，有"无痰不作眩"之说；张景岳则认为眩晕以虚为主，提出"无虚不作眩"之论。归纳起来不外风、痰、火、虚四因，主要涉及脾、肝、肾等脏。余治眩晕重在脾胃，兼顾他脏。自拟定眩汤，药用：

党参 30g　白术 24g　茯苓 30g　当归 15g　川芎 12g
白芍 15g　柴胡 12g　代赭石 15～30g　荷叶 15～30g
半夏 15g　陈皮 9g　泽泻 15～30g　龙骨 30g　牡蛎30g　甘草 4.5g

此方由六君子汤、泽泻汤、当归芍药散化裁而来，以六君、当归、川芎、芍药健脾化痰，益气养血；柴胡、荷叶、泽泻升清降浊；赭石、龙牡育阴潜阳，共奏健脾化痰，益气养血，升清降浊之效。对气血虚弱，痰浊阻络，升降失司所引起的缺血性眩晕、内耳性眩晕，皆有良好的疗效。一般 3～6 剂即可见效，20～30 剂即可完全恢复。

　　临证40余年，所治眩晕甚多，其中以气血虚弱，升降失常者最为多见，故在立法、处方、遣药方面，多侧重于健脾和胃，益气养血，升清降浊之品。脾居中州，是气机升降的枢纽，如果脾气虚弱，升降失司，脾气的运化功能就会直接受到影响，从而就会产生气血津液代谢失调，造成痰湿停聚，气机不利，脉络瘀滞的病变。所以说脾失健运，痰浊内生，升降失司，内脏阴阳气血失调，是产生眩晕的主要病机。健脾化痰，补养气血，升清降浊是治疗本证的主要手段。

　　现代医学认为，眩晕是多种疾病都可能出现的一个症状，涉及的范围较广，诊治时必须详细询问病史，认真检查，全面分析，明确诊断，辨证论治，且不可胶柱鼓瑟，按图索骥。

胡毓恒

辨眩属少阳，清眩柴胡方

胡毓恒（1925～　），长沙马王堆疗养院主任医师

笔者多年以来在临床上潜心探究，认为本病与《伤寒论》少阳证相近似，如《伤寒论》少阳病提纲云："少阳之为病，口苦、咽干、目眩"。又96条云："胸胁苦满、默默不欲食，心烦喜呕。"又264条云："少阳中风，两耳无所闻"等。大抵耳源性眩晕之病因病理，系六淫之邪侵犯少阳经脉，或化学药物之毒副作用伤其经脉，引起少阳枢机不利，气机升降失常，肝胆疏泄不调、胃失和降，致水湿痰饮停滞于经脉，进而导致血瘀气滞，而发生本病。少阳经脉循行部位与本病亦相吻合，如《灵枢·经脉》描述："少阳经起于目锐眦，上抵头角，下耳后……其支者，从耳后入耳中，出走耳前，至目锐眦后……。"因此，据以上所述，眩晕病的治疗须拓开思路，不必囿于风、火、痰、虚。乃"勤求古训"之旨。爱用小柴胡汤加味，定名"清眩汤"。药用：

柴胡12g　法半夏10g　黄芩10g　党参15g　甘草5g　川芎8g　钩藤8g　吴茱萸7g　生姜10g　红枣5枚

用法：将生药装入罐内，加冷水400ml浸泡20分钟后

煮开，文火煎 40 分钟，取药液 200ml，饭后 30 分钟服。也可煎二次药液合并 400ml，分二次饭后 30 分钟服。1 日 1 剂。必要时每日可酌服一剂半。忌食生冷油腻辛辣。

本方用柴胡和解少阳，疏利肝胆，调畅气机，通少阳经络之壅滞，升清降浊；黄芩清泄肝胆，以除在经之热；半夏、生姜降逆止呕以和胃；党参，甘草、大枣益气以养胃，吴茱萸温胃暖肝肾，和胃止呕；川芎引诸药入经，更好地发挥药效，又可加速头耳部血流；钩藤祛风平肝以定眩。如法服用，疗效确切。

加减：口淡、舌苔薄白，舌质淡红，脉眩细或弦缓者去黄芩；畏寒无汗，鼻流清涕者加防风 10g，苏叶 5g；有高血压史血压偏高，伴头痛者，加天麻 15g，菊花 8g，桑叶 10g；耳鸣耳聋较甚者，加建菖蒲 10g；有心悸、吐涎沫多者，加白术 10g，泽泻 10g；妇女经、孕、产期者加当归 15g，白芍 12g。

临床体会，加减必须得当，否则勿谓斯方之不验也。

例 1：患者李某，男性，40 岁，患眩晕多年，反复发作，因发作频繁，不能坚持工作。曾在某医院检查诊断为"美尼尔氏综合征"。1961 年 10 月某日因该病发作而延余诊治。临床见患者闭目卧床，心烦懒言，身躯不敢转动，动则天翻地复，恶心呕吐、耳鸣耳聋，察其舌苔薄白，舌质淡红，脉弦缓。综合脉症，拟诊为邪犯少阳，致少阳枢机不利，肝胆疏泄不调，水湿痰饮停滞于经脉所致，遂予和解少阳，调畅气机，疏泄肝胆，通其经脉。药用：柴胡 12g，法半夏 10g，党参 15g，川芎 8g，吴茱萸 7g，钩藤 8g，甘草 5g，生姜 10g，红枣 5 枚。嘱如法煎服 3 剂。3 天后又延余复诊，患者喜笑相迎，谓药入片刻即感舒适，服完 1 剂可以起床，服 3 剂诸症基本消除。察舌苔薄白，舌质淡红，脉象缓。效不更方，仍用原方增损而愈。后本病复发，患者自用原方进服，数发数治，乃根治矣，随访至今数十年从未复发。

患者眩晕病获得根治，后以此方给别人治好了不少眩晕病。

例 2：常某，女，60 岁。因患结核性胸膜炎，某医院用链霉素抗结核治疗。1 周后出现头晕、恶心呕吐，逐渐头晕加剧，步态不稳，耳聋耳鸣等症。某医院诊为链霉素毒副反应。在某医院经中西药治疗（药不详）13 天，病情有增无减。于 1992 年 5 月 5 日来诊。刻下头晕如乘舟船，行走摇晃偏倒，两眼视物昏花，耳鸣耳聋。静坐则头无晕眩感。察舌苔薄黄，舌质暗红。脉弦滑。

考链霉素中毒可导致第八对颅神经——位听神经受损。位听神经包括耳蜗神经及前庭神经两部分。前庭神经功能损伤多出现耳鸣耳聋等听觉障碍。考位听神经走向与少阳经脉耳部循行部位相近，又有极相似的少阳症状，故诊为药毒侵犯少阳经脉。拟用清眩汤去吴茱萸，调理少阳枢机，疏泄肝胆，升清降浊，疏其经络壅滞。处方：柴胡 10g，黄芩 10g，法半夏 10g，川芎 8g，钩藤 8g，党参 15g，甘草 5g，生姜 10g，红枣 5 枚。如法煎服 7 剂，药后复诊，诸症明显好转。察舌苔微黄，舌质红，脉弦细。效不更方，守方续进 21 剂而病愈。

例3：徐某，女，47岁。因头晕1年余，视物上下晃动。行走飘摇不稳，伴恶心呕吐而住入湖南省某疗养院。入院前曾在某中医学院附属医院服中药1月余。又在某医学院附属医院五官科检查，拟诊为"前庭神经元炎"，再经CT脑部扫描，排除肿瘤。中西药治疗半年多（西药不详）。中药用健脾化痰熄风之半夏白术天麻汤、疏肝理脾之逍遥散、镇肝熄风之天麻钩藤汤、益气升阳之补中益气汤，疗效不明显。再经某医学院西医教授会诊，诊断为："闭塞性右内耳小动脉炎"。又中西治疗二月毫不见功，1992年7月31日邀余会诊。刻下患者头晕，行走时感身躯往后倾，严重时视物有旋转感，恶心、气短，口干苦。察舌苔粗白，舌质红，脉眩细。综合证脉分析，拟诊为水湿痰饮，停滞少阳经脉，导致气滞血瘀，影响少阳枢机不利，肝胆疏泄失调，气机升降失常。清阳不升则头晕气短，浊气不降则恶心欲呕，肝胆失疏则口干口苦。拟用和解少阳，调畅气机，疏泄肝胆，升清降浊。药用：柴胡15g，党参30g，法半夏10g，黄芩10g，川芎8g，吴茱萸6g，丹参15g，甘草5g，生姜10g，红枣5枚。药进3剂，头晕明显好转，行走基本稳定，身躯向后倾感消失。再进3剂，诸症若失。唯恐病情复发，守方观察1月余未复发而病愈出院，随访1年未复发。

或问前医用逍遥散无效，而用清眩汤见奇功何也，因方剂之配伍不同，归经有异也。逍遥散为疏肝理脾养血，用于肝郁脾虚；清眩汤为和解少阳，清泄肝胆，有补有泻，有升有降，既有苦寒之黄芩清肝胆之热，又有辛温之吴茱萸、生姜驱胃中之寒。适用于寒热夹杂、邪犯少阳之证。方证合拍，效如桴鼓。

例4：何某，女，66岁。因头晕、耳鸣耳聋半月。于1993年5月13日就诊。4月28日不明原因地头晕、视物旋转，行走不稳定有向前倾倒感，伴耳鸣耳聋。诊察神识清楚，面色不华，站立不稳，听力差，问诊时须放大声量。舌苔薄白，舌质淡红。脉弦细。考虑春季突然发病，正值风木当令之时，多为外风侵袭，少阳受邪，少阳经气不利，气机升降失常致病。以清眩汤加减和解少阳，调畅气机，疏风通窍、养血柔肝。处方：柴胡10g，黄芩10g，防风10g，薄荷5g，当归1g，白芍10g，川芎8g，法半夏10g，甘草5g，建菖蒲7g，生姜10g，红枣5枚。嘱服4剂。药后来复诊，眩晕大减，站立、行走皆平稳，听力恢复正常，但尚有耳鸣。舌苔薄白，舌质红，脉细。方验再进，原方去防风加陈皮，进4剂病愈。随访一年病未复发。

上述4例病因不同，治法则一。如例1，由于植物神经功能失调，引起内耳迷路动脉痉挛或水肿；例2，为链霉素毒副反应引起第八对颅神经——位听神经受损；例3，为闭塞性内耳小动脉炎；例4，为外风侵袭少阳经脉。其临床表现不同，而治疗均从少阳论治，均获痊愈。

翟明义

痰湿眩晕病　化裁六味方

翟明义（1916～　），河南中医研究院研究员

　　脾为阴土，主运化，喜燥而恶湿。脾虚不运，水湿内停，聚湿生饮，饮凝成痰。痰湿中阻，清阳不能上升，浊阴不能下降，蒙蔽清窍，故而眩晕。《医宗金鉴》云："眩晕者，痰因火动也，盖无痰不作眩。"指出病因在痰，究其生痰之源，则归咎于脾。

　　肾藏精，精生髓。肾虚精亏则头转耳鸣。《素问·五脏生成篇》谓："徇蒙招尤，目冥耳聋，下实上虚，过在足少阳、厥阴。"指出病在肝胆，究其眩晕之源，应责之于肾虚。肾为肝之母，母虚而子失所养，肝气上逆而掉眩；再者肾主五液，肾虚则决渎无权，湿聚于下，故曰"下实"，上泛而助湿；"上虚"者指肝失其养，上逆而眩晕。其标在肝，其本在肾。治病必求于本。

　　故湿淫于内，责之于脾；头眩耳鸣责之于肾。二者气衰，痰湿内生，蒙蔽清窍而眩晕即作。治法以补脾养肾，分利水湿为要策，以加减六味地黄汤为基本方。药用：

　　山药 15g　山萸肉 12g　云苓 15g　泽泻 15g　车前子（包）15g　葶苈子 15g　川芎 12g　菊花 12g

恶心呕吐严重者加姜半夏 10g，陈皮 10g；眩晕严重者加钩藤 15g，薄荷 12g；耳鸣严重者加五味子 10g，枸杞子 15g。一般服 10～15 剂即可痊愈或减轻。

方中之所以不用地黄者，忌其助湿之故。以山药健脾益肾为主药；茯苓健脾利水渗湿，山萸肉补肾益肝为辅药；车前子入肝肾利小便，葶苈子泻肺行水为佐药；川芎入肝行气，菊花、丹皮入肝肾清头凉血为使药。诸药相互配合，共起健脾养肾，行气利湿之功。脾气健运，肾气充实，水湿得利，湿邪得散，故对痰湿之眩晕每获良效。但在具体运用时，不能以不变应万变，原则不变，用药应灵活。

例 1：顾某，男，35 岁，干部。

眩晕时轻时重约年余。于 1976 年 10 月 20 日突然加重，自觉屋倒床倾，天旋地转，不能站立，不能睡卧，卧则眩晕更甚，恶心呕吐，心烦耳鸣。在该县医院诊为内耳性眩晕，给与镇静止呕剂阿托品、苯巴比妥等 3 天无效。检查头部无外伤，心肺（—），肝脾不大，血压 16/10.7kPa，血糖 5.6mmol/L（100mg/dl），脉弦缓，舌质红，苔薄白腻。诊为痰湿性眩晕。属脾肾双虚，痰湿中阻，兼有肝火之证。治宜补脾养肾利湿为主，兼清肝火。方以上述基本方加女贞子 15g，五味子 10g 以滋补肝肾；薄荷 12g，荆芥 10g 以清肝除风。连服 13 剂，眩晕及头昏沉感消失，头部已可着枕，但有时仍有轻微发作，饭后胃脘部仍有痞满感。原方去女贞子、五味子加陈皮、姜半夏以和胃燥湿，服药 7 剂，诸症消失。至今未见复发。

例 2：李某，女，50 岁，工人。

　　平素身体健康,于 1977 年 11 月 26 日晚,突然头重脚轻,站立不稳,自觉天旋地转,床翻屋倾,胸中满闷,恶心呕吐,耳如雷鸣。在某市医院诊断为美尼尔氏综合征。服西药(不详)3 天,中药 5 剂均无效。查身体发育、营养良好,血压 16.8/10.9kPa。心肺(—),无皮疹,脉弦细而寸浮,两尺沉,舌淡红,苔薄白稍腻。诊为脾肾双虚痰湿中阻证。以基本方原方不变,服 3 剂后眩晕恶心减轻,已能少进饮食,但心烦失眠仍在,此乃肝胆虚火上扰心神所致。原方加入薄荷 12g 以清肝之浮阳,继服 3 剂后,诸症全部消失。为了防止复发,又服 3 剂。经 4 年 3 次追访,未见复发。

　　例 3:赵某,男,60 岁,工人。

　　1988 年 4 月 15 日突然头晕恶心,在河南医大诊断为美尼尔氏综合征。于 4 月 18 日来诊。查面色苍白、自汗,眩晕恶心,心烦耳鸣,体温 36.1℃,血压 14.7/9.33kPa。血糖 110mg/dl。脉滑无力,舌质嫩红,苔薄白滑腻。诊为脾肾双虚兼气虚。治宜健脾补肾,益气利湿。以上述基本方加黄芪 15g,陈皮 12g 以益气和胃。共服 9 剂而愈。

　　上述 3 例同属脾肾双虚,痰湿中阻证,但在加减变通有异。例 1 眩晕时头不能着枕,着枕加重,属于痰湿较重之证,故加五味子以助肾气,女贞子以养肾阴,薄荷、荆芥以清肝除风,服药 20 剂而愈。例 2 较轻,仅以原方加入薄荷 9 剂而愈。例 3 年高体弱,不但脾肾双虚,而且元气大亏,气虚欲脱,故加黄芪以大补元气,少加陈皮以和胃止呕,亦服 9 剂而愈。可见 3 例病虽同而体质、兼症有异,临证时应引为重视。医者易也,治当灵变。

张子琳

肝阳上亢证　平肝清晕汤

张子琳（1894～1983），山西中医研究院名中医

据临床所见，以肝阳上亢引起的眩晕最为多见。就肝阳上亢而论，究其发生的原因也有多端，如素体阳盛，耗伤阴液；或肝气郁结，化火伤阴；或肾阴素亏，水不涵木，皆可导致肝阳上扰而引发眩晕。经过多年临床实践，自拟平肝清晕汤，即是专为该证而设。本方对现代医学中的高血压、动脉硬化以及一些神经衰弱和脑部疾病等所引起的眩晕，均有显效。至于其他原因引起的眩晕则不在本方的适应范围之内。如属痰浊中阻者，应以二陈汤为主；属气血两虚者，应以归脾汤为主；属肾精不足者，应以左归饮或右归饮为主。治疗时应该辨清。

生白芍 12g　生地 15g　生石决明 15g　生龙骨 15g　生牡蛎 15g　菊花 9g　白蒺藜 12g

主治眩晕，每逢用脑力过多，或因心情激动及精神紧张而增剧。伴有急躁易怒，耳鸣目昏，口干少寐，舌红，苔薄黄，脉弦数。

方中生白芍、生地滋阴养血；生石决明、生龙牡平肝潜阳，同时并用则有滋肝肾之阴，潜上亢之阳的功用，此

为方中治本之品；菊花、白蒺藜清肝明目而祛头风，为方中治标之药。二者相合，标本兼顾，治疗肝阳上亢之眩晕，甚有效验。

眩晕兼心烦心跳，失眠者，加当归、炒枣仁、龙齿、远志等；耳鸣者，加重生地，再加磁石；大便干燥者，加火麻仁、当归；口干甚者，加麦冬、石斛、玉竹；手足心烧者，加丹皮、地骨皮；恶心者，加竹茹，甚者加代赭石；消化不好者，去生地，加谷麦芽、神曲、鸡内金等；四肢麻木者，加当归、川芎、桑枝、丝瓜络、牛膝、木瓜等。

田某，男，55岁，省粮局干部。

头晕目眩，2载有余，伴有恶心，心烦，心跳，腰酸困，常因情绪变化而增剧。近来又出现右半身麻木，以上肢为重，寐少多梦，口干不欲饮。舌红少苔，脉沉弦细略数。证属肝肾阴虚，肝阳上亢，兼有血虚风乘。治宜滋阴潜阳，熄风活络。方药：

生白芍15g　生地15g　生石决明15g　生龙骨15g生牡蛎15g　菊花9g　白蒺藜12g　竹茹9g　炒枣仁15g　远志6g　当归9g　川芎6g　桑枝15g　牛膝9g　丝瓜络12g

服药2剂后，眩晕恶心，右半身麻木明显减轻，睡眠尚可，唯心烦心跳症状同前。原方去生龙牡加龙齿30g。连服4剂，诸恙悉退，改用杞菊地黄丸巩固疗效。

（侯振民　整理）

孔伯华

疏导柔肝每为主　化浊降逆亦求之

孔伯华（1885～1955），京华名医，著名中医学家

　　眩晕病因病机均系情志内伤，郁怒伤肝，肝失条达，怒则气上，发为眩晕。肝气郁结，横克脾胃，胃气上逆则恶心呕吐，胸脘满闷，食欲不振，胁肋窜痛，大便秘结；肝气不舒，气滞则血瘀，故时见经行不畅，色紫瘀块，少腹胀痛等症。孔师根据"百病皆生于气"的理论，认为肝为刚脏，用柔以济之，采取疏导柔肝为主的治则，选用郁金、乌药、枳实、枳壳、厚朴、陈皮、木香、川楝子等舒肝理气之品，先使气机调达疏畅；配以生赭石、旋覆花、清半夏、瓜蒌、藿香、佩兰、沉香曲、竹茹、荷叶等降逆和中以止呕恶，芳香化浊，清除满闷；佐以龙胆草、知母、黄柏、莲子心、元明粉、紫雪丹、生石决明、生石膏、生龙骨、生牡蛎、杭菊花、白蒺藜等苦寒清热，平肝镇抑以防郁久化热并走于上；又用茯苓皮、炒秫米、炒薏米、通草、滑石块、鸡内金、炒莱菔子、鲜菖蒲、天竺黄等健脾渗湿，醒脾化痰；再根据气滞血瘀的程度，加入适量活血化瘀之品。孔师常用鲜藕以通气活血，健脾养胃而收全功。

　　于男　7月13日

肝家热盛，气逆于上，以致头晕，呕吐，大便秘，舌苔白腻，脉弦滑而数，宜清柔和中。

生石决明 18g（先煎） 旋覆花 9g（布包） 代赭石 9g 清半夏 6g 知母 9g 川黄柏 9g 白蒺藤 9g（去刺） 莲子仁 6g 陈皮 9g 瓜蒌 18g 杭菊花 9g 青竹茹 18g 龙胆草 6g 川牛膝 9g 广藿梗 9g 鲜藕 30g 鲜荷叶 1 个 紫雪丹 1.5g（分冲）

养 血 敛 阳

此类病例多由胎产崩漏，或吐、衄、便血，或产多乳众，或素体虚弱，加之饮食失调、缺乏营养等，致成血虚肝旺，脑失濡养而发眩晕。孔师根据《内经》"心生血"、"肝藏血"、"脾胃为后天之本、生化之源"的理论，采取养心安神，滋阴柔肝，健脾养胃等法则。选用朱茯神、炒枣仁、远志肉、柏子仁、全当归、血琥珀、阿胶珠等以养心血，安心神；继以生鳖甲、生珍珠母、生石决明、生牡蛎、生海蛤、生龙齿、真玳瑁、首乌藤、鲜石斛、地骨皮、生知母、生黄柏、白蒺藜等育阴潜阳，滋肾柔肝；佐以生谷稻芽、焦六曲、鲜荷叶、荷叶露等消导和中，健脾养胃；遇有出血未止者，则加用血余炭、蒲黄炭、栀子炭、生侧柏叶、鲜茅根、湖丹皮、赤小豆、血竭花、藕节、鲜藕等凉血止血，活血化瘀。标本兼顾，取效甚捷。

董妇 9 月初三日

小产后伤及阴分，肝阳失潜，遂发头晕、心悸，身作战抖麻窜，失眠疲倦无力，取脉弦滑，亟宜以敛阳育阴以消息之。

　　生鳖甲 4.5g（先煎）　真玳瑁 9g（包先煎）　珍珠母 24g（生先煎）　合欢皮 12g　盐川柏 9g　川芎 3g　炒远志 3g　血竭花 1.5g　旋覆花 6g（布包）　夜交藤 4.5g　朱莲心 9g　青竹茹 12g　藕 30g　桑寄生 24g　生赭石 6g　朱茯神 6g　全当归 6g　焦枣仁 6g

　　二诊：连进前方药，诸症见轻。再按前方去血竭花、川芎、全当归，加生龙齿 12g，生牡蛎 18g，焦稻芽 12g，石决明 30g，栝楼 24g，首乌藤 60g 及苏合香丸 1 粒。

健脾燥湿，芳香化浊

　　此类病例多系由于恣食肥甘厚味，或郁怒过劳，饮食不节，致伤脾胃，中气久虚，脾为湿困，运化无权，聚湿为痰，蒙蔽清窍，则头重眩晕，临床表现虚实夹杂证候。孔师在治疗中抓住健脾燥湿，芳香化浊这一环节，选用温胆汤加减化裁，重用鲜九节菖蒲、竹沥水、胆星、法夏、白矾水浸郁金、苏合香丸等芳香开窍，燥湿豁痰；配以杏仁泥、苏子霜、嫩麻黄、炒莱菔子、甜葶苈、生姜汁等宣肺化痰，祛邪以扶正，邪去则正安。

　　王男　11 月 19 日

　　肝家热郁，气机失调，兼有湿痰为之上犯，遂发眩晕旧疾，脉象滑大而弦数，亟宜凉镇豁痰。

　　生石决明 30g　旋覆花 4.5g（布包）　代赭石 4.5g　法半夏 9g　陈皮 6g　鲜竹二青 12g　梧桑寄生 15g　龙胆草 6g　知母 9g　灵磁石 12g　川黄柏 6g　竹沥水 9g　紫

雪丹 1.2g（分冲）

　　祝男　7 月 18 日

　　风热化痰，袭入心包，上系舌本作强，发音不爽，膈上痞闷，气机失畅，头部眩晕，脉取浮弦，宜清心凉化。

　　生石膏 24g（麻黄五厘同先煎）　川朴花 9g　生栀子 12g　滑石块 12g　鲜菖蒲 12g　旋覆花 9g　莲子心 6g　云苓皮 12g　枯黄芩 9g　生枳实 9g　黛蛤粉 15g（布包）莱菔子 15g　代赭石 9g　淡竹沥 12g　生知母 9g　藕 30g　荷叶 1 个　石决明 30g　生黄柏 9g　苏合香丸 1 粒（和入）

　　刘男　6 月 20 日

　　肝热湿痰，内蕴日久，又因不慎跌仆，是以头晕眩转，时或卒厥，流涎神迷，脉取弦大而数，宜以清抑凉化。

　　生石决明 24g（先煎）　鲜菖蒲 12g　龙胆草 9g　生知母 9g　生黄柏 9g　磁石粉 6g　辰砂 3g（先煎）　旋覆花 12g（布包）　辛夷 9g　杭菊花 12g　桑寄生 24g　莲子心 6g　牛膝 12g　青竹茹 12g　荷叶 1 个　藕 30g　紫雪丹 1.5g（冲入）　苏合香丸 1 粒（分化）

　　二诊：症象均减，再按前方加杏仁 6g，滑石 12g。

滋补肝肾

　　此类病例，脑力劳动者居多，或因房室过度，致使肾精亏损，髓海空虚不能上充于脑则眩晕，伴有心悸失眠，梦遗滑精等症。其特点为起病缓慢，反复发作，时轻时重，过劳尤甚，临床呈现一派虚象。孔师治疗此病，注重采用血肉有情之品，选用龟板、生鳖甲、真玳瑁、生珍珠母、生石决明、生牡蛎等以滋补肝肾；配以夜交藤、大生地、桑寄生、莲子心、鲜菖蒲、朱茯神、灵磁石、上辰砂、真血珀、盐知母、盐黄柏、盐水炒芡实、盐菟丝饼、盐杜仲、盐玄参心、盐山药，或用川连与上好肉桂研面分冲，以交通心肾，养血安神，涩精益气。

阎男　7月8日

疲劳过度，已伤阴分，每遇用脑，则头部晕痛，牵及脊背亦作痛楚，夜寐亦差，大便较秘，舌苔白腻，脉弦滑两关为盛，亟宜镇肝抑化，兼之育阴，交通心肾。

生牡蛎12g（布包先煎）　杜仲炭9g　生石决明45g（先煎）　盐知母9g　盐黄柏9g　夜交藤60g　真玳瑁9g（布包先煎）　旋覆花12g（布包）　代赭石9g　川牛膝9g辛夷花9g　合欢花9g　灵磁石12g（辰砂3g同先煎）　青竹茹18g　桑寄生24g　滑石块12g　莲子心6g（朱拌）鲜荷叶1个　藕30g　十香返魂丹1粒（分和入）

二诊：7月11日。服药后睡眠较好，便溏，头仍晕沉，脊背压重痛稍减，加威灵仙6g，杏仁泥9g。

郭男　7月9日

阴虚肾气不固，初患失眠，继发梦遗，曾服燥补，头不清爽，眩晕，脉弦滑两尺盛，宜淡渗育阴。

生牡蛎12g（先煎）　生龙齿15g（先煎）　盐砂仁6g　莲子心6g　盐知母9g　盐黄柏9g　桑寄生9g　旋覆花9g　代赭石9g　盐芡实9g　杜仲炭9g　磁石9g　龙胆草6g　菟丝饼9g　夜交藤42g　莲房9g　藕30g　荷叶1个

清热平肝　健脾渗湿

此类病例，多因肝郁气滞，克脾犯胃，日久肝愈热，脾愈虚。脾不运化，水饮停聚，湿邪上犯则头晕如裹；湿邪下注，带下白浊；浊邪停蓄中焦，则中脘满闷，四肢倦怠。孔师根据肝热脾湿的病机，在清热平肝的基础上，运用健脾渗湿之法。选用茯苓皮、炒秫米、炒薏米、建泽泻、川草薢、汉防己、冬瓜皮、车前子、广藿香、鲜荷梗、鲜荷叶、滑石块等健脾渗湿，芳香化浊之品，俾停滞之湿邪从小便排出。同时恢复脾的运化功能，尤其妙在佐以少量吴萸、炮姜炭、肉桂、盐橘核、炒茴香以温暖下元，增补命门之火，以助脾气散精之功。

曹妇　8月21日

肝郁脾湿，荣卫皆不足，是以头晕，失眠身倦，时觉不安，纳食中满短气，经下量多。昔施治者投药不当，不仅不效，症延更剧，取脉弦数，宜以清平渗湿。

真玳瑁9g（布包先煎）　朱茯神9g　桑寄生18g　川牛膝9g　炒枳壳9g　生石决明24g（先煎）　旋覆花9g（布包）　代赭石9g　川厚朴4.5g　焦稻芽12g　首乌藤60g　云苓9g　辛夷花6g　生牡蛎9g（布包先煎）　清半夏9g　血余炭9g　炒薏米9g　藕30g　鲜石斛24g（先煎）

二诊：8月24日。时作呕而不吐，腹胀不喜饮水，加竹茹15g，大腹绒6g。

三诊：8月28日。失眠顿减，胸闷短气作呕未止，加杏仁泥 9g，石决明改 30g，川厚朴改 6g，首乌藤加 15g，牡蛎改 12g。

四诊：9 月 1 日。记忆力差，加合欢花 12g，煨鸡内金 9g。

五诊：9 月 5 日。月经数量减少，加阿胶珠 9g。

六诊：9 月 10 日。月经已净，腰仍酸，心悸，加桑寄生 24g，柏子霜 9g，去炒薏米。

谭妇　7 月 16 日

肝肾俱热，脾家湿重，上逆则昏头晕，呕吐绿水，经水过多，脉象弦大，关尺较盛，亟宜轻柔渗化。

生石膏 18g（先煎）　旋覆花 9g（布包）　代赭石 9g　生知母 9g　生黄柏 9g　清半夏 9g　厚朴花 6g　地骨皮 9g　云苓皮 9g　生石决明 30g（先煎）　鲜芦根 30g　青竹茹 18g　炒莱菔子 15g　辛夷花 9g　建泽泻 9g　灵磁石 12g（辰砂 5g 同先煎）　滑石块 12g　煨广木香 9g　犀黄丸 3g（分吞）

二诊：7 月 19 日。药后症减，月经未净，前方石膏改 30g，加川萆薢 12g，血余炭 9g，犀黄丸改清眩丸 1 粒。

潜镇滋阴　平秘阴阳

此类病例多系素体阴虚，劳脑伤肾，情志不舒，肝失调达，木郁化火，耗伤阴液，以致水不涵木，肝阳失潜，肝风内动，上窜清窍，扰及清明而作眩晕。孔师宗《内经》"治病必求其本"之旨，采用潜镇滋阴法则为主，选用灵磁石粉、上辰砂、生赭石、生石膏、生石决明、生龙齿、生

牡蛎、生珍珠母、真玳瑁、珍珠粉等金石介贝，咸寒沉降
之品，潜镇浮阳，收敛阴气；继以首乌藤、干百合、鲜石
斛、肥知母、桑寄生、杜仲炭、杭菊花、白蒺藜、双钩藤
等滋肾育阴，平肝熄风，使阴阳平秘。

傅男　6月16日

阳失阴敛，孤阳上犯而头作眩晕、大汗，汗后呕吐，项
筋强直，西医谓血压高症，脉弦大两关尤盛，宜柔肝潜阳
以达络。

生石决明30g　灵磁石9g　辰砂3g　川牛膝12g　旋
覆花12g（布包）　代赭石9g　生石膏30g（先煎）　杜仲
炭9g　生牡蛎9g　鲜苇根30g　桑寄生30g　威灵仙9g
生知母12g　生黄柏12g　麻黄根30g　莲子心9g　龙
胆草9g　栀子9g　鲜荷叶2个　藕30g　紫雪丹1.5g（分
冲）

清平镇抑

此类病例多见于性情急躁之人，尤其在春阳秋燥之际，
热生于内或急热伤肝，郁久化热，临证特点为起病急，病
程短，表现为一系列实症。常见头晕目眩，颠顶胀痛，面
红目赤多眵，胸胁胀满，大便秘结，小溲黄短等症，脉弦
数长。孔师常用清平镇抑之法，重用龙胆草、莲子心、黄
柏、川黄连、栀子等苦寒直折其热；配以生石膏、辛夷、藁
本、白芷、薄荷等芳香辛散，寓"火郁发之"之意；用生
石决明、杭菊、滁菊、白蒺藜、珍珠母、灵磁石、上辰砂
以达平肝镇抑之目的；佐以生赭石、旋覆花、郁金、青皮、

乌药、川楝子等舒肝降逆之品。孔师善用紫雪丹配合全栝楼以芳香开窍，清热通幽，防其郁热日久伤阴耗液而生变证。

卢妇　11 月 11 日

肝热上犯，气机郁阻，以致头晕胸闷，两胁亦觉胀满，腰部浮肿，脉沉弦滑，法宜清柔和化。

生石决明 24g（先煎）　旋覆花 12g（布包）　代赭石 9g　枳实 9g　生知母 9g　生黄柏 9g　桑寄生 18g　小青皮 9g　乌药 9g　滑石块 12g　川楝子 9g（打）　辛夷 9g　牛膝 9g　冬瓜皮 30g　炒龙胆草 9g　鲜荷叶 1 个　藕 30g　瓜蒌 30g　元明粉 3g　苏合香丸 1 粒（分化）

二诊：11 月 13 日。连进前方药，头晕减，胀满未消，脉沉弦。再依前方加减，石决明改 30g，牛膝改 12g，加焦稻芽 12g，大腹绒 4.5g。

三诊：11 月 16 日。药后诸症均见轻，腰部浮肿亦消，再变通前方。大腹绒改 9g，加厚朴花、杜仲各 6g，橘核 12g，荷叶改 2 个。

（《孔伯华医集》）

赵 棻

滋水涵木镇浮阳 虚风上扰紫灵汤

赵棻（1910～ ），福建中医学院教授

赵老每用自拟紫灵汤治疗头痛眩晕，颇多效验。

紫石英40g（先煎） 灵磁石40g（先煎） 菊花6g 蝉衣6g 枸杞子15g 菟丝子15g 党参12g 淮山药15g 白茯苓9g 甘草5g 麦谷芽30g

滋水涵木，重镇浮阳。

主治心肾不交的心悸、失眠；浊气上逆的头痛、耳鸣；虚风上扰的眩晕、晕厥，气不纳摄的咳逆、哮喘等。

紫石英、灵磁石先煎半小时，其他药用冷水泡半小时，俟紫灵2药煎足半小时后，再将另泡的其余药物，加入同煎，沸后10分钟即可。

肝肾下虚，则水火升降失常，势必影响到上焦心、肺，从而出现上盛的证候，如心悸失眠，哮喘咳逆，头痛耳鸣，眩晕晕厥等等。究其原因，多由肝肾阴虚，水不涵木，以致虚火上扰。此时唯有重镇固下以治本，轻扬散上以治标，并在标本兼顾的同时，尚须注重脾胃升降的功能，始能旋转枢机，恢复宁静。本方用紫石英、灵磁石2药为君，取紫石英上能镇心，宁惊悸，安魂魄；下能益肝，补下焦，散阴火。取灵磁石走肾，护真阴，镇浮阳，益肾补脾。二药合用，不唯重镇之力强，更有滋肾平肝之妙。轻用菊花、蝉衣，取其轻清走上，以疏头面诸热。再取菟丝子、枸杞子，滋肾补肝以固本。更用党参、淮山药、茯苓、甘草，以宁心肺，使不受损。其中麦芽、稻芽，旋转枢机，使五脏升降有序，本源一清，眩晕即止。

眩晕甚者加首乌、牛膝；心悸不寐者加柏子仁、熟枣仁；咳喘气逆者加苏子、胡桃肉；晕厥甚者，去党参，加山萸肉、木蝴蝶、西洋参；虚热著者加白薇、地骨皮；耳鸣者加远志、牡蛎；牙龈虚浮者加骨碎补、熟地黄。

凡肝肾亏虚所发生的下虚上盛疾患，虽上盛症状有种种不同的表现，而其下虚的病理则一。所以滋水涵木，重镇浮阳，则上盛即解，其中脾胃调节升降的作用是不可忽视的。这正是赵氏十分强调的关键所在，亦"紫灵汤"有别于此类古方之处。赵氏的本首经验效方，疗效颇著。

李某，男，45岁，干部。因长时间操劳过度，遂发生眩晕，视物昏花，人如坐舟中，步履轻浮，已有月余。饮食、二便尚可。脉细弦，舌淡红，苔薄白。血压17.3/12.0kPa，脑血流图正常，心电图亦正常。五官科会诊，认为可能与迷路病变有关。赵氏详察四诊，拟为肝肾亏虚，肝阳上扰，虚风内动。用自拟"紫灵汤"加山萸萸、怀牛膝、制首乌、京丹参。服药4剂，晕眩消失，睡眠欠佳。又照原方加熟枣仁，再投4剂。药后眩晕平息，睡眠转佳，步态平稳，精神安定。随访2个月，未见复发。

（赵向华　整理）

徐小圃

温肾潜阳　以治眩晕

徐小圃（1987～1959），沪上儿科大家

　　眩晕是一种自觉症状，临床多见于能自述病情年龄较大的儿童。小儿眩晕的原因，一般有感受外邪、痰浊中阻、肝阳上亢、气血两虚、肾精亏损等，但多为阴阳失调所致，因头为诸阳之会，耳目乃清空之窍。

　　先生根据临证实践，认为不少小儿因禀赋不足，或久病正衰、穷必及肾，气阳下虚，虚阳上僭，导致眩晕。患儿每见面色㿠白，四肢不温，小便清长，脉软等症。先生对此类病儿，每投以温肾潜阳法，亦称温潜法。药用附子为主，配伍磁石、龙齿、牡蛎镇潜之品，则可制其慓悍之性，而乏僭逆之患。温潜法为先生所习用，亦其治病一大特点。如兼有形瘦、舌光红等阴血亏虚之症，酌加阿胶、鸡子黄等补阴养血；眩晕甚，加天麻、白蒺藜、石决明等平肝熄风；夜寐不宁，加枣仁、朱茯苓等养心安神；泛恶纳少，选加半夏、橘皮、枳壳、砂仁、谷麦芽等降逆启胃；便秘，加油当归、黑芝麻养血润肠，或半硫丸温肾通便。

　　秦幼

　　气阳下虚，头目眩晕，形瘦胃呆，肢清溺长，腑气艰

行，舌薄白，脉迟软，当予温潜。

黄附片 9g（先煎）　活磁石 30g（先煎）　生龙齿 30g（先煎）　生牡蛎 30g（先煎）　明天麻 9g　潼白蒺藜各 12g

砂仁壳 6g　白菊花 6g　陈皮 4.5g　香谷芽 15g　油当归 12g　黑芝麻 12g　半硫丸 12g（包）

本例患儿症见头目眩晕，肢清溺长，脉迟软，乃气阳下虚、虚阳上僭，治用温下潜阳之法。方用附子温肾扶阳；磁石、龙齿、牡蛎镇潜浮阳；天麻、潼白蒺藜平肝补肾；当归、黑芝麻养血润肠；砂壳、白菊花、陈皮、谷芽和中消滞。便秘亦由虚寒所致，故取半硫丸以温肾逐寒，通阳泄浊，一药两用。先生辨证之细，用药之精，于此可见一斑。

余幼

呕恶已止，肢冷已和，头目眩晕，腑气艰行，舌无苔，脉濡缓。气阳下虚，再以和中潜阳。

黄附片 9g（先煎）　活磁石 30g（先煎）　生龙齿 30g（先煎）　明天麻 6g　小川连 2.1g　潼白蒺藜各 12g　石决明 60g（先煎）　紫贝齿 60g（先煎）　橘皮 4.5g　乌梅炭 4.5g　黑芝麻 15g　半硫丸 15g（包）

本案呕恶虽止，头目眩晕，腑气艰行，予和中潜阳为治。药用附子温下益阳；磁石、龙齿、石决明、紫贝齿、天麻、潼白蒺藜潜阳平肝；川连、橘皮和中降逆；黑芝麻、半硫丸温润通腑。

二诊　眩晕欲呕，头痛偏右，舌薄白，脉濡缓。治以潜阳。

黄附片 9g（先煎）　活磁石 30g（先煎）　生龙齿 30g

（先煎）　醋炒柴胡 3g　明天麻 9g　砂仁壳 6g　姜半夏 9g　橘皮 4.5g　炒桑枝 12g　荷叶 1 角　黑芝麻 15g　油当归 12g

三诊　眩晕、头痛均减，咳痰不爽，舌薄白，脉濡缓。气阳两虚，再宗前法。

黄附片 9g（先煎）　活磁石 30g（先煎）　生龙齿 30g（先煎）　潼白蒺藜各 12g　仙半夏 9g　橘皮 4.5g　黑芝麻 15g　油当归 12g　五味子 2.4g　淡干姜 3g　白杏仁 12g　桑寄生 12g　炙鸡金 12g

本例气阳下虚，阳不潜藏，故眩晕欲呕，并有头痛。方用附子、磁石、龙齿温肾潜阳；天麻平肝止眩；半夏、橘皮、砂壳、枳壳降逆和中；醋炒柴胡调和肝胃；荷叶升清；当归、黑芝麻养血。三诊时，头眩头痛得止，再以温潜法为主调理善后。

孙幼

一诊　头晕，盗汗，龈肿，舌少苔，脉虚软，右大于左。治以滋阴潜阳，以清胃。

原金斛 12g　鲜首乌 15g　生牡蛎 60（先煎）　活磁石 30g（先煎）　生龙齿 30g（先煎）　潼白蒺藜各 12g　朱伏苓 18g　酸枣仁 15g　柏子仁 12g　油当归 12g　小川连 4.5g　黑芝麻 15g　竹茹 6g

二诊　眩晕已止，已不盗汗，龈肿，胃呆，腑气艰行，舌少苔，脉虚软，再宗前法治之。

黄附片 9g（先煎）　生牡蛎 60g（先煎）　生龙齿 30g（先煎）　陈阿胶 9g（烊冲）　麻黄根 4.5g　酸枣仁 12g

朱茯苓 18g　　沙苑子 12g　　浮小麦 12g　　糯稻根 12g　　生白术 12g　　陈蒲葵 30g（包）　　鸡子黄 1 枚（打冲）

　　本案症见眩晕、盗汗，乃气阴两虚，虚阳上僭，治以潜阳育阴。药用附子、牡蛎、磁石、龙齿温下潜阳；阿胶、鸡子黄育阴养血；枣仁、麻黄根、陈蒲葵、料豆衣养心止汗；沙苑子、白术、茯苓、红枣健脾益气。

（陆鸿元　邓嘉诚　整理）

路志正

健脾渗湿理冲任
清热止带平眩晕

路志正 (1921～　), 中国中医研究院
广安门医院主任医师, 著名中医学家

孟某, 女 45 岁, 工作。1992 年 6 月 10 日初诊。患 "眩晕" 症已 9 月有余, 多方求医, 其症不减, 反日渐加重。面色暗晦, 皮肤粗糙, 两颊有较大面积黑褐色蝴蝶斑。头重如裹, 头顶似有物压状, 甚时天旋地转而不能行动, 每逢阴雨天加重, 头痛目眩, 目涩羞明, 心悸失眠, 或入睡不实, 多梦易醒, 胸闷短气, 善太息, 神疲懒言, 倦怠乏力, 下肢沉重, 口干不欲饮。纳谷一般, 大便时干时溏, 小便量少而黄。月经周期尚准, 经行前烦躁易怒, 两乳胀痛; 经色开始紫暗, 1～2 日后转为正常, 量适中。带下已十数载, 量多, 初色清质稀, 后色黄质稠有秽味。腰酸楚疼痛, 少腹坠胀且隐隐作痛。查: 血压 27.3/14.3kPa。

舌质淡、苔白滑, 脉弦细数。四诊合参, 为脾虚湿盛, 带脉失约, 冲任失调所致, 并有湿从热化之势, 治以健脾渗湿, 清热止带, 调理冲任。

党参 10g　炒苍白术各 12g　山药 15g　黄柏 12g　车

前子（包）12g　桑寄生 15g　椿根皮 10g　醋香附 9g　茯苓 15g　生龙牡（先煎）各 20g。

二诊（1992 年 6 月 17 日）。服药 5 剂，头晕目眩顿消，血压 15.6/10.4kPa，带下减少。唯腰痛酸楚，少腹坠胀，四肢无力如故。舌质淡、苔白、脉弦细数。为下焦湿热未尽之征。既见效机，原方进退。上方加川牛膝 10g，6 剂。

三诊（1992 年 6 月 24 日）。服药后，胸闷、短气、太息、带下、脊背沉重疼痛均杳，失眠、少腹坠胀、腰痛、下肢乏力等症亦渐轻；睡眠仍差，舌质淡，苔白，脉来沉滑。湿热已去，脾肾两虚，以上方去清热燥湿之黄柏、椿根皮，加入补肾壮督之锁阳 10g，理气散寒之乌药 10g，盐茴香 10g，养心安神之柏子仁 12g。7 剂。

四诊（1992 年 7 月 1 日）。服上药后，少腹沉重下坠、腰痛、四肢无力、失眠明显好转，精神渐充，纳谷增多，面色晦暗，两颊蝴蝶斑褐色见退，皮肤粗糙亦转为细润明朗，舌质淡、苔白滑，脉沉滑尺弱。再以益气健脾，温阳补肾为治。

生黄芪 12g　炒苍白术各 12g　茯苓 15g　川断 12g
桑寄生 15g　当归 10g　柴胡 6g　锁阳 10g　炒杜仲 10g
制乌药 6g　炒枳实 12g　黄柏 9g

上方又进 7 剂，9 个月的眩晕得以向愈。复查血象及心电图，均在正常范围。

从"带下"论治眩晕，文献中记载尚不多见。本证源于脾虚湿盛，运化失职，脾精失布，水湿久蕴，郁而化热，久伤冲任，致带脉失司而带下秽浊，腰痛，少腹坠胀隐痛；

湿热蒸腾，上犯清窍则头晕目眩；相火不藏，君火易炽而眩烦失眠，多梦易醒；脾虚湿阻，清阳不升，水谷精微不能输布，故面色晦暗而生蝴蝶斑，土壅木郁则经行不畅，乳房胀痛，急躁易怒；湿热蕴蒸则带下色黄而质稠；肝郁脾虚，湿从热化，故脉见弦细小数。

脾者，中央土，以灌四旁，主运化水谷，输布精微，喜燥恶湿。脾运健则湿自除，湿去龙火得潜，肾气得充，肝有所藏，诸症得蠲。正如傅青主所说："带者，乃湿盛而火衰，肝郁而气弱，则脾土受伤，淡土之气下陷，是以脾精守，而不能化荣血以为经水，而反变成白滑之物"。"今湿与热合"，"煎熬成汁"，带下"因变成黄色矣"！"此乃不从水、火之化，而从湿化也"。法宜健脾益气以祛湿，补任脉之虚而清肾火。故初标本同治，用党参健脾益气，苍白术培土燥湿；茯苓、车前子淡渗利湿；椿根皮、黄柏清下焦湿热，龙牡、寄生、山药调理冲任，固带壮督；香附入肝为气中血药，气血两调，行气除湿。脾健湿不生，木畅火不燃。但久病伤肾，湿热得蠲之后，再予调理冲任。

陈景河

眩晕化瘀为大法　诸虚痰湿亦用之

陈景河（1917～　），齐齐哈尔市中医院主任医师

虚性眩晕伍用活血化瘀

虚性眩晕在老年人中较为多见，因机体老化，脏腑功能衰减，肝肾亏损，气血虚衰，以致阴精奉上者减少，髓海不充，元神不足，发为眩晕。也可因阳气精华衰落，运血乏力，气血流通不畅，脑失所养，而发是证。单纯补法于理不悖，但其效每每不彰，乃为因虚而致停瘀，须在补虚法中伍以活血化瘀之品，以宣畅经络，助补药恢复脏腑之功能，促进既停之瘀化解。然老年之虚有阴虚、阳虚、气虚、血虚之分，因此，用药自当有别。阴虚宜左归丸，阳虚宜右归丸，气虚宜补中益气汤，血虚宜当归补血汤。在这些补方中，皆可佐活血之药，如益母草、红花、川芎、丹参、姜黄、赤芍等。益母草具辛开苦泄之功，既能活血化瘀，又能清热解毒，兼有通经利水之效，若血虚停瘀之人，宜小量用之红花秉辛散温通之性，辅益母草活血化瘀，一凉一温，一开一通，祛瘀不伤正，生新作用强。川芎行血中之气滞，气行血行则瘀化，若与益母草、当归合用，愈

显其活血化瘀之功效。丹参一味功同四物，性苦微寒，既能活血祛瘀，通利血脉，又能养血安神。姜黄治气滞血瘀，散结气，化瘀积。赤芍味苦性微寒，入血分清热凉血又长于化瘀血，瘀去则气血通畅，诸症复常。临证当视病情选择以上诸药，加入补虚药中则易显其功效。

徐某，男，70 岁。头眩昏 8 年，近 1 年加重，精神不振，乏力，腰膝酸软，恶闻噪音，口干苦，不欲食，大便 2 日 1 次，反复发作，经各医院治疗不效，诊为脑动脉硬化症。检查：体瘦弱，面色苍暗，舌质色淡、边缘有齿痕及瘀斑，脉细无力，问答迟钝。血压 14.63/9.31kPa。辨证为气燥津亏，液耗血虚，致阳浮于上，阴竭于下，气血失荣，且因虚而夹瘀。治宜首当大补阴虚，药用甘寒沉潜，使阳附于阴，阴得阳而生化，阴阳调和而气血生矣。继之补虚佐以化瘀。处方：

龟板胶 20g　生地 15g　山萸肉 50g　钩藤 20g　北沙参 50g　鹿角胶 3g　枸杞子 10g　盐黄柏 5g　知母 10g　羚羊角粉 1g（另包，分 2 次冲服）

6 剂，每日 1 剂，水煎服。

二诊：诉服 2 剂后头晕减轻，6 剂后自觉有精神，仍有晕眩阵作，面色仍暗，舌边瘀斑，脉无变化，守原方加活血化瘀之品。

益母草 50g　虎杖 15g　蜈蚣 1 条　水煎服，12 剂。补虚兼以除瘀。益母草与虎杖活血清热，化瘀通经，合用功效卓著。蜈蚣味微辛，性微温，走窜之力甚速，凡气血凝聚之处皆能开之，尤擅搜风，内治肝风萌动，眩晕肢麻等，与益母草、虎杖同用，则力专效速，通达内外。三诊：服药12剂，诸症均大减，特别头觉清爽，食欲增进。因久病，苦服汤剂，要求吃丸散剂，遂按原方配制成粉剂，装胶囊内每次白开水送服5g，半年后随访头已不晕。

痰湿眩晕伍用活血化瘀

痰湿性眩晕，由体内运化机能乏力，致湿浊留滞，遇气逆郁热则化为痰涎，阻碍清阳不升，浊阴不降，痰湿蒙闭清窍而致眩晕。所以老年眩晕由痰湿所致者，治在调理运化之能，随证治之，均可佐以活血化瘀之药，因痰湿之邪易粘滞血分，痰瘀紧密相联，故活血湿浊易化，瘀除无留滞之邪，方使经络通畅，升降功能易于恢复。治痰湿之方，有温胆汤、清眩化痰汤、半夏白术天麻汤，依证选方，再佐以活血化瘀药，如郁金、虎杖、益母草、丹参、泽兰、降香等。郁金活血化瘀，有芳香通气之效。虎杖活血止痛，又能清热利湿化痰，得益母草其力尤佳。泽兰活血化瘀，通利经脉又能行水而不伤正。降香散气滞，化浊通经，配伍得当，能收卓效。

刘某，男，66岁。眩晕反复发作多年，每次发作即觉天旋地转，耳鸣欲吐，缓解后头亦不清爽。经某医院诊为美尼尔氏综合征，久治不能根除，经友人介绍来诊。检查：面色黑，头晕不敢动，动则欲吐，舌质微青，苔白根部厚腻，舌系带色灰滑，舌下络脉瘀努，脉象沉滑。辨证为中焦失于运化，脾为湿困，气逆化热，灼津成痰，痰浊阻塞窍络，清阳之气不能上升，浊阴之气不能下降，致清空之窍痰结血瘀而眩晕不已。治宜：舒肝理气，健脾燥湿化痰，活血通络。处方：

柴胡 10g　白芍 25g　陈皮 10g　卷柏 10g　竹茹 20g
枳实 10g　川芎 10g　益母草 20g

6剂，每日1剂，水煎服。服药3剂减轻，6剂眩晕大效。唯头不清爽，体弱乏力，守原方加太子参15g，补虚助清阳之气上升，再服6剂，诸症已平，患者恐病久反复，要求继续治疗，故令其继服12剂以善其后。1年后来治他病，询问眩晕未再发作。

血瘀性眩晕，系血行不畅，经络瘀阻，方书曰：血非气不行，气非血不化，血病影响气，气病影响血，若血行不利，乃产生血之停瘀。凡血之瘀，非活血化瘀不可。因瘀又可致脏腑及局部血供不足，然虽虚亦不能补血，若补之则瘀血日增，反为害更甚，应急以活血化瘀之药活之化之，其疾可望早除。活血化瘀之药，如益母草、川芎、当归、丹参、虎杖、红花、乳香、没药等；再辅以行气消滞之品，如香橼皮、木香，二者均属辛散温通之性，能行气，调中宣滞，加入活血化瘀药中，能调瘀散结，助气帅血行，改善脏腑及局部血供不足。将两组药物配伍合用，所以奏效尤捷。

金某，男，56岁。1年前头部外伤后发生眩晕，头沉伴有隐痛。食欲尚好，二便如常。虽经多方治疗效果不佳，某医院诊为脑震荡后遗症。检查：头转动即觉晕重，颜面㿠白，舌苔薄白，舌下络脉怒张，脉沉细有力。辨证为外伤后经络停瘀，治宜活血化瘀兼平肝祛风。处方：

川芎 35g　白芷 10g　乳香 20g　没药 20g　蜈蚣 2 条
菊花 15g　天麻 10g　甲珠 10g　灵磁石 50g　神曲 10g

6 剂，每日 1 剂，水煎服。服药后头觉清爽，隐痛消失，惟头转动时仍有不适，继投原方 6 剂，三诊已大效，患者要求服药根治，又继服 12 剂，后函告已痊愈。

陈老认为，促进经络通利，血行流畅，可选二三味药，宜小剂量用之为佳。用活血化瘀之药，对病情针对性要强，辨证要准确，勿须过量，过量易伤人。《本草衍义拾遗》论红花说：多用则破留血，少用则养血，足以为戒。

陈枢燮

因分内外主宰于风
证有虚实明辨其要

陈枢燮（1922～　　），重庆市中医院主任医师名老中医

因分内外，主审于风　证有虚实，明辨其要

　　眩晕一证，临床多见，病因复杂，往往错综交织，辗转难瘳。陈老临证论治眩晕，主张首别内外病因。因头为诸阳之会，外感眩晕乃六淫侵袭，干犯头窍，致使头脑失其清灵之用所致，其病较速，其势较急，多兼怕风、恶寒、流涕等表证；内伤眩晕，或因湿化痰浊，肝郁火盛而激动肝风；或因阴虚阳亢，水不涵木，阳虚气弱，水饮内聚而虚风内起，皆上扰清空，头窍失宁而发病。陈老指出，无论外感内伤之眩晕，轻者头昏眼花，重则天旋地转，如坐舟车，均显露风起动摇之状，正合"无风不成眩"之说，故《内经》论眩，属肝属上；仲景论眩，痰饮为先；丹溪论眩，主痰主阴虚阳浮；东垣论眩，主气虚不足。诸论虽各有所重，然而病位在头窍，主宰于风之机理则一。

　　陈老认为，以虚实两大类论治眩晕可提纲挈领，执简驭繁。实证眩晕如外感六淫，肝郁火盛，湿蕴痰浊者，多

发病急而势剧，脉象有力。外感者宜明寒热之别，如恶寒，流清涕而眩晕者多风寒；恶风身热流黄涕而眩晕者多风热。内伤实证者，若胁肋胀满，头胀而眩晕者多为肝郁化风；头昏重如裹，咯痰脘闷，苔滑浊而眩者多为痰湿生风；头晕闷不爽，身困重，舌苔黄腻者，多为湿热生风，土侮其木。虚证眩晕往往反复发病，其势缠绵。如血虚阴亏，脑失滋荣，阴不涵阳，虚火上炎，风阳内起；气阳馁弱，清窍失济，阳不配阴，浊阴内盛，虚风上扰。若心悸失眠，动则眩晕加重，乃血虚气弱；若阵发性烘热上冲，眩晕即作，舌红少苔，乃阴虚阳亢，虚风内动；若头脑空虚，眩晕健忘，乃肾精不足，脑髓失充，虚风作祟。陈老说，临床上眩晕一证多虚实夹杂，症情往往时轻时重，时缓时剧，当注意辨别虚实主次。若病势加剧，发作急骤，多兼外感邪实之候。若病势转缓，症情缠绵，即以本虚为主。如此明辨虚实急缓，才能正确施治而获效。

九种治法，用药在精

1.解表祛风法　用于外感眩晕证。风寒者宜祛风散寒，常用白芷、防风、荆芥、蔓荆子、苏梗等；风热者宜疏风清热，常用桑叶、银花、夏枯草、薄荷等；暑热夹风，宜清暑祛风，常用荷叶、银花、青蒿、竹茹等。陈老常用白蒺藜、白菊花等风药配合运用，谓2药既能祛外风，又能熄内风，无论外感内伤之眩晕皆可使用，堪称佳品。

2.芳香宣化法　适用于湿浊中阻、上干清空所致眩晕。湿偏寒者，苔必白腻，宜温化芳透，常用苍术、藿香、佩兰、陈皮等；湿偏热者，苔必黄腻，宜清化除湿，常用黄芩、焦山栀、白茅根、茵陈等；使用时又多配用茯苓、生苡仁、厚朴、六一散等淡渗利湿行滞之品，以冀分消浊湿之势，增强疗效。

3. 豁痰定眩法　适用于痰浊郁滞生风所致眩晕者。痰浊偏寒，常用豁痰化浊法，如半夏白术天麻汤化裁；痰浊郁热，宜豁痰清热，常用黄连温胆汤加减。陈老习用天麻熄风豁痰定眩。他认为，前贤以天麻为治眩要药，证之临床确有熄风镇眩之殊功，对于痰眩、虚眩者皆可配伍运用，为他药所不能及。如气虚者以四君子汤配天麻，益气定眩；痰浊者以二陈汤加天麻，涤痰定眩；肝肾不足、血虚者以二至丸、四物汤配天麻育阴养血定眩，皆有卓效。

4. 疏解郁滞法　适用于肝郁气滞动风上扰之眩晕者。陈老常用炒香附、佛手、青皮、枳壳等，热则加炒川楝子。他认为郁滞动风致眩者，采用疏解郁滞法治疗的同时，尚须辅以心理安慰，劝解开导，一旦病人情志舒畅，气机调和，升降有序，脉流安和，则内风熄止，眩晕即解。

5. 清热泻火法　适用于热盛火炽，劫烁肝阴，引动肝阳，生风上扰之眩晕者。陈老常用龙胆草、黄芩、焦山栀、草决明、钩藤、夏枯草等。

6. 柔肝镇潜法　适用于阴虚失涵，肝火悖逆，虚风上扰之眩晕者。陈老常用珍珠母、石决明、龙骨、牡蛎等重坠之品平肝潜阳，白芍、龟板等柔肝养肝熄风。

7. 扶土御木法　适用于土虚木乘，风动眩晕者。陈老认为，土虚木乘之眩晕，临床颇为多见。夫肝脾两脏关系甚密，肝木疏泄，有助脾运化之功，脾土荣木，能成其疏泄之用。脾虚土弱，肝木易于乘虚凌辱，木横亢逆，风动上扰，眩晕乃生；或脾虚化源不足，气血亏虚，肝失滋荣，虚风内起，眩晕亦作。故扶土御木法乃施治眩晕之常用法则。陈老常以五味异功散、参苓白术散或叶氏养胃汤化裁治之。盖太阴脾土非阳不运，阳明胃土，得阴始安，故陈老习用南北沙参以益脾扶胃，甘平益中，补而不峻，法取和达。若偏气阳馁弱，则用党参、黄芪、淮山药；气陷则仿补中益气汤加柴胡、荷叶、白芷之类升清举陷。他认为，荷叶气味清香，清轻行上，和胃醒脑，白芷芳香透窍为阳明经要药，配人参、术、芪、苓之中，既能辅助培中升清，又能透脑醒神，加速定眩平晕之效。阴虚则加麦冬、玉竹、石斛之类。

8. 养血安神法　适用于血虚失荣，心神不宁，虚风上扰之眩晕。陈老认为，此证常致心阴不足，心火扰神，故常用酸枣仁汤、百合知母汤、珍珠母丸化裁。他习以熟枣仁、珍珠母、合欢皮、夜交藤配合，认为4药相伍，既可养血荣心而安神，又可镇潜虚风而定眩，甚有效验。

9. 滋肝益肾法　适用于肝肾不足，精虚髓亏之眩晕。陈老常用二至丸、六味地黄丸加减，偏阴虚加龟板、阿胶、白芍等；偏阳虚加巴戟、淫羊藿、鹿角霜等。本法在运用中宜注重脾胃健运，适当佐入醒脾开胃之陈皮、佛手、厚朴等，能补而不滞、滋而不腻。且久虚肾亏之眩晕，可常用胡桃肉，能补益肾精，填充髓海，堪称佳品。

陈玉峰

风火痰虚辨证是求
效方达药应机以施

陈玉峰（1902～1990），原长春中医学院教授

　　眩晕乃临床常见证候之一。虽病不繁，每每治疗，其效不显。其病因概括起来不外风、痰、火、虚，故在诊断治疗中首先审证求因，分清虚实，然后再确立治法。如急性发作多偏于实，宜选用熄风、潜阳、清热、化痰等方法，以治标为主。缓者多偏于虚，宜选用补气养血、养肝益肾、健脾等法，以治本为主。痰逆而晕，风生而眩，湿困多痰，临床多见。其肝风眩晕治疗上则以平肝清热、镇肝熄风之法。痰盛眩晕则采用燥湿化痰、健脾和胃之法。气虚眩晕，宜选用益气升阳之法。肝阳上亢，宜选用清肝泻火、育阴潜阳之法，方用镇肝熄风汤、天麻钩藤饮。

　　几十年来余对东垣指出的"足太阴痰厥头晕非半夏不能疗；眼黑头旋，虚风内作，非天麻不除"体会较深，遵其所论，屡用皆效，其作用优于决明、菊花。《本草从新》谓："天麻入肝经，通血脉，疏痰气，治诸风眩掉，头眩眼黑"；"半夏体滑性燥，能走能散，治咳逆头眩，痰厥头痛"。临证则根据不同原因辨证加减，若有心烦，呕逆者加

竹菇、枳壳，清热降逆止呕。若手足震颤，筋惕肉瞤者加龙骨、牡蛎、珍珠母镇痉熄风效果不显，可用羚羊角。偏于血虚者加熟地、阿胶、紫河车补气养血。若眩晕呕吐频作不止者加代赭石、柿蒂、吴萸镇逆止呕，亦可重用茯苓、泽泻、车前子、白术、生姜等化气利水和胃降逆，使水不能上泛而由小便出，吐眩则止。胸不适者加砂仁、白蔻开胃化浊，耳鸣耳聋者加菖蒲、萸肉、葱白通阳开窍。血压偏高见于阳亢者加牛膝、黄芩、茺蔚子、夏枯草以降压，体肥肢麻者加南星、白芥子、橘红以祛痰通络止晕。

（闫瑞曾　整理）

刘渡舟

阐扬奥义识汤证　渗利水饮泽泻方

刘渡舟(1917～　　),北京中医药大学教授,著名中医学家

　　泽泻汤一方见于《金匮·痰饮咳嗽篇》。这个方子以治疗心下有支饮、头目苦于冒眩为其特长。"支饮"为四饮中的一种。顾名思义,它好像水之有源,木之有枝,邻于心下,而偏结不散,故名曰支饮。

　　支饮的治法很多,就泽泻汤证言,是支饮之邪上犯头目,故出现冒眩的症状。冒,指目眩而见黑花撩扰。除此之外,"支饮"本身也有独自的证候。据《金匮》记载:"咳逆倚息,气短不得卧,其形如肿",是支饮的证候。

　　由此可见,辨认泽泻汤证时,应抓住两方面的证候:一应抓住支饮本身的证候,二应抓住泽泻汤的"苦冒眩"证候,然后才能确定用泽泻汤治疗。但是,令人遗憾的是,"咳逆倚息,气短不得卧"的支饮主症,在临床不一定同时出现,这时只凭一个"苦冒眩"症而肯定泽泻汤的治疗范围,就带来了一定的困难。

　　因此,对于泽泻汤的发病规律,就有一个重新观察和加以补充的问题。

　　泽泻汤证的"苦冒眩",言其头目冒眩之苦,有莫可言

状之意。它异于普通的头目眩晕症状。另外，这种冒眩的脉象或弦或沉，或者沉弦共见。这是因为弦脉主饮，而沉脉主水，方与水饮病机相适应。至于它的色诊，或见黧黑，或呈黑黯，或色黄而晦暗，因人而异，不能一致。例如单纯水饮，而不兼他因的，则见黧黑之色，因黑为水色，合于证情而然；若支饮而夹有肝气，则色青而黯，因青为肝色，而黯则为饮；若黄晦不明，则反映了饮夹脾湿，以困阳气，因脾之色黄，故知有湿。

一般认为水饮病舌色必淡，因其寒也；苔多水滑，津液凝也；如果水湿合邪，则又出现白腻之苔，而且厚也。故泽泻汤证应以上述的舌脉作为诊断依据。然而泽泻汤证的舌体，则是特别肥大而异于寻常。它有质厚而宽，占满口腔而使人望之骇然。以证推理，我认为可能由于心脾气虚，又加水饮为患，浸膈渍胃之所致。因心开窍于舌，脾脉散于舌本，今心脾气虚，水饮上渍，所以形成舌体肥大。这是辨认心下支饮的一个有力根据。此外，泽泻汤证，尚不止于冒眩一症，据余临床所见还有头痛、头重、耳鸣、鼻塞等症。

为了理论结合实践起见，兹举泽泻汤证治验3例，借以推广泽泻汤临床应用。

1967年在湖北潜江县，治一朱姓患者，男，50岁，因病退休在家，患病已两载，百般治疗无效。其所患之病，为头目冒眩，终日昏昏沉沉，如在云雾之中。且两眼懒睁，两手发颤，不能握笔写字，颇以为苦，切其脉弦而软，视其舌肥大异常，苔呈白滑，而根部略腻。辨证为泽泻汤的冒眩症。因心下有支饮，则心阳被遏，不能上煦于头，故见头冒目眩；正虚有饮，阳不充于筋脉，则两手发颤；阳气被遏，饮邪上冒，所以精神不振，懒睁眼。至于舌大脉弦，无非是支饮之象。

治法：渗利饮邪，兼崇脾气。

方药：泽泻 24g，白术 12g。

方义：此方即泽泻汤。药仅 2 味，而功效甚捷。清人林礼丰认为："心者阳中之阳，头者诸阳之会。人之有阳气，犹天之有日也。天以日而光明，犹人之阳气会于头，而目能明视也。夫心下有支饮，则饮邪上蒙于心，心阳被遏，不能上会于巅，故有头冒目眩之病。故主以泽泻汤。盖泽泻气味甘寒，生于水中，得水阴之气，而能制水；一茎直上，能从下而上，同气相求，领水饮之气以下走。然犹恐水气下而复上，故用白术之甘温，崇土制水者以堵之，犹治水者之必筑堤防也。"他的话反映了泽泻汤证的病机和治疗意义。或问，此证为何不用苓桂术甘之温药以化饮？盖泽泻汤乃单刀直入之法，务使饮去而阳气自达；若苓桂术甘汤，嫌其甘缓而恋湿，对舌体硕大，而苔又白腻，则又实非所宜，此故仲景之所不取。若服泽泻汤后，水湿之邪已减，而苓桂术甘之法，犹未可全废，而亦意在言外矣。

患者服药后的情况，说来亦颇耐人寻味。他服第一煎，因未见任何反应，乃语其家属曰：此方药仅 2 味，吾早已虑其无效，今果然矣。孰料第二煎服后，覆杯未久，顿觉周身与前胸后背縶縶汗出，出手拭汗而有粘感，此时身体变爽，如释重负，头清目亮，冒眩立减。又服 2 剂，继续又出些小汗，其病从此而告愈。

其二：1973年曾治一黄姓妇女，32岁。患头痛兼发重，如同铁箍裹勒于头上，其病1年有余，而治疗无效。切其脉则沉缓无力，视其舌体则硕大异常，苔则白而且腻。

辨证：此证为水饮夹湿，上冒清阳，所谓"因于湿，首如裹"。渗利水湿，助脾化饮。方药：

泽泻18g　白术10g　天麻6g

照此方共服4剂，1年之病，竟渐获愈。

其三：魏某，男。60岁，河南人。患头晕目眩，兼有耳鸣，鼻亦发塞，嗅觉不佳。病有数载，屡治不效，颇以为苦。切其脉弦，视其舌则胖大无伦，苔则水滑而白。

辨证：此证心下有饮，上冒清阳，是以头冒目眩；其耳鸣、鼻塞则为浊阴踞上，清窍不利之所致。拟法渗利水饮。方药：

泽泻24g　白术10g

此方服1剂而有效，不改方，共服5剂，则头晕、目眩、耳鸣、鼻塞等证愈其大半，转方用五苓散温阳行水而收全功。

或问："朱案服泽泻汤后，为何汗出，殊令费解。"答曰："此证为水湿之邪郁遏阳气而不得伸，今用泽泻汤药量大而力专，利水行饮，下走水道为捷。叶香岩说：'通阳不在温，而在利小便'，今小便一利，水湿有路可去，而三焦阳气同时得达，故表里通畅出微汗使病得解。"

通过临床事实，不但证实了泽泻汤证的客观存在，而且也证明了该汤的效验确实。

徐景藩

病苦冒眩用经方　化痰涤饮重泽泻

徐景藩（1927～　），南京中医药大学教授

眩晕病不离乎肝，目为肝窍，而应风木，故肝阳化风，肝阳上扰或肝阴不足，均可出现眩晕。肝阳之上扰，每兼痰浊为患，痰浊在中焦，肝之风阳激动，遂致痰随阳升，上犯清窍，胃气上逆，呕吐痰涎。

稠浊为痰，清稀为饮，都是人体津液不归正化而形成的病理产物。仲景早有"心下有支饮，其人苦冒眩，泽泻汤主之"的宝贵经验方论，"冒眩"为昏冒旋眩之意。泽泻汤由泽泻和白术两药组成，泽泻渗湿利水为主药，白术燥湿健脾为辅药，祛其水湿以除痰饮之源。运用此方的关键在于剂量，一定要按该方泽泻5份，白术2份的比例，一定要重用泽泻。常用量泽泻25～30g，白术10～12g，如果比例失调，即可影响疗效，此余数十年的体会。临床上凡遇痰浊眩晕，可运用泽泻汤合二陈汤，小半夏加茯苓汤增损，适用于内耳眩晕症、高血压、脑动脉硬化、链霉素等"耳毒"性抗生素反应、迷路炎症和某些脑震荡后遗症等表现以眩晕为主症的疾患。凡具有眩晕恶心欲吐、舌苔薄白，脉有不同程度弦象者，即可用自拟"治眩方"，药用：

天麻 10～15g　白蒺藜 10～15g　菊花 6～10g　泽泻 25～30g　白术 10～12g　陈皮 5～10g　法半夏 10g　茯苓 15～20g　生姜 3～5g

内耳眩晕症如兼肝阴不足者，加白芍、枸杞子；妇女兼情志不畅诱发者，加合欢花 10g，广郁金 10g。

高血压脑动脉硬化，脉弦者，酌加钩藤、石决明（或珍珠丹）、决明子等。

链霉素等药物引起眩晕者，加补骨脂、磁石，酌配桑叶、夏枯草、生甘草等。

迷路炎症眩晕，初起伴有低热时，加蚤休、板蓝根、银花等。

脑震荡后遗症以眩晕为主症者，据证酌配石菖蒲、川芎、赤芍、红花。

临床运用时须注意：

1. 药要浓煎，少量频服。

2. 先以生姜捣自然汁滴（或擦）于舌上，使感辛辣之味时服药。

3. 若恶心呕吐甚者，一面针刺内关、一面服药，只要药液入胃而不吐出，其眩自渐平复。如针内关后服药仍吐，加针天突，留针频捻。

4. 恶心呕吐止，眩晕渐平，上述方药仍需续服 3～5 剂，然后再根据病情，调整处方。其中泽泻、白术 2 味可服 10～20 剂，以减少发作或防止再发。

陈潮祖

补虚泄浊　定眩有方

陈潮祖（1929～　），成都中医药大学教授

眩晕反复发作，伴耳鸣、恶心、呕吐，动则尤甚的症状，临床十分常见，西医谓之"美尼尔病"。为内耳淋巴积水和迷路水肿所致。积水、水肿何由而生？至今原因未明。故仅以镇静、血管扩张、植物神经调整药对症治疗，别无良法，疗效甚微。陈潮祖教授早年通过系统研究仲景治眩心法，并结合临床所见，患此症者，大多身体素质较差，肺脾肾三脏偏虚者尤其多见的特点，究明眩晕一症，多为浊阴上泛，蒙蔽清阳所致。其所以然之理，在于肺主气而司宣降，虚则宣降易失而清气不布；脾主运化而升清，虚则运化易碍而清阳不升；肾主温煦而泄浊，虚则气化无力而浊阴不降。故治当补虚泄浊。昧者不识，多以"阴虚阳亢，肝风上扰"立说，机械照搬张锡纯"镇肝熄风汤"治之，效验者十不过一二。为救时弊，陈老以仲景五苓散化裁而成"定眩饮"，经长期临床验证，效如桴鼓。全方组成：

人参 10g　白术 15g　天麻 10g　半夏 20g　茯苓 30g
泽泻 30g　桂枝 6g

方中人参补益肺脾肾三脏元气而振奋清阳；白术健脾

除湿而布运水津；半夏化饮降逆而引流下趋；茯苓、泽泻利水渗湿而排泄浊阴；桂枝温经散寒，上通肺窍，下暖命门，最能推动三焦气化流行，既助人参布张清阳，又助苓泽泄浊散阴；眩晕病发于巅，多兼风象，故佐天麻以熄风宁神。全方共奏补虚泄浊，宁神定眩之功（舌红少苔者非本方所宜）。

（宋　兴　整理）

陈治恒

上工平气　斡旋枢机

陈治恒（1929～　　），成都中医药大学教授

赵某，女，30 岁。1991 年 5 月诊。因患"多发性动脉炎"住成都某医院治疗 3 个月余，血压一直持续在27.93～23.94/21.28～17.29kPa之间不降，病情无好转，病家焦急，来院求治。刻诊：患者头晕头痛，目眩，口苦心烦，心下痞闷，纳谷不香，腹微胀满，大便不爽，小便黄，舌苔浊腻略黄，中心板结，舌质红，右脉沉弦，细而有力，左脉隐匿不见。根据脉证辨析，断其为湿热痰浊食滞阻碍中焦，脾胃升降失常，致使上下不交。遂本涤痰消滞，苦辛开泄，佐以芳化渗利为法。处方：

菖蒲 6g　郁金 12g　浙贝 12g　半夏 12g　枳实 12g
陈皮 10g　焦栀 12g　连翘 12g　白蔻仁（打烂，后下）6g
神曲 12g　茵陈 20g　通草 6g　滑石 20g

服药 2 剂后复诊，头痛略减，苔黄较前为甚，余症无明显变化。仍于原方去滑石、连翘，易为玄明粉、厚朴，以荡涤湿热痰浊宿滞。再诊时，谓服药后果然泻下粘腻浊物甚多，心烦大减，腹胀，黄腻苔亦除，已思饮食，检查血压降至18.62/11.97kPa，经继续治疗，血压很快恢复正常。

后又以宣痹通络，活血化瘀，调理气血，补益脾胃之品为丸，以巩固疗效，约一年余诸症消失，基本康复，恢复工作。

脾胃为人体气机上下升降之枢轴，故斡旋中气，即升脾降胃，升清降浊之法，实为调整全身气机之关键，无论是枢轴不转，还是升降失常，皆当以斡旋中气为要。本案乃湿热痰浊食滞阻于中焦，致使清阳不升，浊阴不降，导致血压高居不降，脘痞腹胀，大便不爽。陈氏抓住主要矛盾，以苦辛通降为主，浊阴得降，清阳自升。此乃"上工平气"之确证。

跋

　　余曾受教于吉林省名老中医洪哲明先生,耳提面命,受益良多。读书稍多,始悟及老中医经验乃中医学术之精粹,舍此实难登堂入室。自七九年滥竽编辑之职,一直致力于老中医经验之研究整理。寝馈于斯,孜孜以求,倍尝艰辛几近二十年矣。登门拜访,每受教益,茅塞顿开;鱼素往复,展卷捧读,亦如亲聆教诲,快何如之!

　　编纂、重订《当代名医临证精华》丛书,蒙国内名宿嘉许,纷纷应征,惠寄佳构。展阅名家之作:一花一世界,千叶千如来;真知灼见,振聋发聩;灵机妙绪,启人心扉……确不乏枕中之秘,囊底之珍,每每喜不自禁。

　　中国中医药出版社社长兼总编辑胡国臣先生,嘱余汇纂古今名医临证经验,并赐名曰"古今名医临证金鉴",立意高远,实先得我心。爰以告竣之《重订当代名医临证精华》为基础,酌选古代文献,而成是编。

　　古代文献之选辑,乃仓促之举,殊欠砥砺。况不才识浅学疏,阅历有限,实难尽人意,尚祈诸贤达不吝赐教,使其臻于完善是幸。

　　著名学者,中国中医药出版社副总编辑傅芳、张年顺先生,对本丛书编纂惠予指导。本丛书责任编辑们也都花费了不少心血，余之挚友吴少祯主任付出的劳动尤多，于此谨致谢忱！

本丛书蒙各位老先生鼎力支持，尤其是著名中医学家朱良春先生在百忙中为本书作序，奖掖有加，惓惓于中医事业之振兴，意切情殷，余五内俱感，没齿难忘。

中国首届杰出青年中医十大金奖的获得者陈子华研究员，石志超教授协助我做了一些工作，对于他们的支持，余亦十分感谢。

杜甫客居蓉城，论诗有"戏为六绝句"之作，其六云：

未及前贤更勿疑，递相祖述复先谁。

别裁伪体亲风雅，转益多师是汝师。

杜甫虽有"未及前贤"之论，但主张不可轻率地抑此扬彼，盲目地贵古薄今，关键是别裁伪体，转益多师。诗圣之论，用来指导中医治学亦切中肯綮。

文章千古事，得失寸心知。如果说《当代名医临证精华》曾为诸多中医前辈所垂青，为临床界的朋友们所关爱，相信《古今名医临证金鉴》更会对提高临床水平有所裨益，更会得到朋友们的认可，不会因时间的推移成为过眼烟云而流传下去。

单书健

一九九九年春节于不悔书屋